新看護学

7

基礎看護［3］

基礎看護技術 II

● 執筆

水戸　優子　　神奈川県立保健福祉大学教授

若村　智子　　京都大学大学院教授

小林　由実　　みなと舎ゆう

渡邉　　惠　　神奈川県立保健福祉大学講師

舩木　由香　　上智大学准教授

堀田佐知子　　前園田学園女子大学講師

加藤木真史　　神奈川県立保健福祉大学准教授

金　　壽子　　前神奈川県立保健福祉大学准教授

羽根田晋江　　前神奈川県立保健福祉大学非常勤助手

医学書院

発行履歴

1970 年 2 月 1 日	第 1 版第 1 刷	1990 年 1 月 6 日　第 9 版第 1 刷
1971 年 2 月 1 日	第 1 版第 2 刷	1992 年 2 月 1 日　第 9 版第 4 刷
1972 年 2 月 1 日	第 2 版第 1 刷	1993 年 1 月 6 日　第 10 版第 1 刷
1974 年 2 月 1 日	第 2 版第 4 刷	1997 年 2 月 1 日　第 10 版第 5 刷
1975 年 2 月 1 日	第 3 版第 1 刷	2000 年 1 月 6 日　第 11 版第 1 刷
1976 年 2 月 1 日	第 4 版第 1 刷	2001 年 1 月 6 日　第 12 版第 1 刷
1977 年 2 月 1 日	第 4 版第 3 刷	2005 年 2 月 1 日　第 12 版第 7 刷
1978 年 2 月 1 日	第 5 版第 1 刷	2006 年 1 月 6 日　第 13 版第 1 刷
1980 年 4 月 1 日	第 5 版第 5 刷	2011 年 5 月 1 日　第 13 版第 9 刷
1981 年 1 月 6 日	第 6 版第 1 刷	2012 年 1 月 6 日　第 14 版第 1 刷
1983 年 2 月 1 日	第 6 版第 4 刷	2015 年 1 月 6 日　第 14 版第 5 刷
1984 年 1 月 6 日	第 7 版第 1 刷	2016 年 1 月 15 日　第 15 版第 1 刷
1987 年 1 月 6 日	第 7 版第 6 刷	2019 年 2 月 1 日　第 15 版第 4 刷
1988 年 1 月 6 日	第 8 版第 1 刷	2020 年 1 月 6 日　第 16 版第 1 刷
1989 年 2 月 1 日	第 8 版第 3 刷	2021 年 2 月 1 日　第 16 版第 2 刷

新看護学 7　基礎看護[3]

発　　　行　2022 年 1 月 6 日　第 17 版第 1 刷 ⓒ
　　　　　　2024 年 2 月 1 日　第 17 版第 3 刷

著者代表　水戸優子

発 行 者　株式会社　医学書院

　　　　　代表取締役　金原　俊

　　　　　〒113-8719　東京都文京区本郷 1-28-23

　　　　　電話　03-3817-5600(社内案内)

　　　　　　　　03-3817-5657(販売部)

印刷・製本　大日本法令印刷

はしがき

カリキュラム改正

　本書は，1970年に初版が発行されて以来，看護を取り巻く社会の変化に伴って改訂を重ねてきた。

　2022年度から開始されるカリキュラムでは，教育の基本的考え方について，保健・医療・福祉を取り巻く状況等をふまえた内容の明確化がはかられた。それに伴って，2002年度から専門基礎科目に位置づけられていた「看護と倫理」と「患者の心理」が，「基礎看護」のなかで教育されることになった。

　今回の改訂においては，カリキュラムの改正の意図を吟味し，「基礎看護」はこれまでの3巻構成を抜本的に見直すこととなった。その結果，大幅に内容を拡充・刷新して4巻構成に再編成するにいたった。

学習にあたって

　看護は，たとえば，親が子どもの世話をし，育て，ぐあいがわるいときには付き添い，見まもるという，本能的な愛情ややさしさから発生する，ある意味では誰にでもできる行為である。ただし，看護を専門職として行おうとすると，専門的知識とすぐれた看護技術をもち，しかも他人である対象者に関心を向けて，やさしさや，ときには厳しさをもって援助ができなくてはならない。

　本書を手にする皆さんは，そのような専門職としての看護を目ざして学習に取り組もうとしている。それは，けっして簡単なことではないだろう。しかし，技術を身につけて専門的でよい看護を提供することで，対象者は健康を回復，維持・増進し，あるいは安らかな死を迎えることができる。その過程をともにすることで看護職は対象者から影響を受け，学び，癒され，人間として成長するのである。それが看護のやりがいとなり，看護職を継続する意欲へとつながる。そのような看護職を目ざして，ぜひとも学習を積み重ねてほしい。

改訂の趣旨

　今回の「基礎看護技術」の改訂では，新しいカリキュラムにおける「基礎看護」の内容・教育時間数の拡充に伴って，『新看護学6　基礎看護[2]　基礎看護技術Ⅰ』と『新看護学7　基礎看護[3]　基礎看護技術Ⅱ』の2巻構成へ移行することとなった。

　改訂にあたっては，新カリキュラムに適合する基礎看護技術とはなにかを検討し，新たに策定された「准看護師に求められる実践能力と卒業時の到達目標」も参考に，1人の准看護師として看護実践の場にたつための知識・技術とはなにかを意識し，項目の刷新と整理をおこなった。

　第17版における『新看護学7　基礎看護[3]　基礎看護技術Ⅱ』のおもな編集方針は次の通りである。

(1) これまで「臨床看護概論」で取り扱っていた「創傷の管理・ケア」（第2章 J 節）を「基礎看護技術」にて解説することとした。

(2) 根拠を理解したうえで，自立・自律して看護の対象の状態に応じた看護技術を安全・安楽に提供するために必要な考え方や留意点を，それぞれの看護技術の手順とともに示した。

(3) 各節末の「復習問題」を拡充し，看護技術を実践するうえでの重要知識に関する設問を増やした。

　編集にあたっては，表現の煩雑さを避けるため，特定の場合を除き，看護師・准看護師に共通する事項は「看護師」と表現し，准看護師のみをさす場合には「准看護師」として示した。また，保健師・助産師などを含めた看護の有資格者をさす場合は「看護職」，広く看護を行う者をさす場合には「看護者」とした。なお，執筆にあたっては，全国の准看護学校から寄せられた貴重なご意見を尊重し，項目の設定や内容を検討する際に参考にさせていただいた。ここであらためて御礼申し上げる。

　本書は，「教科書に書いてある技術と臨床現場で必要とされる技術は別ものだ」とはならないよう，できるだけ現在の，あるいはこれからの臨床現場で必要とされる基本技術と内容を選定した。その構成は，用語の定義，目的，メカニズム，必要物品，事前準備，手順，あとかたづけというように，知識習得から実施までを時系列で示したものとなっている。これによって学生の皆さんが，メカニズムや根拠をふまえて，看護技術を効果的・効率的に習得することを期待する。しかしながら，本書の内容はまだまだ洗練させる必要がある。学生や教員，有識者の方々からの率直なご意見をいただければ幸いである。

　2021年10月

著者ら

目次

第 **2** 章

診療に伴う援助技術

水戸優子・小林由実・渡邉惠・堀田佐知子・
加藤木真史・金壽子・羽根田晋江　　**127**

撮影協力

国家公務員共済組合連合会　横須賀共済病院
社会医療法人社団三思会　東名厚木病院

第1章 日常生活行動の援助技術

A 日常生活行動の援助

日常生活とは　生活とは，生存して活動すること，または世のなかで暮らしてゆくことであり，生命を維持するために食物から栄養をとり，不要物を排泄し，眠り，衣服を着がえ，住まい，そして学校や職場，地域などの社会とかかわりをもつことである。そのことをふまえると，日常生活とは毎日繰り返される生活のことであり，「あたりまえの」「変化の激しくない」活動といえるであろう。

　人は，健康であるときは，日常生活行動を無意識に，平穏（へいおん）に，そして自分のしたいように調整しながら行う。日常生活行動によって，生理的欲求はもとより，安全・安楽の欲求を満たし，さらには自己実現などの高次の欲求を満たすことへの原動力を得ている。

1 日常生活を援助することの意義

健康と日常生活　健康な成人は，自立して活動し，日常生活を送ることができる。また，子どもは，親による養育のもと，日常生活行動を習得し，成長・発達とともに自立して行えるようになる。つまり日常生活は，自立して，その人自身が行うものといえる。

　しかし，人が健康を害し，あるいは心身に障害をもった場合には，自立して日常生活を行うことが困難になる。とくに高齢者は，病気やけがによって身体を自由に動かすことができなくなり，これまでできていた日常生活行動ができなくなることが多い。自力で日常生活を送ることができないということは，基本的欲求を満たせないということであり，ひいては生命の存続が困難になるということである。

　また，これまでの日常と異なる生活を送ることで，その人に緊張や不安を生じさせ，人格さえおびやかされてしまう。そのため，人が健康を害して，日常生活行動の援助が必要になった場合には，看護師はその人の日常性を重視した援助を行うことが大切である。

看護師の役割　日常生活の援助は，看護師および准看護師が専門性をもって独自に行って

よい行為である。保健師助産師看護師法において，日常生活の援助は「療養上の世話」にあたり，看護師および准看護師は「傷病者若しくはじよく婦に対する療養上の世話」がその業務とされている。したがって，看護職として日常生活の援助を行う際は，単なる生活の手だすけではなく，法律で規定された専門技能を行使しているという自覚をもって援助にあたる必要がある。

② 日常生活の援助を行ううえでの留意点

本章では，対象者の日常生活の援助方法について学習する。そこで，看護職が専門性をもって独自に行う日常生活の援助とするために，以下の点に留意して学習を進めてほしい。

(1) 対象者のその人らしさをいかした援助を行う。

(2) 対象者のこれまでの生活習慣を尊重しながら，なるべく同じ時刻，同じ方法で行うようにする。

(3) 対象者がつねに安全・安楽であり，また看護職にとっても安全な方法を選択する。

(4) 対象者のプライバシーに配慮する。

(5) 実施前に対象者の同意を得て，実施中も一方的に行うのではなく，コミュニケーションをはかりつつ，援助に対する反応をみながら行う。

(6) 対象者が全面介助を必要とする場合であっても，自立につながる方法で援助を行う。

(7) 日常生活の援助場面は，対象者の身体および心理・社会的状況の観察の場であり，同時に健康教育の場でもあることを意識する。

Column

看護と介護

看護職と同様に，日常生活の援助を行う職業に介護職がある。今日の超高齢社会では，高齢者の生活介助を介護職が行っている場面がクローズアップされがちである。しかし日常生活の援助は，看護職もまた，その専門性をもって独自に行うものであることを忘れてはならない。看護職と介護職は，介護施設や在宅療養者の支援などで協働する場面も多く，看護と介護の共通性と違いを十分に理解したうえで，協力して日常生活の援助にあたる必要がある。

看護と介護は，どちらも健康障害をもつ対象者に日常生活の援助を行うことが共通しており，一部の業務は重なりあっている。一方，看護と介護の違いは，看護は対象者の病状や条件をアセスメントし，必要な援助・処置を行うことや，生活の変更に関する指導を行うことができ，介護はその業務に家事援助を含むところにあるといえよう。

看護職は，食事や更衣の場面においても，対象者の疾患・病状をふまえたうえで，顔色や皮膚の状態などを観察し，異常の徴候を見のがさないようにしなければならない。介護施設などでは，医療的な処置・判断における看護職の責任は大きい。状況に応じた援助や指導を行うために，幅広い生活援助の知識や方法を習得することが必要といえる。また，援助方法についても，一つひとつ根拠を意識しながら実施し，その効果をカンファレンスや学習会で，職種をこえて共有・検討することが大切である。

B 環境調整の援助

1 環境調整の援助とその目的

ヒトを含む生物は，環境のなかで生まれ，環境からの影響を受け，環境に適応しながら成長・進化してきた。ただし，それぞれの生物には，適応可能域があり，その域をこえると生命の存続があやぶまれ，その環境からの回避を選択する場合もある。そのなかで，ヒトは知能を発達させ，環境を調整して適応する能力を備えてきた。しかし，今日でも地球温暖化や自然災害，未知なる感染症の発生などと，環境からの影響はおおいにある。人は，生命を維持していくための環境を整えつつ，よりよい環境づくりへの努力をしつづける必要がある。

看護と環境　看護師として，人々のそれぞれの能力に応じた環境を提供することを早くから唱えていたのは，ナイチンゲールである。彼女は，戦地で療養中の兵士が死んでしまうおもな原因が，病院の衛生状態にあることに気づいた。この経験は彼女の著書『看護覚え書』に反映されている。そのなかで，新鮮な空気，陽光，あたたかさ，清潔さ，静かさ，食事の選択などの環境が，病からの回復に必要であり，健康に影響を及ぼすと説いた。

看護には，人間らしく，希望を捨てず，最期までその人の可能性に挑戦することを支持する独自の機能がある。私たちは，健康なときには，日々の暮らしのなかであまり意識せずに環境の調整を行っている。それが病によってうまくできなくなったとき，日々の暮らしを安全・安楽に営めるように，看護の援助として環境の調整を行うことが必要になる。

環境調整の目的　看護師が行う環境調整の目的は，患者に与えられた療養環境を，そのときの状況に応じて適切に調整して回復を促すことである。病院によって環境整備項目が定められている場合もあるが，看護師が行う環境調整は，規則に準じて実施される調整行為だけでなく，健康の回復・保持・増進につながる環境調整の広い概念すべてをさす。

2 療養環境の調整

患者にとって，その療養環境が適切であるかどうかを考えるためには，どの環境要因が人に影響を与えているのかを知らなければならない。ここでは，物理的環境のいくつかの項目を解説する。

1 空気の調整

換気　ナイチンゲールは『看護覚え書』の第1章で，換気と保温の重要性をあげている。換気は，在室者の健康や快適さを保つための，簡単かつ重要な手段

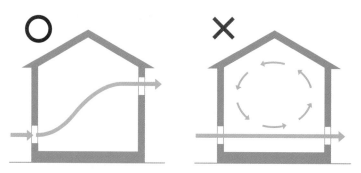

空気の通り道を適切につくることで，屋内の空気が滞留せずに効率よく換気ができる。

◯ 図 1-1　効率のよい換気

である。換気の目的には，①呼吸に必要な空気の供給，②病原体の除去と拡散防止，③屎尿臭などの臭気の緩和・排除，④温度や湿度の調節などがあげられる。

　換気の方法には，換気扇や送風機を使用して行う**強制換気**と，自然通風や空気の温度差を利用した**自然換気**がある。窓や扉などの通気口を2か所以上設け，その風圧差を利用することで自然通風ができる。なお，あたためられた空気は天井のほうに移動する性質があるため，高い位置と低い位置に通気口を設けることで効率的に換気ができる（◯ 図 1-1）。

　閉鎖された空間では，機器を用いて温度・湿度を管理していることが多い。暖房・冷房に換気機能を加えて，人工的に室内の空気環境を調整することを**空調**（空気調和）という。

温度●　気温をその温度で最適と感じるかどうかには，性差や年齢差などを含めて，個人差がある。また，活動の違いでも至適な温度は異なり，たとえば長期臥床患者とその患者のケアをしている看護師では，適した温度が異なる。つまり，看護師が快適と感じていても，患者が快適であるとは限らない。このことをふまえると，室温は一律に決めるのではなく，患者ごとに病状や体型などのアセスメントを行い，状態に合わせた温度にするべきである。

　なお，一日中，一定の温度を維持するほうが快適であるようにも思えるが，体内リズムを維持するうえでは，自然環境の温度サイクルを考慮した温度設定が有効である。たとえば，日没後は日中よりも低く設定するほうがよい。

輻射熱●　空調機器が稼働しているにもかかわらず，設定温度と室内の実際の温度が異なる場合がある。たとえば，建物に日光があたると，木造とコンクリート造の違いで，室内の温度は影響を受ける。その理由の一つに，**輻射熱**（放射熱）がある。

　輻射熱とは，電磁波としての熱の流れであり，代表例に，太陽から地球に届く熱がある。人も発熱体の一種であり，おおぜいが狭い空間に集まると，温度は高くなる。患者にとって快適な環境をつくるためには，患者の訴えを

大事にすることは言うまでもない。

湿度● 　ある温度の空気が含むことのできる最大限の水分量に対して，実際に含まれている水分量の割合をあらわしたものを**湿度**（相対湿度）という。湿度は40〜60％ が快適といわれる。湿度が低い状態では，皮膚からの水分の蒸発が促進されるので，同じ温度で湿度が高い場合よりも寒く感じる。そのため，清潔ケアを行うときは，温度だけでなく湿度にも配慮する必要がある。

　冬季に多い低湿度の環境では，インフルエンザウイルスなどに感染しやすくなったり，まばたき回数が増えたりする。一方で，梅雨時期などの高湿度条件（25〜30℃ で相対湿度60〜90％）は，アレルギー疾患や感染症と深く関係しているカビの繁殖を促すといわれている。

気流● 　室内の環境には，温度と湿度に加えて，気流が強く関係する。気流とは，空気の流れのことである。空調機器を利用していても，速度が大きい気流があると，産熱と放熱のバランスがくずれ，快適性がそこなわれる。空調がある室内では，その風が患者に直接あたらないように配慮する。

② 音環境と騒音

音● 　音を感受する耳にはふたがなく，いつも音にさらされている状態である。音には快適な音だけではなく不快な音もある。ある人が楽しんで聞いている音楽も，ほかの人にとっては騒音と認識されることがある。

不快な音● 　入院している患者にとっての不快な音として，看護師のおしゃべり，靴音，器具の音，トイレの水を流す音（フラッシュ音）などがあげられる。とくに夜間の音は睡眠の妨げとなる可能性がある。

　また，看護師が使い慣れている金属機器類が触れ合う音や，床にそれらを落としたときの音などは，ふだんの生活で聞こえる音ではない。これらの音は患者に不安な状況を想起させる可能性があることを心にとめるべきである。

Column

暑さ指数

　日本の気候は以前に比べて暑くなっている。地球温暖化やヒートアイランド現象などがその理由と考えられている。

　屋外活動中だけでなく，室内で過ごしている人が熱中症で亡くなるのはなぜだろうか。それは，日中に太陽からの日射がマンションなどの建物に蓄熱され，夜間になっても寝室の室温が 30℃ をこえる場合があるためである。また，湿度が高いと，汗の蒸発は妨げられ，体温が下がらない現象がおこる。

　このような状態を知る目安に，「暑さ指数（WBGT）」がある。この指数は気温（乾球温度）だけでなく，輻射熱（黒球温度），湿球温度から算出される。夏季には毎日，環境省が数値を発表している。

　WBGT が 31℃ をこえるとすべての生活活動で熱中症がおこる危険性が高くなる。とくに，高齢者や子どもなどに対しては，それぞれの身体感覚に頼ることが危険な場合もあるので，WBGT の値によっては，予防的措置を講じることが重要になる。

騒音の基準● 　快適な生活環境を保障するために，環境基本法では「騒音に係る環境基準」が定められている。療養施設のある地域に求められている音環境は，昼間50デシベル（dB）以下，夜間は40デシベル以下である[1]。

③ 光と景色

照明と採光● 　照明とは，人の生活や活動をより行いやすくするために，光を用いることである。目で見たときに確認しやすくしたり，その場の雰囲気をつくるために照明を行う。

　病室で最低限維持すべき照度は100ルクス（lx）[2]とされるが，読書や高齢者の転倒予防などのためには，より高い照度が求められる。朝の円滑な目ざめを導くためには，少なくとも1万ルクス程度の照明が必要である。覚醒のための光刺激としては，蛍光灯などの人工照明でも効果がみとめられている。

　一方で，夜の照明は睡眠の質に影響を及ぼす（➡52ページ，表1-4）。夜間の緊急時に，患者の病変を観察するために患部を明るく照らすことがあるが，これが患者あるいは同室者の睡眠妨害になることもある。

　ナイチンゲールの『看護覚え書』には，「陽光」の章に，患者を太陽の動きに合わせて移動させなさいという記述がある。照明が不足する場合は，室内の採光をどのように補うかを考える看護の視点が求められる。これはとくに，在宅療養での日中の環境整備で必要である。

療養環境の景色● 　私たちは，視覚から得られる情報によって生活をしていることが多い。そのため，目に見える物が心身に与える影響は大きいと考えられ，病床から見える景色が健康の回復に影響するという報告もある[3]。たとえば，窓から緑が見えるか，ブロック塀が見えるかという違いは，ベッドから動けない患者にとっては大きな環境要因になる可能性がある。

Column

物品の整備

　処置室や機材室に保管されている物品類は，ある規則性をもって整備されていることが多い。たとえば，使用期限のある器材は，古いものが前に，新しいものが後ろになるように補充される。シーツやタオル類は，すべて同じたたみ方で，積み重ね方も一定にされている。これらは，患者の安全をまもるために行われている。緊急時には点検の余裕はなく，手にしたものがきちんと整備されたものである必要がある。

　整備された状態を保つためには，物品を使用したあと，次の看護師が使うときに使いやすいように，かたづける必要がある。看護師にとって使いやすい環境は，患者への看護の質が高まることであり，患者が救われることにつながる。

1）50デシベルは静かな事務所，40デシベルは図書館と同程度とされる。
2）100ルクスは街灯下程度の明るさである。
3）Ulrich, R. S. et al.: View Through a Window May Influence Recovery from Surgery. *Science*, 224: 420-421, 1984.

③ 入院患者の生活環境

① 病院内の構成

病棟の構成●　病棟は，入院患者が生活しながら治療を受ける場である。およそ30～60人の患者がその病棟単位で生活している。

病室，配膳室，食堂，浴室，トイレ，洗濯室，面会室などがあり，看護師の部屋として**ナースステーション**（●図1-2）がある。それ以外に付属室として，処置室，診察室，機材室，リネン室などがある。

病棟以外の設備●　一方，病院の中で，患者が生活しないスペースには，外来部門や検査部門，手術室部門，透析室，管理部門などがある。患者は，日々生活する病室から，検査や手術，透析などのためにこれらのスペースにやってきて，治療を受け，再び病室に戻っていくことになる。

② 病室

病院内で患者が生活する空間が病室である。病室では，治療や検査に必要なケアや，その後の観察が行われる。患者の生活環境である病室は，病院だけでなく，療養施設や一般住宅の中におかれることもある。いずれも患者のプライベートな空間であり，生活の場である。患者にとっては，治療され，看護される場所でもあるので，それらが円滑に行われるような空間が必要である。

病室の種類●　病室には，個人専用の**個室**と，複数人が生活する**総室**（**多床室，大部屋**）がある（●図1-3, 4）。

個室●　多くの医療処置を要する場合や隔離が必要な場合には，個室が利用される。総室で療養している場合も，病状によっては，個室への移動が検討される。

個室は，病状などの状況によっては，家族が一緒に泊まることもある。ま

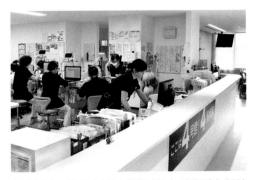

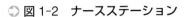

（撮影協力：社会医療法人社団三思会　東名厚木病院）

● 図 1-2　ナースステーション

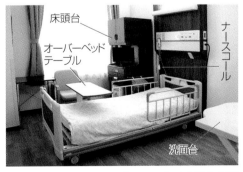

床頭台
オーバーベッドテーブル
ナースコール
洗面台

（撮影協力：社会医療法人社団三思会　東名厚木病院）

● 図 1-3　個室の様子

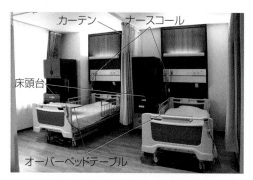

カーテン　ナースコール

床頭台

オーバーベッドテーブル

（撮影協力：社会医療法人社団三思会　東名厚木病院）

◎図1-4　総室（多床室）の様子

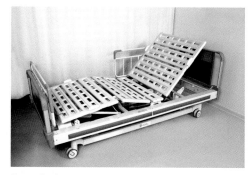

約45度ギャッチアップした様子。

◎図1-5　ギャッチベッドの構造

た，ホテルなどで部屋のつくりによって宿泊費用が異なるように，病院によっては各種病室ごとの料金が設定されている場合もある。この場合は，病状とは関係なく個室を利用できることもある。

病室内の設備●　病室の床面積は，新築・全面改築の病室で，患者1人あたり 6.4 m² 以上と医療法施行規則で規定されている。2001（平成13）年の改正によって広くなっており，最低限の広さは確保されている。病室内には，ベッド，ナースコール[1]，床頭台，オーバーベッドテーブル（オーバーテーブル），椅子，ロッカーなどが配置される（◎図1-3,4）。トイレや洗面台が室内に設置されていることもある。

　①**ベッド**　ベッドには，移動のためのキャスターと，安全のためのストッパーがついている。ベッドの周囲には，転落防止のための柵を取りつけることができる。ベッドによっては，点滴棒を立てたり，蓄尿袋や排液バッグなどをつり下げたりできるものや，頭側・足側のボードが取り外し可能なものもある。なお，病院のベッドは消毒できる材質でつくられている。

　ベッドの高さの調節は手動または電動で行う。電動ベッドでは，コンセントとの位置関係や電源コードの配置が，患者や看護師などの行動を危険にしていないことに注意する必要がある。在宅用のベッドは低床に高さを調節できる。急性期の看護ケアを行うためには，床から 60〜70 cm 程度の高さまで上げると看護師の負担が少ない。

　自分で起き上がれない，または姿勢を維持できない患者に対して用いられる，ベッドの床部分がいくつかに分かれて上下するベッドを**ギャッチベッド**[2]という（◎図1-5）。患者の状態や看護師による援助の内容によって，高さや角度を使い分ける。

1）用事や緊急の連絡があるときに，患者が看護師をよぶために用いる装置。
2）名称は，調整ベッドの考案者であるアメリカの外科医ギャッチ W. D. Gatch に由来する。

ベッドには，患者が立位になることを援助するスタンディングマシンの要素を含むものもある。このように，看護師の負担を減らし，患者の行動を支援できる機器の開発は今後も進むと考えられる。

②**床頭台**　患者の日用品を整理・収納するために用いられる設備である。テレビや冷蔵庫などが組み入れられているものもある。病状によっては，治療や看護に必要な機器類を置き，使用する。

③**オーバーベッドテーブル**　ベッド上で食事や読書などをするための可動式テーブルである。日常の生活に必要な物品が置かれていることが多い。

④ 病床環境のつくり方

病床環境は，単に眠るだけではなく，まさに生活の場である。患者は一日をほぼベッドの上で過ごし，そこで食事をとったり，排泄をしたり，洗髪をすることさえある。そのため，ベッドは，汗や落屑，食事の食べこぼしなどで汚染されている可能性が高い。運動機能や免疫機能が低下している患者が，安全・安楽に療養できるように，看護師は適切な環境を整備しなければならない。

2021(令和3)年時点の診療報酬の算定方法を参考に，患者に提供されるべき病床環境を考えてみる。入院基本料，特定入院料，短期滞在手術基本料を算定するには，○ 表1-1 のすべてを満たさなければならない。これらの基準のもと，週1回のシーツ・枕カバーなどの交換が行われているが，それとは別に，毎日のケアとして，次のような病床の整備が必要である。

- オーバーベッドテーブルや床頭台の上にたまったほこりを，ふきんやウェットティッシュでふく。
- 検査などで患者がベッドを離れたとき，下シーツの上の毛髪や食べこぼし，ほこりを粘着性のローラークリーナーで取り除く。
- シーツをしっかりのばして，コーナーをつくり直す。
- 枕の両端を押さえ，中央のくぼみを直す。

このときに患者の私物に触れることもある。その場合は事前に患者の了解を得つつ，落とさないように慎重に扱わなければならない。整備を終えて，物品を再配置するときには，患者の目線に合わせなければならない。たとえば，時計は患者から見えるように置かれなければならないし，くず入れや

○ 表1-1　患者に提供されるべき病床環境

(1)患者の状態に応じて寝具類*が随時利用できるように用意されていること。
(2)寝具類が常時清潔な状態で確保されていること。シーツ類は週1回以上の交換がなされていること。
(3)消毒は必要のつど行われていること。

＊　具備されるべき寝具は，敷きぶとん(マットレスパッドを含む)，掛けぶとん(毛布，タオルケット，綿毛布を含む)，シーツ類，枕，枕カバーなどである。

ティッシュペーパーは手が届く場所になければならない。

総室における●
環境調整の
注意点

ほかの人と共同ですごす総室の生活は，ときにストレスになることがある。総室では，視界はカーテンでまもられているが，会話はほかの人に筒抜け_{つつぬ}となる。病状についての説明など，看護師とのやりとりも聞こえるので，プライバシーは保護されていない。

ほかにも，カーテンを開けると向かいの患者と目が合ったり，ベッドの配置を自由に変更できなかったりする。照明や窓のカーテン，空調の管理にも配慮が必要となる。食物のにおいのせいで窓を開けたいと思っても，ほかの人がその行動をどう感じるだろうかと考えてしまうのではないだろうか。

また，カーテンの裏に隣の患者のオーバーベッドテーブルが隠れている場合には，大きな転倒事故につながりかねない。看護師は，カーテンなどの境界部分に可動式の物品を置かないように，つねに注意が必要である。

⑤ ベッドメーキング

ベッド環境は患者の症状に合わせてつくられている。患者が一日の間で長い時間を過ごす場所であり，患者にとって居ごこちのよいものに整える必要がある。

ベッドの基本的な条件は，清潔で，シーツにしわがなく，患者の体動でくずれにくいことである。シーツのしわが身体にあたると苦痛であり，褥瘡_{じょくそう}を発生させる原因にもなる（◯206ページ）。また，拘縮_{こうしゅく}を防ぐため，寝返りなどの患者の生理的な動きを妨げないようにする。

ベッドメーキングは近年，看護助手や委託業者が行うことも多いが，患者に合わせたベッドメーキングがされているかどうかは看護師が点検し，ときには整備しなおさなければいけない。そのためにも，ベッドメーキングの技

Column

病室内のベッドの配置と看護師の立ち位置

「広い和室にふとんを敷いて寝なさい」と言われたら，あなたはどこにふとんを敷くだろうか。病室のベッドは，頭部側を病室の壁に接して置かれていることが多い。病室で，壁側にベッドがついているのは理由がある。

ベッドの中央で患者が仰臥位で横たわり，さまざまな方向から看護師が黙って近づいてくる条件で，これ以上近づいてほしくないところはどこかを調べる実験をすると，左右から近づくときは早くに察知できるが，頭部側から近づく場合は，看護師が近づいていることを認知できない。この結果から，頭部側は，通常は看護者が行き来すべき空間ではないことがわかる。看護師は，横になっている患者の顔の向きやすさを考え，左右のどちらからか目が合う時点で早めに声をかけて近づくことが大切である。

災害時の避難所で生活することになれば，どのように寝床を配置するだろうか。頭の向きをどちらにすると落ち着くかで共通性があるように思える。災害時などの行動と合わせて考えると，自分の身をまもる行動にも関連しているのかもしれない。

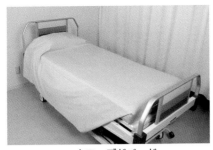

| a. クローズドベッド | b. オープンベッド |

○ 図 1-6　クローズドベッドとオープンベッド

　術をきちんと身につけておくことが大切である。なお，ベッドメーキングを行う際は，ボディメカニクスを意識し，無理のない姿勢で行う。

　ベッドメーキングには，患者が入院する前に整えておくクローズドベッドと，患者がすぐに臥床できるように整えるオープンベッドがある（○図 1-6）。

① クローズドベッド

　ここでは，患者が入院する前に，看護師 2 人で 1 つのベッドをつくる場合を説明していく。看護師 2 人で行う際は，声をかけ合って，効率よく作業を進められるようにする。

目的● 　入院患者を迎える準備として，患者が安全・安楽に療養生活を送れるように，ベッド環境を整える。

必要物品

①マットレス 1 枚（患者に合わせた種類を選択する），②マットレスパッド 1 枚，③シーツ 2 枚（下シーツ，上シーツ 1 枚ずつ），④毛布 1 枚，⑤スプレッド 1 枚，⑥枕 1 個，⑦枕カバー 1 枚
【必要時】防水シーツ 1 枚，横シーツ 1 枚
　POINT　防水シーツは撥水加工がされており，ベッド上での排泄を行っている患者や手術後の患者が臥床する場合に，シーツが汚染しないように敷く。横シーツは，防水シーツが患者の肌に直接触れないように，必要に応じて，防水シーツの上に敷くシーツである。

事前準備

▶手指衛生を行う。
▶必要物品を用意する。
　1）適切な大きさにリネンをたたむ。このとき，上シーツは表と裏を反対にたたんでおくと敷きやすい。
　　　留意点　リネン類のたたみ方は，施設の方法に従う。たたみ方を一定にすることで，広げる際に効率のよい手順を考えることができる。○図 1-7 に一例を示す。
　2）上から使用する順番になるように，ワゴンにリネンを重ねる（○図 1-8）。このとき，数えやすくするために，リネン類の「輪」が手前になるように置く。
▶換気を行う。同室者がいる場合はほこりを避けるために，カーテンなどを引く。

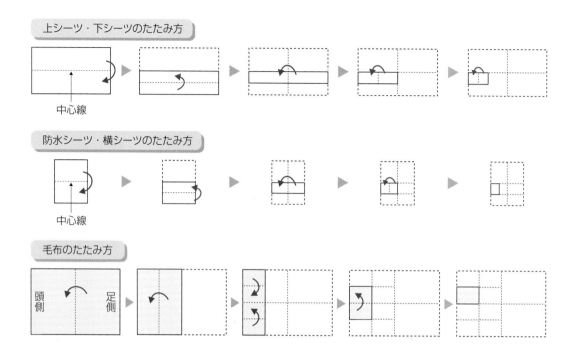

上シーツ・下シーツのたたみ方

中心線

防水シーツ・横シーツのたたみ方

中心線

毛布のたたみ方

頭側　　足側

⊃ 図 1-7　リネン類のたたみ方の例

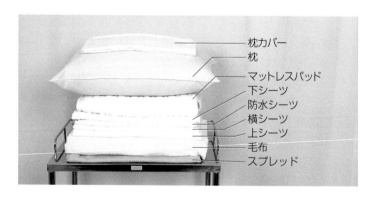

枕カバー
枕
マットレスパッド
下シーツ
防水シーツ
横シーツ
上シーツ
毛布
スプレッド

⊃ 図 1-8　リネン類の準備の例

手順

▶**ベッドとマットレスの準備**

1　作業をしやすいように，ベッドまわりの空間を広くとる。床頭台やオーバーベッドテーブル，ベッド柵，ナースコール，可能であればベッドも動かして，作業領域を確保する。

　　事故防止　ベッドを動かした際は必ずストッパーをかける。

2　ベッドを看護師が作業しやすい高さまで上げる。

3　ベッドにマットレスを置く。

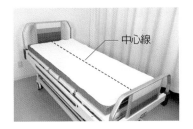

中心線

4　マットレスの上にマットレスパッドを敷く。

POINT　リネンを敷くときには，必ずベッドの中心線とリネンの中心線が合うように敷く。左右対称に美しく，しわのないベッドをつくるためである。

▶ **下シーツを敷く**

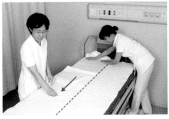

5　下シーツの中心線をベッドの中心線に合わせ，広げて敷く。このとき，しわがないようにする。

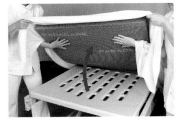

6　看護師2人でマットレスの頭側を下から支えて持ち上げる。

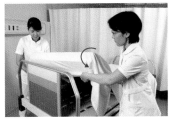

7　マットレスの端をシーツでくるむ。

8　シーツのくずれを防ぐために，シーツの端を三角形に折り，入れ込んで処理する。

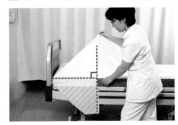

1）側面に垂れているシーツの端を片手で持つ。持ったシーツを垂直に持ち上げ，ベッドのマットレスと直角になるようにする。

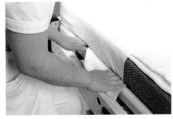

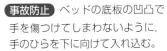

2）マットレスの下方にできた三角形の部分（▨）を，マットレスの下へ入れる。

事故防止　ベッドの底板の凹凸で手を傷つけてしまわないように，手のひらを下に向けて入れ込む。

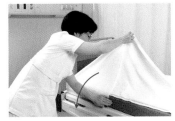

3）マットレスの側面にあるシーツを片手で押さえ，マットレス上部の三角形の部分を，くずれないようにしながら側面に垂らす。

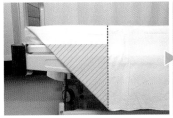

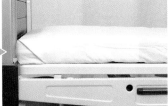

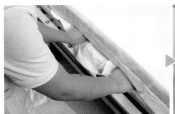

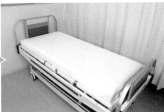

4）垂らした三角形の部分（▨）を，重なりがくずれないようにしながら，マットレスの下に入れ込む。

5）シーツのしわをのばしながら，ほかのかども同じように整える。

9　四隅を整えてから，側面のシーツを引っぱり，余った部分をマットレスの下に入れ込む。

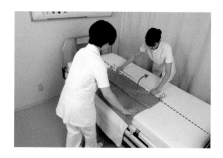

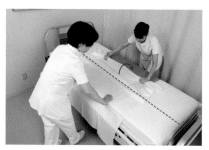

▶防水シーツと横シーツを敷く

⓾　防水シーツを敷く。防水シーツは，失禁のある患者では殿部の位置を中心に，手術後の患者では創のある部位の下を中心にといったように，必要な箇所に敷く。側面に垂れた防水シーツは，マットレスの下に入れ込む。

> **POINT**　防水シーツは病床内の湿気を増す原因にもなる。必要な箇所だけに使用し，不要になれば取り除く。横シーツは防水シーツの上にかけて肌触りをよくするために使うので，防水シーツがいらない患者であれば，横シーツも取り除く。

⓫　防水シーツをおおうように，横シーツを敷く。横シーツも中心線に合わせ，余った部分をマットレスの下に入れ込む。

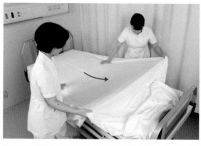

▶上シーツを掛ける

⓬　上シーツを掛ける。上シーツの表が下になるようにして，シーツを広げる。

> **理由・根拠**　患者は下シーツと上シーツの間に臥床するため。患者に触れる面を表にして敷く。

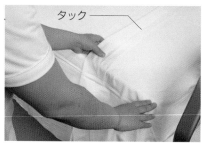

タック

⓭　上シーツに，タックをつくる。タックとは布のひだのことである。

> **理由・根拠**　足もとにゆとりがないと患者の足先がのび，尖足をまねくおそれがあるため。タックをつくることにより，足先の部分のシーツにゆとりができる。

> 1）患者の臥床時に足が来る位置で，シーツを頭側に1回折り返す。
> 2）折り返したら，上シーツを10cm程度重なるようにして，再度足側に折り返す。

⓮　タックをつくったあと，足側のマットレスを看護師2人で持ち上げ，シーツでくるむ。

⓯　足もとのかどを四角に処理する。

> **理由・根拠**　三角よりも四角のほうがシーツがゆるみやすく，足を自由に動かしやすいため。

> 1）下シーツと同様に，側面に垂れているシーツを，マットレスと直角になるように持ち上げる。
> 2）マットレス側面のシーツを押さえずに，上の三角形の部分を垂らす。

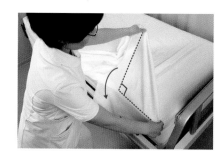

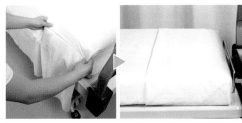

3) タックの下に手を入れ，四角く整える。反対側
　も同様に整える。

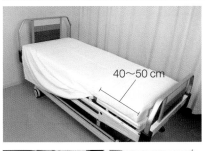

4) ベッド側面に垂れたシーツを，足もとから40
　〜50 cm まで，マットレスの下に入れ込む。
　残りはそのまま垂らしておく。

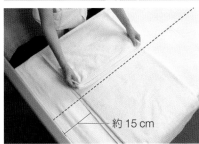

▶ **毛布を掛ける**

16　マットレスの頭側の端から 15 cm ほどの場所に毛布を置
　き，中心線を合わせながら，足もとに向かって広げる。

17　整えたシーツをくずさないように，2 人でマットレスの足
　もと側を持ち上げ，毛布でくるむ。

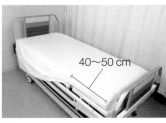
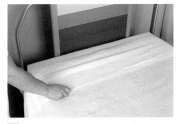

18 足もと側の毛布がかかったかど
　を，上シーツと同様に四角形に
　処理し，マットレスの下に 40〜
　50 cm 入れ込む。

19 上シーツの上端を，毛布をおお
　うように折り返す。

▶ **スプレッドを掛ける**

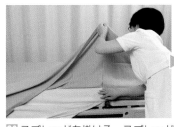
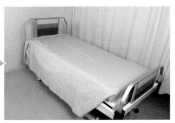

20 スプレッドを掛ける。スプレッドはマットレスの頭側の端より 5 cm 程
　度出るように置く。足もとに向かって広げて，足もと側をくるむ。
　　POINT かどのスプレッドは下シーツと同様に三角形に処理する〔
　8 の1)〜3)〕。スプレッドの上の三角形の部分はマットレスの下に入れ
　込まず，そのまま垂らしておく。

▶枕をつくる

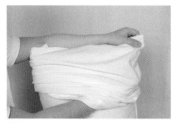

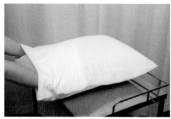

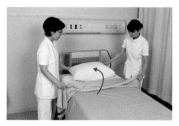

21 枕にカバーを掛ける。枕のかどと枕カバーのかどを合わせて入れる。

22 枕カバーの余った部分は，内側に折り返す。枕は折り返して厚みのある側を下にしてベッドに置く。また，枕カバーの開口部は，床頭台とは反対側へ向けておく。

【理由・根拠】厚みのある側が患者にあたらないようにするため。また，患者がベッドに出入りする際に見える側面をより美しく整えるため。

23 枕を置いて，スプレッドでおおう。

▶物品を整理する

24 ベッドの位置・高さ，ベッド柵，床頭台，オーバーベッドテーブル，ナースコールをもとに戻す。

【事故防止】ベッドにはストッパーを確実にかける。

Column

ベッドメーキングを通じて学んでほしいこと

　看護学生が初期に学ぶベッドメーキングは，上シーツとスプレッドを使って教えられることが多い。しかしながら，その方法は，現在のわが国の臨床現場ではほとんど使用されていない。たとえば，よく目にする方法としては，上シーツではなく毛布カバーが用いられている。

　上シーツを使う方法では，シーツの表と裏を反対にしてたたみ直すという作業が加わる。また，クローズドベッドとオープンベッドの概念があるのも，スプレッドを用いた古典的な方法だからである。患者が使用する前のベッド（クローズドベッド）は，スプレッドをベッド全体に広げた状態である。患者が入院してきたときに，患者が横になれるようにオープンベッドにする手間をかけている。基礎看護技術を教える先生は，このベッドメーキングの所作からなにを伝えたいのだろうか。

　シーツをたたみ直す理由は，患者にシーツの裏側が直接あたらないようにという気づかいによるものである。また，まっさらな状態で患者を迎えるのは，1人ひとりの患者を大切することのあらわれである。

　授業では単に，上シーツにする手順のシーツのさばき方を覚えてほしいわけではない。手技を通して，シーツをなぜ裏返すのかを考えること，そして看護の対象となる人への思いやりを伝えたいのである。もちろん，シーツのさばき方にはきわめてエレガントな方法があり，患者に不要なほこりを吸わせることなく，少ない動作で裏返すやり方がある。それは，先生や先輩の看護師たちから見習うべきだ。しかし，本当に見習うべきことは，さばき方ではなく，患者のよい環境を保ちつつ，適切なケアをいかに美しく行うかという点である。

❷ オープンベッド

患者がベッドに臥床する際は，以下のようにクローズドベッドからオープンベッドに整える。

手順

☐1 スプレッドを折り返し，枕を取り外す。
☐2 毛布の端をおおっていた上シーツを広げる。

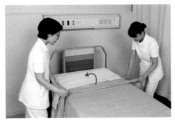
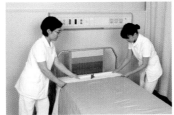
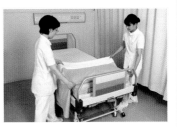

☐3 スプレッドの上に毛布を折り返し，毛布をスプレッドでおおう。

☐4 上シーツを折り返して，襟もと（えり）をつくる。

☐5 臥床しやすいように，上シーツ・毛布・スプレッドを一緒に扇子折り（せんす）りにして，足もとにまとめる。

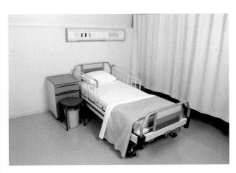

☐6 枕を患者が使用する位置に置く。

☐7 ベッドの高さとベッド柵，床頭台，オーバーベッドテーブル，ナースコールの位置を患者に合わせて整える。

事故防止 以下を確認する。

● ベッドに，ストッパーが確実にかかっていること。
● ナースコールは，患者が緊急時にすぐ押せるような場所にあること。
● ベッドは患者に合わせた高さに調整する。高すぎると，患者が万一，転落したときに重傷を負う危険性がある。

❻ リネン交換

リネン交換とは，ベッドを清潔なリネンに交換することで，患者に清潔で快適な療養環境を提供するための援助である。

留意点● (1) 感染症の有無やリネン類の汚染状況を確認し，必要に応じてガウン，手袋，感染性リネン用の洗濯袋を準備する。
(2) 患者が臥床している場合は，できるだけ看護師2人で効率よく実施する。
(3) ボディメカニクスを活用し，患者・看護師の負担を最小限にする(⊙29ページ，**表1-3**)。
(4) 振動によって患者に気分不快や疲労が生じないように注意する。
(5) ベッドから転落することがないようにストッパーをかけ，適宜，ベッド柵（さく）を使用する。
(6) 挿入しているチューブ類の圧迫や閉塞（へいそく），点滴の刺入部の異常の有無など

に注意し，つねに患者を観察する。

■臥床患者のリネン交換

　ここでは，ベッド上に患者がいる状態でシーツや包布の交換を行う場合の手順を示す。

　患者がつねに清潔で快適なベッドで療養生活を過ごせるように，定期的に，または排泄物や分泌物などでよごれた場合にリネン交換を行う。

必要物品

①新しいリネン類一式，②ランドリーボックスまたは洗濯袋，③タオルケット，④清掃用具（粘着クリーナー，除菌クロスなど）
【必要時】手袋・マスク・ビニールエプロンなどの個人防護具（PPE），患者の状態によっては患者用のマスクも準備する。

事前準備

▶患者にリネン交換の目的，手順，所要時間を説明し，了承を得る。
▶ワゴンに必要物品を準備する。リネン類は上から使用する順になるように重ね，患者のもとへ運ぶ。
▶患者や同室者に説明し，カーテンやスクリーンを使用する。室温に注意しながら，換気のために窓を開ける。
▶適宜，手袋・マスク・ビニールエプロンなどを着用する。必要に応じて患者にマスクを着用してもらう。
　（理由・根拠）リネン交換で発生するちりやほこりを吸入しないようにするため。

観察事項

▶患者のバイタルサインに変動がないこと
▶落屑物，飲食物，毛髪，ほこり，排泄物などによるリネンの汚染状況
▶ベッド周囲の生活物品や治療上必要な物品の配置
▶点滴やドレーンなど，患者の挿入物が安全に保たれていること

手順

▶**作業の準備**
1　作業しやすいようにベッドまわりを整理・整頓し，ランドリーボックスを患者の足もと側に置く。
　（POINT）可能であれば，看護師の腰の位置付近までベッドの高さを調整する。ボディメカニクスを活用しやすく，効率的に作業できる。

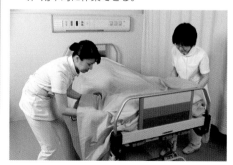

▶**スプレッド・毛布・上シーツを外す**
2　マットレスの下からリネン類を引き出す。患者に振動を与えないように注意しながら，頭側から足もと側に向かって左右同時に行う。
　（留意点）看護師は2人で息を合わせて作業する。足もと側のよごれを顔面付近に運ばないように，頭部から足もとに向けてリネンを取り除く。

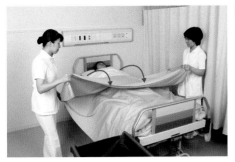

3 スプレッドと毛布を頭側から足もと側に向かって丸めながら外し，ランドリーボックスに入れる。

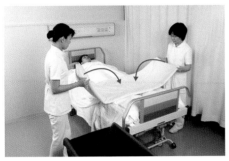

POINT 毛布を再利用する場合は，患者にほこりがかからないように注意しながら毛布をたたむ。
　1）毛布の足もと側と頭側を静かに重ねる。
　2）左右から中央に向けてたたみ，上下左右をわかるようにして，作業用ワゴンの上などの使用しやすい位置に置く。

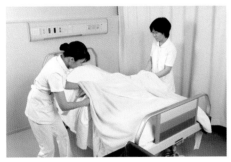

4 タオルケットを掛けながら上シーツを外し，ランドリーボックスに入れる。
　POINT 可能な場合，タオルケットの上端を患者に持ってもらうとよい。

▶**横シーツ・防水シーツ・下シーツを交換する**

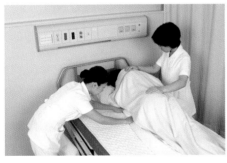

5 患者を側臥位にする。患者側の看護師は患者の肩や背部，殿部などをしっかり支える。
　事故防止 体格が大きい患者や側臥位での安定がわるい患者には，適宜ベッド柵を用いて転落を予防する。
6 横シーツ・防水シーツ・下シーツを内側に丸めながら，患者の身体の下に入れ込む。
　理由・根拠 内側に丸めるのは，汚染を拡散させないため。

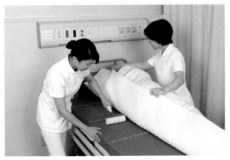

7 粘着クリーナーなどを用いて，マットレスパッドとマットレスを掃除する。音や振動に注意しながら，頭側から足もと側に向けて掃除する。
8 マットレスパッドをすみやかにもとに戻す。

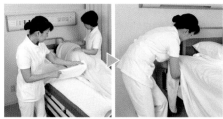

⑨　新しいシーツの中心線をベッドの中心線に合わせて広げる。手前側のシーツのかどをつくる。

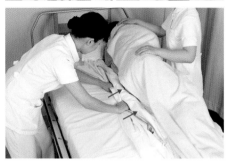

⑩　新しいシーツの反対側に広げる部分を扇子折りにする。汚染したシーツの下になるように患者の身体の下に入れ込む。

[POINT]　新しいシーツの内側が汚染したシーツに触れないよう，汚染したシーツは患者の身体の下に深く入れ込んでおくとよい。

⑪　防水シーツと横シーツも同様に敷く。

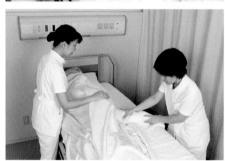

⑫　患者に声をかけ，シーツの山をゆっくりこえて反対向きの側臥位になってもらう。

[留意点]　患者側の看護師は患者の肩や背部，殿部などをしっかり支える。

⑬　汚染されたシーツ類を外す。頭側から足もと側へ向かって内側に丸めながらすばやく外し，ランドリーボックスに入れる。

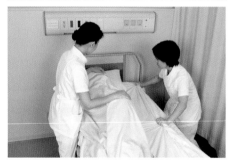

⑭　⑦と同様に，粘着クリーナーなどでマットレスとマットレスパッドを掃除する。

⑮　マットレスパッドをすみやかに戻し，新しいシーツ類を引き出して広げる。

[POINT]　シーツは患者の身体の下でたるまないように十分に引っぱる。

⑯　患者を仰臥位に戻し，シーツのかどと側面を処理する。頭部，足もと，中央のそれぞれのしわをのばしながらマットレスの下に入れる。

[留意点]　患者に強い振動を与えないように注意する。

▶**上シーツ・毛布・スプレッドを掛ける**

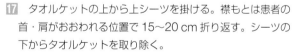

⑰　タオルケットの上から上シーツを掛ける。襟もとは患者の首・肩がおおわれる位置で 15～20 cm 折り返す。シーツの下からタオルケットを取り除く。

⑱　上シーツの下端は足もとにゆとりをもたせた状態でマットレスの下に入れ込み，コーナーを四角に処理する。

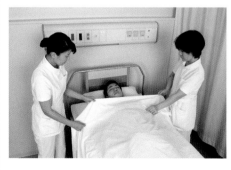

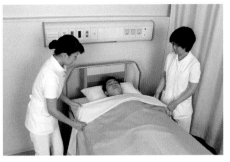

19 毛布，スプレッドを掛ける。スプレッドの襟もとは患者の首・肩がおおわれる位置で 15〜20 cm 折り返す。上シーツと同様にゆとりをもたせた状態で足もとを処理する。スプレッドの足もとは三角形に処理し，側面は垂らしておく。

20 毛布をくるんだスプレッドの上に，上シーツの折り返し部分がくるように襟もとを整える。

▶ **枕カバーを交換し，環境をもとに戻す**

21 枕を外し，枕カバーをすみやかに交換してもとの位置に戻す。

> **留意点** 頭痛や気分不快がある患者の場合は枕カバーの交換を最後にして安楽を保つ。患者の状況やリネンの汚染具合により枕を取り外すタイミングは適宜検討する。

22 除菌クロスなどを用いて，ベッド柵やベッド周囲のほこりを清掃する。

23 ナースコールやベッド柵，ベッドの位置・高さなどをもとに戻す。

24 患者に終了したことを告げ，寝ごこちや物品の配置を確認し，気分不快の有無をたずねる。

25 換気が終了したら患者・同室者に声をかけ，窓を閉め，カーテンを開ける。マスクを着用している場合は外してもらう。

あとかたづけと記録

1 リネン交換後，患者に体調の変化がないかどうかを確認する。

2 使用した物品は施設の規定にそってかたづける。感染性のリネン類は指定の洗濯袋に入れ，ほかのリネン類と区別して処理する。

3 記録する。

Column

ベッドメーキングやリネン交換の近年の変化

　近年，定期的なベッドメーキングやリネン交換は，看護職の業務を離れ，看護助手や委託業者が行うようになっている。そのような状況でも基礎看護技術としてベッドメーキングを学ぶ必要があるのは，重症者のリネン交換は看護職が行わなければならないからである。また，定期的な交換以外にも，夜間などの緊急入院，突然のベッド汚染，災害時などの対応にはこの技術が必要とされるのである。

　また，現在，多くの病棟で用いられているベッドは，毛布やふとんに包布をかけて，ひもで結ばれている。また，毛布は足もとのマットレスをくるまないので，看護学実習で用いる毛布に比べて長さが短い。

　なぜ，そのようなスタイルに変遷してきたかも考えてみよう。その背景には，医療の高度化が進み，治療方法が飛躍的に発達したことがある。従来の看護に，患者の足から点滴ラインをとることや，足背動脈の拍動の触知などが加わったのだ。点滴や観察のために，そのつどマットレスをくるんだ毛布を外さなければならなくなったのである。

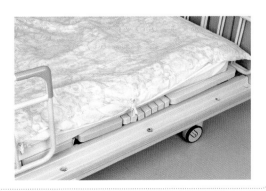

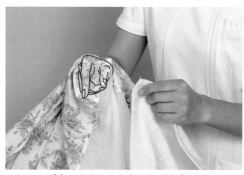

a. 毛布・ふとんと包布のかどを合わせる

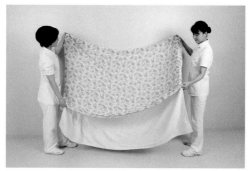

b. 四隅を持って広げる

◐ **図1-9　包布の交換**

■ **包布の交換**

　掛け寝具として，毛布やふとんに包布（カバー）を用いている場合は，患者にタオルケットを掛けてから掛け物を取り除き，新しい包布に交換する。毛布やふとんのかどと，包布のかどが合うようにして，四隅を持って広げる（◐図1-9）。包布がずれないように注意して口ひもを結ぶ。

●参考文献
1）医療情報科学研究所編：看護がみえる vol. 1 基礎看護技術. メディックメディア, 2018.
2）竹尾惠子監修：看護技術プラクティス, 第3版動画付き. 学研メディカル秀潤社, 2015.
3）任和子, 井川順子, 秋山智弥編：根拠と事故防止からみた基礎・臨床看護技術. 医学書院, 2017.

まとめ

- 環境調整の援助の目的は，患者に与えられた療養環境を，そのときの状況に応じて適切に調整して回復を促すことである。
- 療養環境の調整では，空気の調整，音環境への配慮，光・景色の調整が必要である。
- 病室の床面積は，新築・全面改築の病室で，患者1人あたり 6.4 m² 以上と医療法施行規則で定められている。
- ベッドメーキングには，クローズドベッドとオープンベッドの2種類がある。
- 上シーツにタックをつくることにより，臥床した患者の足先の部分のシーツにゆとりができる。足もとにゆとりがないと，尖足をまねくおそれがある。
- リネン交換は，患者がつねに清潔で快適なベッドで療養生活を過ごせるように，定期的に，または排泄物や分泌物などでよごれた場合に行う。
- 毛布やふとんに用いる包布（カバー）の交換は，毛布やふとんのかどと，包布のかどが合うようにして行う。

復習
問題

❶ 次の問いに答えなさい。

①下図のベッドの名称はなにか。

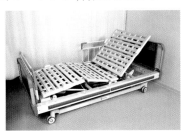

答〔　　　　　　　　　〕

②下シーツを敷くときに，マットレスの下
へ入れ込む部分を塗りなさい。

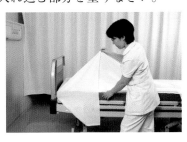

❷ 次の文の空欄を埋めなさい。

▶室内の環境には，温度と湿度に加えて，
〔①　　　　　〕が強く関係する。

▶ベッドメーキングには，患者が入院する
前に整えておく〔②　　　　　　　〕と患
者が臥床するために整えておく〔③
　　　　　〕がある。

▶マットレスの下へシーツを入れるときは，
手のひらを〔④　　〕に向けて入れ込む。

▶臥床患者のリネンを交換するときに，
シーツを内側に丸めながら作業する理由
は汚染を〔⑤　　　　　　　〕ためであ
る。

活動の援助

1 活動の援助とその目的

1 活動の種類

　活動という言葉は，人が活発に動くこと，運動することの全般を意味する。看護の場面においては，そのなかでも食べる，眠る，排泄する，目的の場所に移動するなどの基本的欲求を満たすための**日常生活活動**[1]activities of daily living(**ADL**)としての意味で用いることが多い。日常生活活動は，人が自立して生活するために行う，毎日繰り返される身体的動作群を意味し，○ **表 1-2**のように分類される。

2 活動を援助する目的

　日常生活活動は，人の基本的欲求を満たす手段であるとともに，「活動」自体が基本的欲求の1つといえる。その人が心身ともに健康であれば，みずから活動して欲求を満たすことができ，それによって人間らしさ・自分らしさを発揮するものである。しかし，健康障害や加齢によって，みずから活動することができなくなると，自分らしい生活を送ることができなくなる。そればかりか，基本的欲求をも満たせなくなり，ついには死にいたることもある。

　活動を援助する目的は，対象者が1人では行えなくなった日常生活活動について，その人がもつ身体能力(残存能力)をいかしながら，必要とするところを安全・安楽な方法で援助することである。援助によって対象者の基本的欲求を満たし，かつ，その人らしい生活活動へと導いていく。

○ **表 1-2　日常生活活動の分類**

身のまわりの動作	食事動作，整容動作，更衣動作，排泄動作，入浴動作
生活関連動作	炊事，洗濯，掃除，買い物，乗り物利用
移動動作	独立歩行，杖・補助具歩行，車椅子・電動スクーターなどでの移動
コミュニケーション	口頭，筆記，自助具・機器使用コミュニケーション
社会生活行為	役割・担当，生活管理，学業活動，職業活動，趣味関連活動，社会参加活動

---

1) ADL は日常生活動作と表現されることもあるが，単純な動作だけではなく生活行動全般の動きを含むため，今日では日常生活活動と表現されることが多くなっている。

② 活動に関する基礎知識

① 活動のメカニズム

　人間の活動は，動こうとする意思に基づいて生じる**随意運動**によって行われる。随意運動では，まず，どう動くかというプログラムが大脳で組まれ，運動の指令が脊髄神経を通じて骨格筋にはたらき，骨・関節・腱・靱帯などを制御し，運動として実行される。この経路のいずれかに障害が生じると，正常な運動をすることができなくなる。

② 関節運動と関節可動域

　関節は，2つ以上の骨が可動的に連結したものであり，骨格筋の収縮とともに**運動**を可能にする。関節運動には，**屈曲と伸展**，**外転と内転**，**外旋と内旋**などがある（◯図 1-10）。なお，部位によって関節運動の種類は異なる。関節が動きうる最大限の範囲のことを**関節可動域** range of motion（**ROM**）といい，基本的立位での関節角度を 0 度として，運動ごとの最大角度が示される。

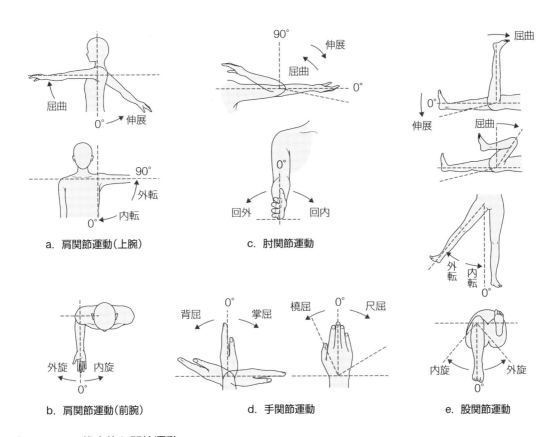

a. 肩関節運動（上腕）
b. 肩関節運動（前腕）
c. 肘関節運動
d. 手関節運動
e. 股関節運動

◯ 図 1-10　代表的な関節運動

③ 運動の効果

　私たちは掃除をしたり，学校まで移動したりと，運動によって日常生活活動上の目的を果たしている。また，それと同時に，運動そのものによって，次に示すような身体的，心理・社会的効果を得ている。

- 骨格筋の動きがポンプ作用を果たし，血液の循環が促進される。
- 酸素を要するので換気量が増し，心肺機能の維持・向上がはかられる。
- カテコールアミンや成長ホルモンなどの分泌が促進される。
- 骨格筋や骨の維持・強化，関節可動域の維持・拡大をもたらす。
- 爽快感をもたらし，ストレス解消につながる。
- 生活習慣病や肥満の防止につながる。

④ 運動できないことによる弊害

廃用症候群●　治療による運動の制限や安静保持，あるいは寝たきりの状態が続くと，患者の身体的・精神的機能が低下してさまざまな障害が生じる。このような障害を総称して**廃用症候群**という。この症状には，局所症状と全身症状があり，2～3日安静臥床しているだけで，以下のような症状があらわれはじめる。

(1) 局所症状：関節拘縮，筋力低下，骨萎縮・骨粗鬆症，褥瘡，静脈血栓症

(2) 全身症状：心拍出量の低下，起立性低血圧，誤嚥性肺炎，無気肺，嚥下障害，食欲不振，便秘，知的活動の低下，抑うつ，認知症様症状

　廃用症候群は，体位変換や関節可動域訓練，背面開放座位の保持，杖や車椅子での移動，散歩などの適切な活動の援助によって予防することができる。

③ 安楽な体位の保持

意義と目的●　睡眠，食事や排泄などの活動，さらに治療・処置のためには，目的に合わせた体位をとり，保持する必要がある。このときの体位は，活動の目的が達成でき，かつ疲労しにくい姿勢でなければならない。このような体位をつくり，安全・安楽に維持することを**体位の保持**，または**ポジショニング**という。

留意点●　体位の保持にあたっては，基本的に良肢位を保持する。また，同一部位が長時間圧迫されて褥瘡が発生しないように，枕やクッション，マットレスを使用して体圧分散を行う。褥瘡の予防については第2章で述べる（⊃206ページ）。

① 仰臥位

　ベッド中央で仰向けにし，体幹はまっすぐにする（⊃図1-11-a）。圧迫のかかりやすい部位（後頭部，肩甲骨部，仙骨部，踵部）周辺に必要に応じて枕やクッションを入れて除圧をはかる。上肢・下肢は良肢位を保つ。

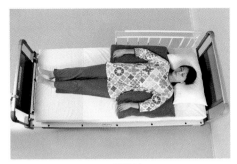

a. 仰臥位

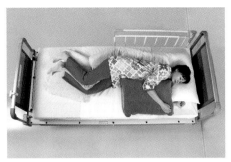

b. 側臥位

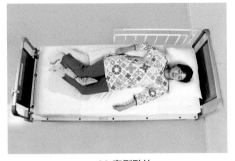

c. 30度側臥位

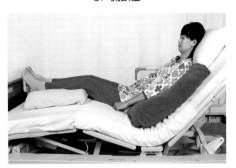

d. ファウラー位

◯ 図 1-11　安楽な体位

② 側臥位

　ベッド中央で左右どちらかの側を向く(◯ 図1-11-b)。腰背部や殿部の下側，胸部，下肢にすき間がないように枕やクッションを入れて安定させる。下にくる骨突出部(肩，腸骨，大転子，膝，踵)に圧迫がかかりやすいので周辺に小枕やクッションを入れる。上肢・下肢は良肢位を保ち，二面が重ならないようにする。

③ 30度側臥位

　ベッド中央でいったん側臥位になったあと，腰背部，殿部，下肢に枕やクッションを入れてもたれかかるように戻す(◯ 図1-11-c)。側臥位よりも腸骨部や大転子部の圧迫は少ない。上肢・下肢は良肢位を保つ。

④ ファウラー位

　ずり落ち防止のため，先に下肢側を5〜10度挙上し，次に上半身側を45〜60度挙上する(◯ 図1-11-d，セミファウラー位では20〜30度)。殿部にかかる圧力を分散するため，その周辺である背部や大腿下部に枕やクッションを入れる。上肢・下肢は良肢位を保つ。

背抜き●　ギャッチアップすると上半身が下方にずれて背部の皮膚がずれるため，背

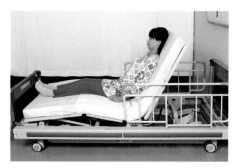
①患者をファウラー位にする。

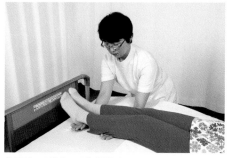
②てこの原理を用いて患者を引き寄せる。

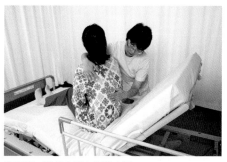
③背部・殿部の圧を解除する。

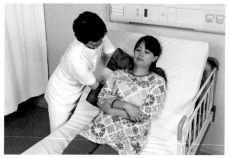
④下肢・踵部の圧を解除する。

◯ 図 1-12 　背抜きの手順

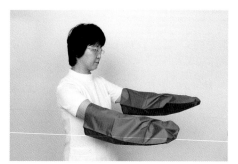
a. 介助グローブの装着

b. 介助グローブを用いた背抜きの様子
患者の頭部・背部から殿部に差し入れて，圧を解除する。

◯ 図 1-13 　介助グローブを用いた背抜き

抜きを行う（◯図 1-12）。介助の際は，介助グローブなどを用いてもよい（◯図 1-13）。

④ 体位変換

意義と目的● 　活動の目的に合わせて患者の姿勢や体位をかえることを**体位変換**という。体位変換は，身体機能の低下や意識が低下し，自力では動くことができない

🔵 表 1-3　よい姿勢・動作のためのボディメカニクスガイド 10 か条

① 上肢と下肢の最も大きな筋群を用いる。
② 対象を持ち上げるよりも、押す・引く・回転させる。
③ 対象を動かすときには「てこの原理」を用い、筋力よりも体重を使う。
④ 自分の体重の 25% をこえる物を人力では持ち上げない。
⑤ 対象を持ち上げるときは、重心を低くするために、膝を曲げて腰背部をのばした姿勢を保ち、自分の重心位置に近づける。
⑥ 両足を肩幅程度に開いて、支持基底面を広くする。
⑦ 作業中は腰部をひねらない。
⑧ 安定性の確保のためには摩擦力を大きくし、スムーズな移動のためには摩擦力を小さくする。
⑨ 適宜、休息をとる。
⑩ 積極的に用具・支援機器を使用する。

患者の日常生活活動のための基本的援助であるとともに、同一体位の保持により生じる褥瘡などの廃用症候群の予防に有効である。

留意点● 援助の際はボディメカニクスを活用し、患者と看護師の両者に負担がかからないようにする。

また、「よい姿勢・動作のためのボディメカニクス 10 か条」も心がけてほしい（🔵 表 1-3）。スライディングシートや介助グローブなどの移動用具を活用するのもよい。

① 水平移動

目的● 側臥位へ体位変換を行う場合や、輸送車に移乗しようとする場合などに、ベッド上で臥床している患者を、ベッドの中央、あるいはベッドの端へ移動

Column

寝たきりにしない！　背面開放座位の効果

　高齢者や意識障害のある患者は、2〜3 日安静臥床しただけで、あっという間に廃用症候群が進行し、寝たきり状態にいたる悪循環に陥ってしまう。それを防ぐためには早期離床が必要である。みずから動けない、動かない患者の場合は、他者の介助によって積極的におこしていく。

　背面開放座位は、背面を支持しない空間をつくり、ベッド端に座り、足底をきちんと床に接地した姿勢のことをいう。この姿勢は意識レベルの改善、廃用症候群の予防に有効であると言われている[1]。座位姿勢としては不安定であるので、看護師やリハビリスタッフが座位のサポートを行う。

　現在は、保持具が福祉用具として介護保険の適応になっているものの、病院ではまだ普及していない。保持具を活用し、できるだけ早期に背面開放座位の保持に取り組む必要がある。

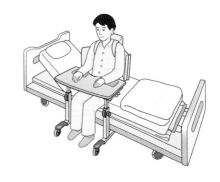

1)日本看護技術学会技術研究成果検討委員会ポジショニング班：背面開放座位 Q&A Version 1.0.

する。

留意点●　移動の際は，ボディメカニクスを活用する。看護師は2～4人で行うか，移動用具を用いる。

事前準備

▶患者に体位変換の目的と方法を説明し，同意を得る。
▶看護師が安全で動きやすいように作業スペースを確保する。ベッドの高さを調節し，ベッド柵を外す。
▶必要に応じて，シーツやバスタオル，移動用具を用意する。

観察事項

▶体位変換を開始する前・中・後における患者の表情や苦痛を示すしぐさの有無
▶頭・体幹・四肢が不自然に曲がった様子はないか
▶最終的に安全な位置に移動したか
▶ベッド周辺は安全であるか

手順

ここでは看護師2人で行う手順を示す。写真では説明のため，すべてのベッド柵を外している。

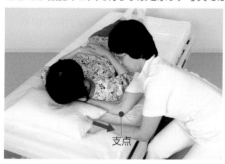

支点

1　枕を移動する。看護師は患者の移動する側に立ち，片肘を支点としてベッドについて，腕を「てこ」として用いながら，患者の頭を持ち上げ，支える。もう片方の手で枕を手前に引く。

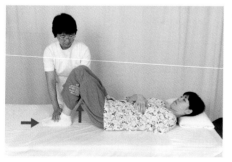

2　患者の腕を胸部上で組み，両膝をそろえて立てて，患者の四肢をコンパクトにまとめる。
　理由・根拠　摩擦面が減るとともに，患者の身体各部の関節にかかる，トルクの原理による重さを小さくすることができるため。

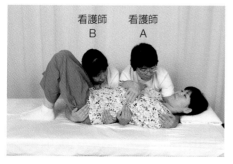

看護師B　看護師A

3　患者の身体の下に手を差し入れる。
　1) 看護師Aは，患者の頸部と腰背部，それぞれの下に深く手を差し入れる。肩甲骨から肩峰にかけてと，腰背部を把持し，かかえる。
　2) 看護師Bは，患者の腰部から大腿部にかけて両腕を深く差し入れ，把持してかかえる。
　理由・根拠　トルクの原理により，看護師の体幹に近づけると小さな力で移動させることができる。

a. 介助グローブを用いる場合

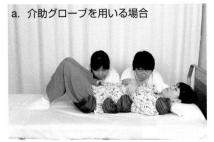

POINT 看護師の肘を「てこ」の支点として，患者をやや持ち上げたり，滑りやすい素材でできている介助グローブを用いたりすると，差し入れと移動が容易になる（○図a）。

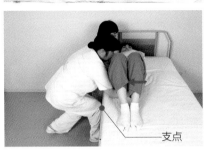

支点

④ 両足を前後に広げて，後ろに重心を移動させながら患者を手前に引く。

POINT 前に出した看護師の膝をベッドサイドバンパーにあて，ベッドを押すようにするとよい。

⑤ 患者を安定した仰臥位にして寝衣を整え，掛け物を掛ける。

⑥ 患者にねぎらいの言葉をかけ，ベッド柵を取りつける。ベッドの高さを調節し，カーテン，オーバーベッドテーブルなどの周辺環境を整える。

応用 水平移動は，原則として看護師 2～4 人で行うが，体格のよい患者では，さらに看護師の人数を増やしたり，スライディングシートや介助グローブ，シーツなどを用いる。

▶**複数人で行う場合**：シーツを用いて行う場合は，看護師は患者の体幹近くでシーツを把持するようにする。

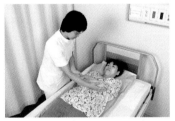

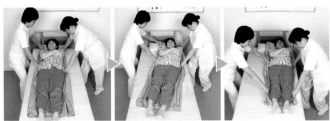

①患者を側臥位にしてシーツを下に敷き込む。

②看護師 2～4 人でシーツを患者の体幹近くで把持する。

③看護師間で息を合わせてベッド端へ水平移動する。

▶**1 人で行う場合**：スライディングシートを用いる場合は，患者を側臥位にしてシートを患者の身体の下に敷き込む。シートによっては体位をかえずに頭側から殿部側に敷き込める。シート上で滑らせて目的の位置に移動したら，再度側臥位にしてシートを外し，患者の体位を整える。

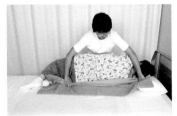

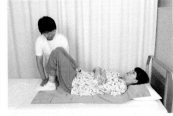

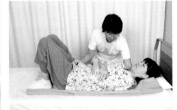

①シートを患者の身体の下に敷き込む。

②全身がシートに乗っていることを確認する。

③患者をシート上で滑らせる。

② 上方移動

目的● 臥床患者がベッド下方（足側）にずり落ちてしまい，適切な位置に戻す場合

や，ベッド上で洗髪などの処置を行うために，患者をベッド上方(頭側)へと移動する。

留意点●(1) 看護師は足を左右に開くと同時に，移動する方向に足先を向ける。看護師が腰をひねる動きをして腰痛を引きおこしやすいので注意する。

(2) 患者から協力が得られる場合は，ベッドを蹴ってもらうようにし，息を合わせて移動をする。

(3) 移動の際，患者の頭がベッドフレームにぶつからないように注意する。

(4) ボディメカニクスを活用し，2〜4人の看護師で行う。

事前準備・観察事項

▶水平移動に準じる(⟳ 30ページ)。

手順

ここでは看護師2人で行う手順を示す。

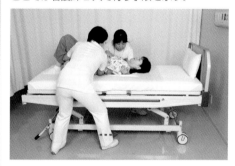

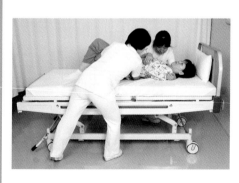

1 枕を外し，ヘッドボードに立てかける。患者の腕を胸部上で組み，両膝をそろえて立てて，四肢をコンパクトにまとめる。

2 看護師は，患者の左右に対面して立ち，それぞれ患者の後頸部から背部，腰部から大腿部にかけて身体の下に腕を深く差し入れる。足を左右に開き，ベッド上方側の足先は患者の頭の方向を向ける。

理由・根拠 足を左右に開くのは，支持基底面を広げるため。足先を移動する方向に向けることで重心移動しやすく，腰をひねらずに移動できる。

3 看護師は息を合わせて，患者をベッド上方へと移動する。患者から協力が得られる場合は，足底でベッドを押してもらう。

4 患者がベッド中央に位置し，安定した姿勢であるかどうかを観察する。寝衣を整え，掛け物を掛ける。

5 患者にねぎらいの言葉をかけ，ベッド柵を取りつける。ベッドの高さを調整し，カーテン，オーバーベッドテーブルなどの周辺環境を整える。

応用 介助グローブを用いる場合は，看護師2〜4人にて手順**2**と同じように対面して立ち，自分の姿勢に留意しながら，介助グローブを装備した前腕をベッド上で滑らせるように上方移動させる。スライディングシートを用いる場合の手順は，水平移動に準じる。看護師複数人で行うときは，息を合わせ，患者の体幹をシート上で滑らせて移動させる。

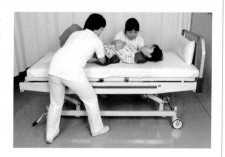

③ 仰臥位から側臥位

目的 側臥位は褥瘡を予防する体位の一つとして，あるいはシーツや寝衣の交換，その他の体位への変換中にとることが多い体位である。

留意点 側臥位にする際は，膝や股関節のトルク（回転力）を活用すると効率よく向きをかえられる。ただし，側臥位は仰臥位に比べて支持基底面が狭く，安定性が低い。そのため，勢いをつけて行うとベッドから転落するおそれがある。体位変換の際には，看護師は患者の肩や膝を十分に支えながら静かに行う。

事前準備・観察事項

▶水平移動に準じる（⟳30ページ）。
▶安定した側臥位にするために，枕やクッションを数個用意する。

手順

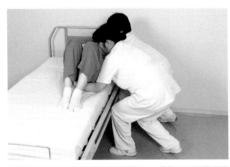

1 患者が向く側とは逆方向にベッド上で水平移動させて，向く側にスペースをつくる。

理由・根拠 側臥位になったときにベッド中央に位置することができるため。転落の防止につながる。

2 患者を水平移動した側に，ベッド柵を取りつける。

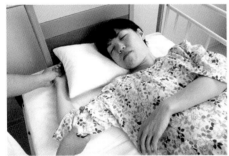

3 看護師は，患者が向く側のベッドサイドにまわる。

4 患者の顔を手前に向ける。看護師に遠いほうの腕を，胸部上に置く。近いほうの腕は肘を曲げて，前腕を顔の横（側臥位になったときに顔の前にくる位置）に置く。

理由・根拠 側臥位になったときに腕が体幹の下敷きになることを防ぐため。

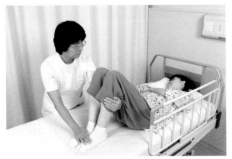

5 患者の両膝をそろえて高く立てる。

理由・根拠 効率的に動かすことができるため。トルクの原理により，股関節を軸とした回転力が大きくなる。

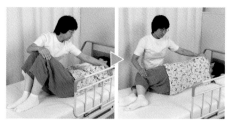

6　看護師から遠いほうの患者の肩と膝に看護師の手を置き，患者の膝を手前に倒して，腰，背中，肩を順に回転させて側臥位にする。

　POINT　前肩に置いた手は，膝の回転力の強さに応じて，回転を補助，または支えるように調節する。

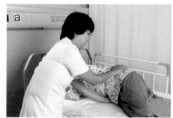
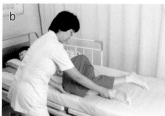

7　患者の体幹がねじれておらず，かつ支持基底面が広くなるように，腰，肩，腕，足の位置を調節し，安定させる。

　POINT　腰は，腸骨部を両手で把持して，やや傾けると安定する（⇨図 a）。脚は重ならないようにして良肢位を保つ（⇨図 b）。

応用　　▶**褥瘡予防**：褥瘡予防のための体位として側臥位をとるときは，できるだけ体幹と四肢の二面が重ならず，かつ良肢位となるように，枕やクッションをあてて調節する。

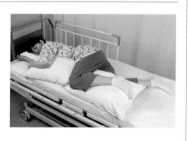

　POINT　30度側臥位にする場合は，通常の側臥位にしたあとに，腰背部，殿部，下肢に枕やクッションを入れて，仙骨部，肩甲骨部，大転子部，腸骨部，踵部の除圧をはかる（⇨209ページ）。

▶**腹臥位への体位変換**：側臥位の姿勢から，下側にくる上肢と肩を背部側にまわして，下半身をさらに前に倒すと**半腹臥位**（**シムス位**）になる（⇨135ページ）。さらに前に倒してうつ伏せになると**腹臥位**になる。腹臥位にするときは，下側になる上肢を頭部側に高く上げるようにして，体位変換を行うとよい。

④ 仰臥位から端座位

目的●　ベッド上の臥床患者を仰臥位から長座位にし，さらに端座位へと体位変換を行う。端座位は食事や移動など，多くの日常生活活動のための前提となる体位である。

留意点●　臥床中の患者を急に起こすと起立性低血圧をまねくことがある。長座位にする際は，段階を追って慎重に行う。

事前準備・観察事項

▶水平移動に準じる（⇨30ページ）。
▶靴や車椅子などは，そばに置いておく。

手順

1 ベッドを，患者が端座位になったときに足が床につく高さに合わせる。

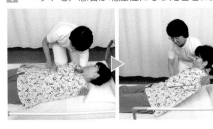

2 患者の頸部から肩へと，身体の下に看護師の腕を差し入れて支持する。

POINT 看護師の肘を「てこ」の支点にして，支持した肩を持ち上げる。

もう一方の手は，患者の肘関節部を上から軽く押さえる。

3 患者に声をかけてから，患者の肘関節部を支点にして，患者の上体を弧を描くように手前に引きよせながら上半身を起こす。

理由・根拠 患者の気持ちや身体に，起き上がる構えができるため。

4 患者の両腕を胸部上で組み，両膝をそろえて立てる。

5 患者の肩と膝下を支える。

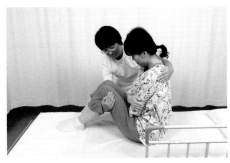

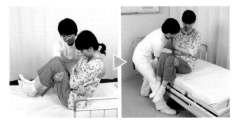

6 患者の膝下を支持した腕を手前に引いて，殿部を軸にして患者を回転させる。ベッドサイドに足を下ろして端座位にする。

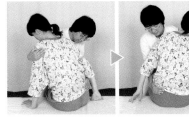

7 足底を床面につけるために座る位置を調節する。自分で動ける患者には声をかけて殿部をずらしてもらう。

POINT 自力で動けない患者では，看護師が患者の体幹を横に傾け，浮いた側の殿部を手前に引く動作を繰り返して殿部の位置をずらす。

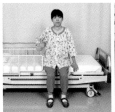
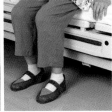

8 転倒を防止するために患者の両手はベッド上に置くか，あるいはベッド柵につかまってもらう。安定した姿勢であることを確認したあと，靴などをはくための介助を行う。

応用　長期臥床している患者を起こす場合は，徐々にギャッチアップして，座位姿勢に慣れていく。その後，側臥位になり，先に脚をベッドサイドに下ろしながら，上半身をゆっくりと起き上がらせる。患者にベッド柵を把持してもらってもよい。

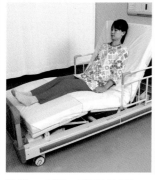
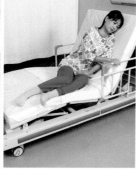
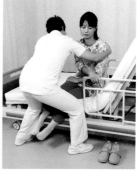
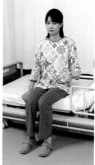

①ギャッチアップ座位にする。　②側臥位から脚を下げる。　③上半身を起き上がらせる。　④端座位にする。

⑤ 関節可動域訓練

目的●　廃用症候群の一つである関節拘縮を予防するために，関節を十分に動かし，関節可動域を維持する**関節可動域訓練**（ROM 訓練）を行う。

留意点●　筋緊張や痛みがある場合は，関節周囲をあたためてから行う。無理な動きにならないようにする。

必要物品

- 動きやすい服装（パジャマなど）
【必要時】ホットパックあるいは蒸しタオル

事前準備

▶患者に ROM 訓練の目的などを説明する。
▶患者の服装は動きやすいものを着用して，ベッド周囲の環境を整える。

観察事項

▶訓練の前・中・後における患者の表情や様子，各関節可動域の範囲

手順

1　全身の筋肉を弛緩させるため，ベッド上で仰臥位にして掛け物を外す。

2　筋緊張や痛みがないかを確認する。

3　健側の上下肢から ROM 訓練を始め，各関節を関節可動域の範囲内で徐々にストレッチしていく（●**図 1-14**）。各関節について 3～5 回程度実施する。
　　POINT　関節が連動してしまう場合があるため，動かそうとする関節に近い関節を支えて固定しながら行う。

4　患側は，上下肢を軽くさすることから始め，痛みがないかどうかを確認しながらゆっくりと動かす。各関節について 3～5 回程度実施する。

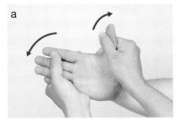
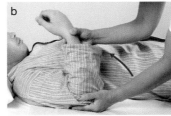
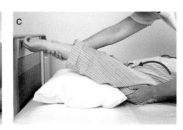
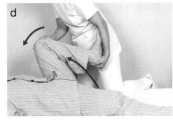
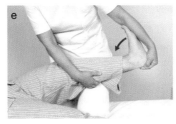

a：母指の外転，伸展
b：肘関節の屈曲
c：肩関節の屈曲
d：股関節および膝関節の屈曲や
　　外旋・内旋
e：足関節の背屈

⟲ 図 1-14　ベッドサイドで行う関節可動域訓練の例

> 5　実施後，各関節に熱感や腫脹の増加がないか，痛みの訴えがないかを確認し，医師・看護師に報告する。

| 応用 | 医師・理学療法士・看護師と相談しながら，ベッドサイドでの他動運動を 1 日に 1〜2 回を目安に実施する。 |

6 移動（移乗・移送）の援助

1 移動の意義と目的

移動は日常生活活動の一つであり，目的の場所にたどり着くための方法であるとともに，食事や排泄，さらには社会活動に参加する前段階として必要となる動作である。また，移動は身体的運動の側面をもっており，運動効果が得られるとともに，エネルギーを消費する行為でもある。

活動の基礎となる移動もまた，人の基本的欲求といえる。そのため，障害によって自力で動くことができなかったり，治療上の制限によってみずから移動してはいけない患者には，安全・安楽に，その人の能力に応じた移動を援助することが必要である。

2 移動の援助の基本

ベッドから車椅子や輸送車（ストレッチャー）に乗り移ることを移乗といい，対象者が車椅子や輸送車に乗って目的の場所へ行くために送り届ける援助を移送という。ここでは，これらを総称して移動とよぶ。移動の際には，患者の移動能力や自立度に応じること，移動の手段として，歩行や杖歩行，

車椅子などから，どの方法が適切であるかをふまえて援助を検討することが大切である。

患者と看護師の●
安全・安楽

　患者の転倒・転落が生じる場面で最も多いのが，トイレへの歩行や車椅子への移乗時であり，患者の移動動作に伴って発生している。そのため，移動の援助では患者の安全・安楽に十分に留意する必要がある。

　一方，看護師に生じる腰痛症の最も大きな原因が，移動動作の援助である。その理由は，患者の移動に伴う運動の荷重を，看護師が代行的かつ全面的に負う傾向があるためである。看護師は，患者にとって安全・安楽な援助を目ざすとともに，自身の安全・安楽を考慮し，必要以上の負担がかからない方法を検討することが大切である。移乗用具や移動支援機器を活用したり，必要な人数を確保して援助を行うことを心がける。

❸ 車椅子による移動

　自力で動くことができない患者の移動手段として，**車椅子**が使用される。標準型の車椅子は汎用性が高く，病院や施設の内外で活用できる（◐図1-15）。今日では，バリアフリー[1]の考え方が浸透し，車椅子による移動の妨げとなる段差や狭い空間が減り，車椅子でも公共の乗り物やトイレなどを使用しやすくなってきた。看護師は，患者が安全・安楽に車椅子で移動ができるように援助を行うとともに，病院内から屋外へと生活の範囲を拡大できるように，車椅子の正しい操作方法について，患者と家族へ指導を行う。

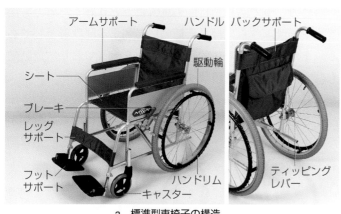

a. 標準型車椅子の構造

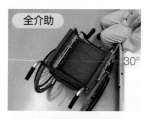

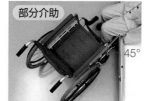

b. 車椅子の配置角度

◐ **図1-15　車椅子の構造とベッドサイドでの適切な配置角度**

1）障害者や高齢者が生活していく際の障害を取り除き，生活しやすい社会環境を整備するという考え方。

■車椅子への移乗（全介助の場合）

目的 ● 患者がベッドから車椅子へと安全に移乗するのを全介助する。

留意点 ● (1) 移乗に全介助を要する患者であっても，それぞれがもつ残存能力や自立度は異なる。能力に応じて協力を得て，できるところは自分で行ってもらう。

(2) 移乗時は転倒・転落しやすいため，患者と看護師の安全，安楽につねに留意する。

必要物品

①車椅子，②靴などのはき物
【必要時】膝掛け・ガウン，移動介助用の補助ベルト（⊃ 図 a）

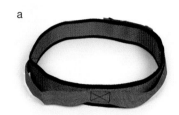

a

事前準備

▶車椅子のブレーキのききやタイヤの空気圧は事前に点検しておく。

▶患者に，移動先などの車椅子に乗ることの目的を説明し，移乗することの了承を得る。転倒・転落しないように，注意点を説明しておく。

▶オーバーベッドテーブルを外し，ベッド周囲のスペースを確保する。

手順

ここでは，補助ベルトを用いて，看護師 A・B の 2 人で全介助する方法を解説する。

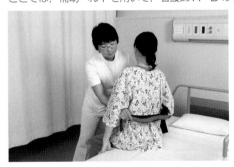

1 車椅子を配置する（⊃ 38 ページ，**図 1-15-b**）。患者の健側あるいは利き手側に，ベッドに対して 30 度程度の角度で配置し，ブレーキをかける。

2 患者を端座位にして，足底が床に十分につく程度の浅い位置に調整する。靴や補助ベルトを用いる場合は，このとき装着する。

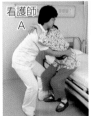
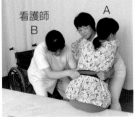

3 立ち上がるための姿勢（構え）をつくる。患者の膝を軽く曲げて，足をベッド側に引き，腕は対面する看護師 A の肩にまわしてもらう。

4 A は車椅子と反対側の足を，患者の足の外側に置く。患者の腰部に手をまわす。患者の腰を支えるように背側で手を組む，もしくは腰の補助ベルトを把持する。看護師 B は A の隣に立つ。患者の腰や腰ベルトを持ち，A を補助する。

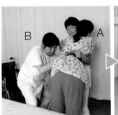
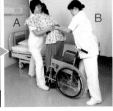

5 かけ声などで，患者と看護師の息を合わせて立ち上がる。A は，わきを軽くしめ，患者の姿勢をさらに前傾させながら，自分側に引き寄せるようにして立ち上げる。B は，患者の腰を支えたり，補助ベルトを引き上げたりして，立ち上がりを介助する。

6 A は車椅子側の足を軸にして向きをかえ，患者の背部を車椅子側に向かせる。

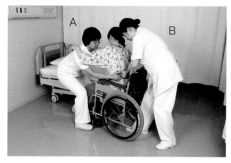

7 患者を車椅子に座らせる。
1) Bは患者の補助ベルトを引いて車椅子座面（シート）に誘導する。
2) Aは，患者の腸骨部をゆっくりと押しながらシートに座らせる。このときAは，腰部をまっすぐ落とすようにして，姿勢を低くする。

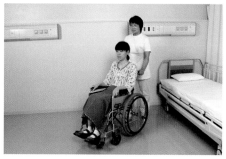

8 患者が車椅子に深く座っていることを確認し，フットサポートを下げて患者の足を乗せる。患者の両手はアームサポートか脚の上に置き，車椅子からはみ出さないようにする。必要時，膝掛けやガウンなどをかける。

応用　看護師が2人以上で行うことができず，1人で行わざるをえない場合は，トランスファーボードを使用した「スライド法」で行う。体格がよい患者では，可動式リフターなどの移動支援機器を用いる（◐図 1-16）。

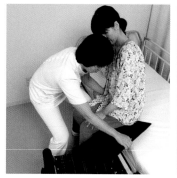

①左右いずれかの殿部の下と車椅子の座面にトランスファーボードを渡す。

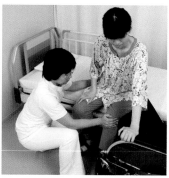

②看護師は，姿勢を低くし，患者の腰部を押して，トランスファーボード上を滑らせる。

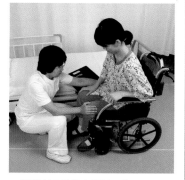

③患者の体幹を傾けてトランスファーボードを抜き取り，体勢を整える。

■部分介助の場合

　患者の意識が明瞭で，手足に力が入る場合は，部分介助で車椅子へ移乗させる。看護師は，患者が転倒しやすい側に立って補助ベルトで患者の腰を支え，立ち上がりのみを補助する。その他の動作は，指示・指導しながら見まもる。

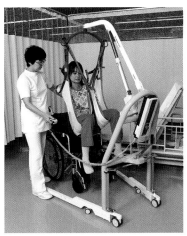

a. 可動式リフター

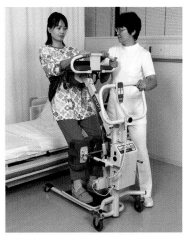

b. スタンディングリフト

● 図 1-16　移動支援機器

■車椅子による移送

目的●　車椅子により患者を安全・安楽に目的の場所へ移送する。

留意点●　歩くのと同じくらいの速さで移送し，必要以上にスピードを出さない。

観察事項

▶移送の前・中・後における患者の表情，様子

▶車椅子に乗車した患者の姿勢が安定しているか，周囲に危険物がないか

Column

車椅子への移乗の介助における看護師の足の適切な置き方

　数十年前の看護技術の教科書では，車椅子への移乗を全介助で行うとき，看護師の足を，患者の足と足の間に置いて介助する方法が紹介されていた。

　この足の置き方は，患者と看護師の重心が近くなるので，看護師が患者をかかえ上げやすいという利点がある。しかし車椅子方向に向きをかえるときに，患者の膝がのびずに立てない，看護師の脚とぶつかるという欠点もあった[1]。

　それでも，臨床現場では多くの看護師がこの方法で介助を行っていた。しかし，近年，厚生労働省は，原則，かかえ上げ介助を禁止した（● 43 ページ）。したがって，本書では，看護師にとっては支持基底面が広くて安定し，患者の足の動きを妨げない，患者の足の外側に足を置く方法を紹介している。

1)水戸優子：片麻痺患者への車いす移乗介助技術における看護者の足位置についての生体力学的分析──基礎的研究，神奈川県立保健福祉大学誌, 1(1), 7-18, 2004.

手順

1 患者に声をかけ，車椅子のブレーキを外す。介助用ハンドルをつかんで静かに押す。

2 移送途中の通路にワゴンや医療機器などの障害物がある場合は，それらへの注意を声にして，患者に伝えながら進む。

3 段差や溝がある場合は，手前で停止し，ティッピングレバーを踏んで前輪を浮かせて，後輪だけで進む。

POINT 体重をかけることにより，てこの原理で前輪を浮かせることができる。

4 スロープを上るときは患者が前向きになるように進み，下る場合は足もとに気を配りながら，患者が後ろ向きになるように進む（⮕図a）。

理由・根拠 下る場合はスピードが出やすく，途中でとまろうとすると慣性の法則がはたらいて患者が投げ出されることがあるため。

5 エレベーターに乗る場合は，乗る前に方向転換し，後ろ向きに乗り，前向きに降りられるようにする。ただし，急いでいるときなどは，前向きのまま乗り込み，降りるときに後ろ向きに降りてもよい。

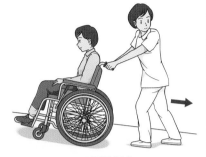

a. 下る場合

④ 輸送車（ストレッチャー）による移動

　　　座位保持が困難な患者や，治療・療養のために安静臥床が必要な患者を目的の場所へと移動するために，**輸送車（ストレッチャー）**が用いられる（⮕図1-17）。輸送車はベッドよりも横幅が狭く，キャスターの動きが自在，かつ軽量であるので，病院の内外で患者の移動に用いられる。

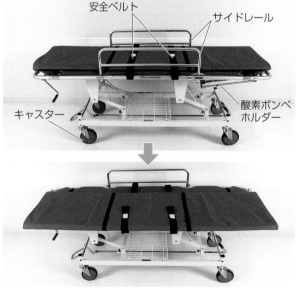

安全ベルト
サイドレール
キャスター
酸素ボンベ
ホルダー

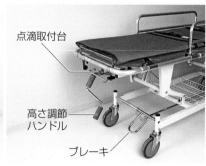

点滴取付台
高さ調節
ハンドル
ブレーキ

可動式のパッドやボードが付属している場合は，左図のようにサイドレールと安全ベルトを外してからパッド部分をベッドの上にスライドさせ，その上に患者を乗せて移乗させることができる。

⮕図1-17　輸送車（ストレッチャー）の構造

留意点● 　輸送車に乗る患者は，手術室や検査室などの診療を行う場所へ向かっていることが多く，不安や恐怖心をもっていることが多い。また，輸送車に乗ると天井しか見えなくなり，そのうえ移動に伴う振動が強いと，より一層不安や恐怖心が増してしまう。

　看護師は，患者に声をかけ，適切な速度で移送することによって，不要な振動を防ぎ，安全な操作を行うことが必要である。

■輸送車への移乗（看護師4人での移乗）

目的● 　患者の安全・安楽を保ちながら，ベッドから輸送車への移乗を介助する。

留意点● 　患者と看護師の両者の安全・安楽に注意して実施する。

必要物品

①輸送車，②輸送車用のリネン（枕，敷き物，掛け物），③移乗用具（スライディングボード）または横シーツ

事前準備

▶介助者を4人以上確保する。
▶車椅子への移乗と同様に準備を行い，輸送車をベッドのそばに配置する。

観察事項

▶患者の表情や様子
▶患者の手足がはさまれないか
▶転落の危険性がないか

Column

国をあげての腰痛予防対策「ノーリフティング原則」の導入

　ボディメカニクスを考慮すると，自分の体重の25%以上の重量を持ち上げないことが大切である。国際労働機関(ILO)の基準でも，継続的な重量物の持ち上げは女性で20kg，男性で30kgが上限とされている。しかし，これは物を取り扱う場合の上限であり，人を対象として，安全かつていねいにかかえ上げる場合には，上限はより低く設定されるべきである。

　これまでわが国では，自力で動くことができない患者や高齢者を，1人の介助者が人力でかかえ上げて，車椅子やベッドに移乗させることがあたり前のように行われてきた。このために介助者の約6割に腰痛症が発生する状況にありながら，その原因はボディメカニクスの活用不足であり，介助者自身の技術が未熟なためとされていたのである。一方，海外では，原則として人力による人のかかえ上げは行わないという，「ノーリフティング原則」を含む腰痛予防指針が早くから示されていた。

　2013(平成25)年6月，厚生労働省は腰痛予防対策指針を19年ぶりに改訂した。そこでようやく「ノーリフティング原則」が導入され，その徹底が各施設管理者の義務であると明示された。この指針による取り組みは普及の途上である。しかし，これから移動の援助技術を身につける皆さんには，この指針をしっかりと心にとめてもらいたい。

手順

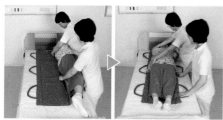

1　移乗用具（スライディングボード）を患者の下に敷き込む。患者の腕は胸部上で組んでおく。

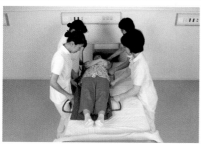

2　患者をベッドの端に寄せる。看護師間で息を合わせ，スライディングボードを用いて水平移動する。

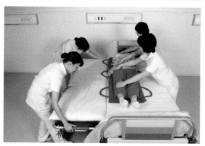

3　輸送車をベッドと平行になるように配置し，ブレーキをかける。高さ調節ハンドルをまわしてベッドと同じ高さか，2〜3cm 程度低い高さに調節する。

（理由・根拠）重力により，高いほうから低いほうへ移動しやすいため。ただし，スピードがついて患者に振動をあたえてしまうこともあるので注意する。

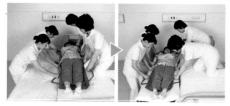

4　看護師4人でボードを持ち，息を合わせて輸送車へ移乗させる。移乗させたら，患者を側臥位にしてボードを外す。

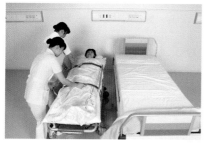

5　患者を仰臥位にし，姿勢を整える。掛け物を掛け，安全ベルトをしてからサイドレールを上げる。
6　患者にねぎらいの言葉をかけ，移送の準備をする。

■輸送車による移送

目的●　輸送車にて患者を目的の場所へ安全・安楽に移送する。

留意事項●（1）輸送車による移送は，看護師2人以上で行う。

（2）輸送車は，基本的に患者の足側の方向へ進める。ただし，上り坂では坂

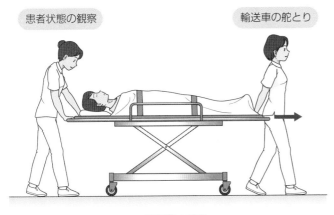

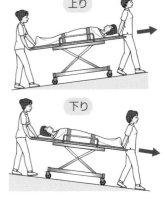

患者状態の観察　　　　輸送車の舵とり　　　上り　　下り

a. 移送時の役割　　　　　　　b. 傾斜での移送

◯ 図 1-18　輸送車による移送

の手前で向きをかえ，患者の頭が高くなる方向へ進む（◯ 図 1-18）。

(3) 移送のスピードが速いと，患者は恐怖心を感じ，気分不快をおこすので，歩く程度の速さで移送する。

観察事項

▶患者の頭側に立つ看護師は，患者の表情や様子をつねに観察する。

手順

1 輸送車から手がはみ出していたり，不安定な姿勢だったりしないかなど，患者の安全を確認する。

2 患者に出発することを伝え，ストッパーを外す。

3 移送する。

1) 患者の足側に立つ看護師が，進行方向の確認と舵とりを行う。

2) 患者の頭側に立つ看護師は，患者の表情の確認や点滴などのライン類の点検を行い，患者の恐怖心が緩和するように話しかける。

4 急に進む方向をかえると，慣性によって頭部が揺れ，患者に不快感を与える。かどを曲がるときは，頭が揺れないようにゆっくりと大きく方向をかえる。

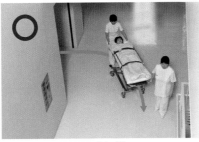

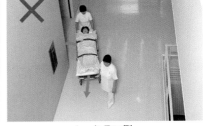

a. よい例　　　　　　　　b. わるい例

5 段差や溝があるときは，輸送車を少し持ち上げて，車輪を静かに浮かせてこえる。

5 歩行・杖歩行の介助

　加齢や長期臥床などによって筋力や体力が低下し，自力で安全に歩行ができない場合には，歩行の介助が必要である。患者の身体や安全ベルトなどの補助具を支えながら継続的に介助する場合と，そばに立って見まもり，転倒しそうになったら背後から支えて転倒を防ぐ場合があり，患者の自立の程度に合わせて選択する。

■歩行の介助

目的●　歩行が不安定な患者を支持し，安全な歩行の介助を行う。歩行運動によって，活動低下による二次的な障害を防ぐ。

留意点●　患者の体勢がくずれたときにすぐに対応できるように，看護師は患者だけでなく，自分の立ち位置にも注意する。

> **必要物品**
>
> ●滑りにくく歩きやすい靴
> 【必要時】安全ベルトなどの補助具
>
> **事前準備**
>
> ▶患者が転倒しないように環境を整え，患者にも指導を行う。とくに，視線は足もとではなく，前方を見るように伝える。
> ▶両足の靴や，腰の安全ベルトをしっかりと装着する。
>
> **手順**
>
> 1 歩行を妨げないように，看護師は患者の患側のやや後方ですぐに支持できる位置に立つ。
> 2 腰背部を支持したり，安全ベルトを把持しながら，患者のペースで歩行を開始する（⮂図 1-19）。歩行が不安定な患者では，手すりなどを活用する。
> 3 途中で患者に疲れがみられた場合は，ベンチなどに座って休憩をする。

■杖歩行の介助

　下肢の片麻痺や骨折などにより患者の歩行が不安定な場合は，杖を使用する（⮂図 1-20）。T 字杖の高さは，杖を把持したときに肘が 30 度程度屈曲した状態になることが望ましい。杖をつく位置は，足先 15 cm，足の外側 15 cm 程度の場所にする。

　3 点歩行では，①杖を足幅程度前方に出す→②杖側ではない足を前に出す→③杖側の足を出す，を繰り返す。杖歩行時の介助の留意点や手順は，歩行介助と同様である。

7 散歩の意義と方法

　一日中，病室のベッドで過ごしている患者にとって，散歩は気分転換にな

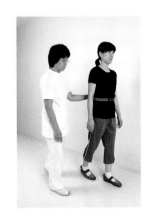

⬢ 図 1-19　歩行の介助

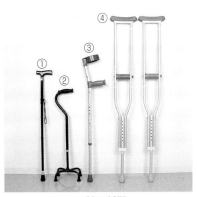

a. 杖の種類

①Ｔ字杖　②多脚杖
③ロフストランドクラッチ　④松葉杖

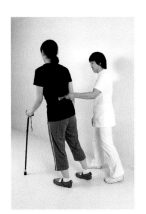

b. 杖歩行の介助

⬢ 図 1-20　杖の種類と杖歩行

るとともに，心身を刺激して，さまざまなよい効果をもたらす運動になりうる。散歩によって期待できる効果は，以下のとおりである。

身体面●（1）立位または座位で行うので，エネルギーを消費する適度な運動になる。

（2）光や温度，景色の変化が脳の活動を活性化する。

（3）日中に散歩に行くことで適度な疲労を感じて，夜間に睡眠がとりやすくなる。

心理・社会面●（1）環境・景色がかわり気分転換になる。とくに樹木や草花を見ることにはリラックス効果があるといわれている。

（2）他者とのコミュニケーションをとる機会になる。

事前準備・手順

1　患者の一日のスケジュールを確認し，散歩の時間を確保する。

2　事前に，患者の体調をふまえて，歩行（杖，歩行器など），車椅子，輸送車のいずれの方法にするかを検討する。散歩をする場所は，移動距離や日あたり，気温，景色，樹木・ベンチの有無などを考慮し，効果的な場所であるかどうかを確認する。

3　移送用具や，ガウン・膝掛けなどを用意する。

4　患者の体調をみながら散歩へと誘う。散歩時は保温に注意し，さらに転倒・転落，その他の危険物に目を配る。

●参考文献
1）香春知永ほか：臨床看護総論（系統看護学講座），第6版．医学書院，2016.
2）厚生労働省・中央労働災害防止協会：医療保健業の労働災害防止（看護従事者の腰痛予防対策）．中央労働災害防止協会，2014.
3）齋藤宏ほか：姿勢と動作——ADLその基礎から応用，第3版．メヂカルフレンド社，2010.
4）水戸優子ほか監修，医療情報科学研究所編：看護がみえる vol.1基礎看護技術．メディックメディア，2018.

まとめ

- 活動の援助の目的は，対象者がひとりでは行えなくなった日常生活活動について，その人がもつ身体能力（残存能力）をいかしながら，必要とするところを安全・安楽な方法で援助することである。
- 関節運動には，屈曲と進展，外転と内転，外旋と内旋などがある。
- 患者の体位は活動の目的が達成でき，疲労しにくい姿勢でなければならない。このような体位をつくり，安全・安楽に維持することを体位の保持（ポジショニング）という。
- 体位変換の際は，ボディメカニクスを活用し，患者と看護師に負担がかからないようにする。
- 関節可動域訓練は，関節拘縮を予防するために，関節を十分に動かし，関節可動域を維持するために行う。
- 患者の転倒・転落は，患者の移動動作に伴って発生することが多いため，移動の援助では患者の安全・安楽に十分に留意する。一方で，看護師の腰痛症予防のため，自身の安全・安楽を考慮することも重要である。

復習問題

❶〔　〕内の正しい語に丸をつけなさい。

①患者を水平移動する際には，看護師の体幹を患者に〔近づけ・離し〕て把持すると，より小さな力で移動させることができる。

②患者の体位を仰臥位から側臥位に変更するときは，患者の膝を〔伸ばす・立てる〕とよい。

③車椅子への移乗に全介助を必要とする患者の場合における車椅子の配置は，患者の健側あるいは利き手側に，ベッドに対して〔30度・60度〕程度の角度とする。

④車椅子による移送では，スロープを上るときは患者が〔前向き・後ろ向き〕になるように進み，下る場合は患者が〔前向き・後ろ向き〕になるように進む。

⑤輸送車による移送では，基本的には患者の〔頭側・足側〕の方向へと進むようにする。ただし，上り坂の場合は〔頭が高くなるように・足が高くなるように〕進む。

❷ 次の問いに答えなさい。

①以下の図の空欄に正しい語を埋めなさい。

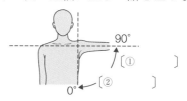

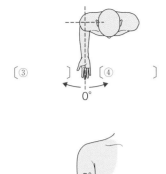

〔③　　　　　〕〔④　　　　　〕
0°

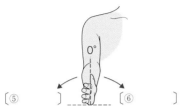

0°
〔⑤　　　　　〕〔⑥　　　　　〕

②下図の体位をなんというか。

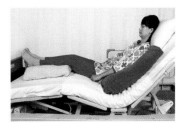

a

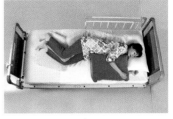

b

答〔a.
　　b.　　　　　　　　　　　　〕

休息の援助

1 休息の援助とその目的

休息●　**休息**とは，活動の動作をいったん停止し，休むことを意味する。休息には，短い時間のものと，睡眠のようなある程度のまとまった時間のものがある。いずれも体力が回復したあとの活動のためにとるものである。健康な人の場合は，日課や労働時間の合間の休みを意味することが多い言葉だが，入院患者の場合は，からだを動かすことができる状態でも，横になって身体を休めるという行為が休息にあたる。

安静●　**安静**とは，エネルギーの消耗を最小限にとどめて，身体の負担を減らすことで身体機能の回復を図ろうとするものである。たとえば，感染症患者では，安静にすることによって，症状が全身に広がるのを防ぐための休息をとる。また，手術を受けた患者や，骨折などの患者では，その部位を安静に保って，症状の緩和や回復を待つ休息をとる。

休息の援助の●
目的　看護師は，病気からの回復を目的として，必要な休息がとれるように援助を行う。

2 休息の援助における考え方

休息の援助に●
おける安静　病気からの回復のための休息は，医療技術が未発達だった時代から重要とされてきた。現在では，早期離床や安静期間の短縮などが回復を促進する場合もあることが明らかになり，リハビリテーションという概念や，社会復帰のための訓練も大事であるとの考え方も広まってきた。

　このことは，休息の援助の考え方が大きくかわってきたことを意味する。つまり，「安静にして，ベッドで静かに過ごして体調が回復することを待つ」時代から，身体への悪影響を最小限にしつつ，「動くことで回復を促進し，社会復帰を早める」時代になったといえる。休息はそういった積極的な回復のあいまの小休止や，次への準備をととのえる期間になったともいえる。これには，医療技術や新たな薬剤の開発により，かつては治らなかった病気が治るようになったことも関係している。

患者の状態に●
応じた援助　入院中の患者には，必要に応じて医師から安静の度合い（安静度[1]）が指示される。看護師は，患者が自分の安静の度合いを理解し，無理な運動により病気を悪化させないように援助していく。そのために，看護師は指示された安静度の具体的な内容をよく理解し，個々の患者の安静度に適した援助方法

1）安静度には絶対安静・ベッド上安静などがあり，その種類と内容は医療施設ごとに定められている場合が多い。

を工夫する必要がある。また，看護師は，患者の身体的安静だけでなく精神的安静にも配慮する。面会者への説明や協力の依頼といった，患者の不安に寄り添えるような援助が求められる。

　一方で，その安静指示がひとり歩きしてしまうこともある。たとえば，起き上がれる患者に，看護師が「ベッドに横になってください」と指示して全身清拭(◯73ページ)を行っていたという話がある。看護師にその理由を確認してみると，「ベッド上安静という指示が出ていたから」という答えであった。また，病棟内歩行を許可されている患者が，食事のあとかたづけを看護師に頼んだところ，「歩けるので自分で持っていってください。リハビリにもなるから」と言われたという。患者は，本当はそのときとても身体がつらかったが，無理をして自分で歩いて持っていった。

　これらの事例が示すことは，休息の援助においては，それぞれの患者のそのときの状況に合わせて，なにが適切かをつねに考えていかなければならないということである。看護師には，安静度の内容がその患者に見合っていなければ，患者の状態に即して変更していく姿勢も求められているのである。

❸ 休息の援助としての睡眠

❶ 睡眠に関する基礎知識

　休息のなかで，ここではとくに睡眠に関する基礎知識について学ぶ。

睡眠の意義● 　1日の活動のなかで，脳が休息している状態を一般に**睡眠**とよぶ。安全で快適な環境が満たされてはじめて，睡眠をとることができる。

　大脳皮質は，脳幹の指示に従って休息する。そのため，脳幹が「眠らせる脳」，大脳皮質が「眠る脳」と考えられている。

睡眠覚醒リズム● 　私たちは，昼間に覚醒し，夜間に睡眠をとるというリズムを日々繰り返す。このリズムを**概日リズム**(サーカディアンリズム)という。これはヒトの体内時計によって制御されるだけでなく，周囲の環境からの影響を受けている。この環境要因を**同調因子**といい，これを調整することによって，昼間に活動し，夜間に睡眠をとる体内のリズムを適切な状態に保つことができる(◯表1-4)。同調因子を観察する視点は看護介入と結びつく重要な視点でもある。

　睡眠覚醒リズムには体温の変化も密接に関係する。深部体温[1]は，午後から夕方にかけて最高になり，その後は低下する。深部体温が下降しかけている時間帯は，眠りやすい時間帯といえる。

睡眠の種類● 　睡眠には**レム睡眠**と**ノンレム睡眠**の2種類があり，脳波で判定される。レム睡眠は急速眼球運動 rapid eye movement(REM)を伴う睡眠であり，レム睡眠の間は夢をみていることが多い。夢をみることで，膨大な情報を整理して

────────────────────

1) 環境温度の影響を受けにくい身体深部の温度。

◯ 表1-4 代表的な睡眠の同調因子と観察の視点

因子の種類	同調因子とその影響	観察の視点
明暗環境	**概日リズムの調整**：早朝から正午すぎにかけての光刺激は，早くに寝つくように概日リズムを調整する。夕方から深夜にかけての光刺激は，逆にはたらく。 **深部体温の変化**：日中に明るい環境で過ごすと，夜間の深部体温の低下が大きくなり，夜間の睡眠の質が高まる。	患者が眠れずに過ごしている場合，光刺激に着目する。
社会的接触	**概日リズムの固定**：チャイムが決まった時刻に聞こえる，いつも同じ人が同じ時刻に面会に来るなど，決まった時刻に同じできごとがおこることで，概日リズムを固定できる。	患者が1日をどのように過ごしているのかを観察する。概日リズムがずれている場合は，その環境で，なにが社会的接触因子になりえるかに着目する。
運動	**概日リズムの調整・固定**：運動をする時間帯によって概日リズムの調整ができる。毎日，同じ時間帯に運動が取り入れられれば，患者の睡眠のリズムが固定されやすくなる。	入眠時刻と運動を行う時間帯の関係を観察する。清拭などの時間帯も同様の要素がある。
食事	**概日リズムの固定**：経口での食事は，概日リズムの固定に役だつ。入院によって食事の時間が変化したり，経静脈栄養などで24時間たえまなく栄養が供給されている場合には，概日リズムが維持できないことが予想される。	食事摂取時刻や点滴の実施時刻および内容に着目する。

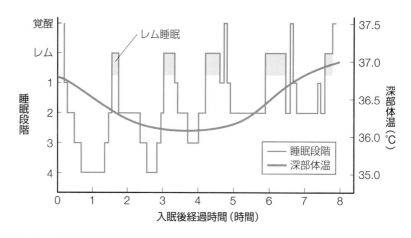

◯ 図1-21 睡眠段階と深部体温の変化

いると考えられている。

ノンレム睡眠は，レムでない睡眠である。レム睡眠と比べて深い睡眠で，浅い睡眠からぐっすり熟睡する状態まで，いくつかの段階に分けられている（◯図1-21）。睡眠が担う大脳を休ませる役割は，ノンレム睡眠の機能である。

睡眠の周期●　ヒトの睡眠周期は，約90分をひとかたまりとしてとらえられる。入眠した当初は90分の周期が維持され，深い睡眠と浅い睡眠が周期的にあらわれる。時間が経過するにつれ，90分の周期はくずれていく。

睡眠段階と深部体温の関係を調べると，深いノンレム睡眠の時間は，深部体温が低下する時間帯と一致する（◯図1-21）。それに対して，レム睡眠は骨

格筋の緊張がゆるんだ状態であり，ひと晩の後半に出現頻度が高くなる。

　ここからわかるように，睡眠時間を必要以上に長くしても，レム睡眠の時間が増えることになり，脳を休めることにはつながらない。寝不足を解消するために睡眠をとることは必要であるが，寝だめをすることはできないのである。

　加齢に伴いノンレム睡眠は少なくなり，若いときに比べて睡眠が浅くなる。また，高齢の男性ほど早朝に目がさめやすいことが明らかになっており，壮年期以降の夫婦では眠りやすい時刻に，生理的にずれが生じる。

睡眠の長さ●　厚生労働省の「健康づくりのための睡眠指針 2014」では，睡眠の長さに関して「年齢や季節に応じて，ひるまの眠気で困らない程度の睡眠を。」という指針が掲げられている。この指針からは，翌日に支障がなければ，睡眠

Advanced

体内時計のずれがもたらすもの

　時間の手がかりがない状況で，ヒトの睡眠覚醒リズムがどのようになるのかを紹介しよう。**下図**は，外部と隔離された時計のない室内で，生体リズムがどのように変化したかを示したものである。何日も生活したときに，生体リズムに変化がみられた。

　実験当初は，睡眠覚醒リズムと直腸温（深部体温）リズムは約 25 時間の周期で一致している。しかし，2 週間以上この生活を継続すると，この

2 つのリズムにずれが生じる。睡眠覚醒リズムは 24 時間から大幅に外れた。被験者は，不眠や過眠，倦怠感，消化器症状などの身体の変調をきたした。

　このように生体リズムがずれた状態は，長期臥床の患者だけでなく，ジェットラグや変則交替性勤務でも生じる。看護師の勤務の時間帯がかわるときも，睡眠覚醒リズムと直腸温リズムがずれる可能性がある。

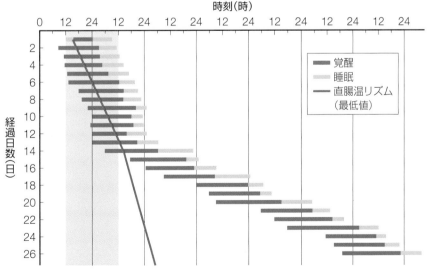

このグラフには生体リズムがほぼ 1 か月，24 時間周期からずれる様子が示されている。リズムが 24 時間周期を保てていれば，睡眠覚醒の横棒はピンク色の範囲にとどまり，直腸温の線は垂直に近くなるが，手がかりがない環境では，睡眠覚醒リズムも，直腸温リズムもともに右へずれている。

の長さは人それぞれでよいとの考えが読みとれる。

　しかし，睡眠時間に関する研究からは，7時間前後の睡眠がほかと比較して，死亡率や脳血管障害の罹患率が低いとされている。さらに，長時間の睡眠は睡眠時無呼吸症候群が背景にある可能性が否定できないなどの報告もある。よい睡眠のためには，7時間前後の確保が必要であるということは知っておくべきであろう。

② 睡眠への援助

　睡眠の援助にあたっては，患者の日中の活動の状況もふまえて，質のよい睡眠がとれているか，不眠の状態になっていないかなどを観察する（⊃表1-5）。患者の訴えだけではなく，患者の状態を観察して援助を行う必要がある。

■訴えの確認と睡眠状況の観察

　患者が睡眠を十分とれているかどうかは，本人の訴えのみで判断することはむずかしい。たとえば，睡眠薬（催眠薬）は身体によくないと考え，眠れていないにもかかわらず，「眠れている，問題ない。」と答えている場合もある。訴えに加えて，日中の様子を観察したり，睡眠薬に対する価値観などをよく聴いておくことが大切になる。

　眠れないという訴えがあるときは，いつと比較しているかに着目して聴取することも重要である。たとえば，高齢者が若いころと比較している場合は，加齢による代謝や運動量などの変化が意識されていない場合がある。

■不眠をまねく原因の観察

　入院患者は，環境の変化によって夜に眠ることができず，「昼夜逆転」の生活になることがある。これは，身体が時間の手がかり（同調因子）をとらえ

⊃表1-5　不眠の種類

入眠障害	就床して入眠するまでの時間が延長し，寝つきがわるいと感じることである。不眠の訴えのなかで最も多い。具体的には，入眠に30分以上かかり，本人がそれを苦痛と感じているときに該当する。
中途覚醒	入眠後，翌朝起床するまでの間に何度も目がさめる状態である。目がさめる回数は加齢によって増加するので，高齢者では数回以上目がさめていた場合でも，持続時間が長いかどうかなどを判定する必要がある。
早朝覚醒	通常の起床時刻の2時間以上前に覚醒してしまって，その後，再入眠できない状態である。加齢に伴って，多くみとめられるようになる。
熟眠障害	睡眠時間は十分であるにもかかわらず，深く眠った感覚が得られない状態である。夢をみたかどうかと，熟眠感との関連は小さいといわれている。患者が「夢ばかり見ていることが気になる」と訴える場合もあるが，夢を覚えているからといってよく眠れていないわけではない。夢を見たあとにノンレム睡眠がおこると夢を忘れるため，夢を見たことによって熟睡できていないと判断するのは注意が必要である。

◯表 1-6　不眠をおこすおもな原因

環境要因 （同調因子）	明暗環境，社会的接触，運動，食事など（◯ 52 ページ，表 1-4）
薬物	● 抗パーキンソン病薬，降圧薬，ステロイド薬，気管支拡張薬，抗てんかん薬など：副作用として不眠を呈する。 ● 抗ヒスタミン薬：副作用として眠けを呈し，睡眠のリズムをくずす。
身体疾患	とくに呼吸器疾患や疼痛を伴う疾患で，入眠困難，中途覚醒，熟眠感欠如などの不眠症状が出現しやすい。 ● 慢性閉塞性肺疾患（COPD） ● 気管支喘息 ● 睡眠時無呼吸症候群（肥満者や腎疾患患者が合併しやすい） ● リウマチ性疾患
精神疾患	精神疾患において，不眠は基本的な症状であり，とくに気分障害や不安障害においては，その診断基準の 1 つになっている。

られていない状態といえる。また，身体の痛みや，呼吸の苦しさなどによって睡眠がとれないこともある。このほかにも，使用している薬物の影響を受けている可能性などを考慮に入れて，どのような原因によって不眠になっているのかを観察する必要がある（◯表 1-6）。

■よい睡眠とここちよい覚醒のための援助方法

　患者が夜に眠れない場合には，すぐに睡眠薬の使用を考えるのではなく，まずは環境を含めた生活全体のアセスメントと介入を考えて，援助を実施していくことが必要である。ただし，環境調整のみでは即時的な効果は得られにくいため，手術前や不安が強い場合などは，睡眠薬の積極的な使用が考慮されることもある。

●同調因子へのはたらきかけ
　患者のよい睡眠環境を整えるための留意点をあげる。
(1) 入院時には，これまでの生活とのギャップにより，入眠や起床の時刻が落ちつくまでに 3～4 日が必要であることを説明する。
(2) 早朝から正午すぎにかけて患者が光刺激を受けられる環境をつくる。また，夕方以降はできるだけ光刺激を受けないような環境を確保する。
(3) 毎日決まった時刻に行われるバイタルサインの確認は，一日のリズムを整える手がかりとなる。定刻に鳴るチャイムを聞いたり，定時のニュース番組を見たりすることなども時間の手がかりになる。とくにベッド上で生活している患者の場合は，環境の調整が重要である。
(4) リハビリテーションなどを含めた運動の時間帯と，入眠時刻との関係をアセスメントする。日中に眠くなる場合や入眠が遅い場合などは，運動の時間帯の変更を検討する。
(5) よりよい睡眠をとるために，食事の摂取や点滴を実施する時刻に配慮す

る。

●**深部体温の調整へのはたらきかけ**

就寝前に深部体温を下げることで，患者は眠りやすくなる。

(1) 患者の就寝前の体温を観察する。病院は冷暖房が完備されているが，空調機器に頼るだけでなく，患者の発汗や寝具の様子に注意をはらう。

(2) 冬には，入眠前に足浴(○79ページ)をしたり，湯たんぽ(○175ページ)によって寝具をあたためたりすると，手や足の末梢血管が拡張し，深部体温が下がるため，入眠が促される。夏においては，冷たいシーツは身体の熱をシーツ側に移動させるので，放熱が促され，眠りやすくなる。ベッド上で生活している患者の場合は，とくに看護師からの観察と介入が必要となる。手足に触れてあたたかくなっている場合は，深部体温が低下していると推察できる。

(3) 就寝前1時間以内に入浴する場合，熱めのお湯に入浴することは避ける。ぬるいお湯に入浴することで，眠りやすくなる。

④ レクリエーション

休息に遊びや楽しみの要素が盛り込まれたものに，レクリエーションがある。療養生活におけるレクリエーションは，長期入院の高齢者や認知症患者，精神疾患患者，回復期の患者などに対して実施される。これはおもに情動や認知機能の回復を目的としたもので，患者どうしや医療従事者とのコミュニケーションが増加することで，自発的な行動を促す効果が期待されている。

このほか，心身の緊張をほぐすために，レクリエーションを看護に取り入れることもある。健康なときの生活と比較すると，療養生活は制限が多い。そのような制限のなかでも，趣味や軽い運動，季節ごとの年中行事など，楽しみに重点をおいたレクリエーションを行うことで，患者の回復への意欲を向上させることにつなげていくことができる。

まとめ

• 休息とは，活動の動作をいったん停止し，休むことを意味する。安静とは，エネルギーの消耗を最小限にとどめて，身体の負担を減らすことで身体機能の回復を図ろうとするものである。

• 休息の援助において，看護師は，安静度の指示をふまえつつ，それぞれの患者のそのときの状況に合わせて，なにが適切な援助であるかをつねに考えていくことが求められる。

• 看護において，概日リズムの制御に影響を及ぼす同調因子の観察は重要な視点である。

• 睡眠への援助では，同調因子や深部体温の調整へのはたらきかけに留意する。

復習問題

1 〔 〕内の正しい語に丸をつけなさい。

①〔レム睡眠・ノンレム睡眠〕は，急速眼球運動を伴う睡眠であり，夢を見ていることが多い。大脳を休ませる役割は〔レム睡眠・ノンレム睡眠〕の機能である。

②看護師は，患者のよい睡眠環境を整えるために，〔早朝から正午すぎにかけて・夕方以降に〕患者が光刺激を受けられる環境をつくるとよい。

③〔入眠障害・中途覚醒・早朝覚醒・熟眠障害〕は，通常の起床時刻の2時間以上前に覚醒してしまって，その後，再入眠できない状態である。

衣生活の援助

1 衣生活の援助とその目的

衣服と衣生活●　人間は，外界との境界面である皮膚の上に衣服を身につけている。つまり，人間は衣服を介して外界と接しているともとらえられる。

　衣服は外に向けては，個性・美の表現，社会的規範の表現手段として認知され，社会に適応する手段として役割を果たしている。

　また，内側に向けては，身体を暑さ・寒さや機械的な外力から保護し，自然環境に適応する手段としてその機能を果たしている。動物が毛皮で寒さをしのぐかわりに防寒用の衣服を着たり，身の安全をまもるためにウイルス防護服や宇宙服などを着たりすることもある。

　このように，私たちは，状況に応じて適切な衣服を選んで，衣生活を営んでいる。なお，衣生活は住んでいる土地の文化にも影響を受ける。また，日本では季節による気温や湿度の差が大きいため，季節によって着衣の量や種類が異なるといった特徴もある。

衣生活の援助●　衣生活の援助を行う目的は，①患者の体温調節をたすける，②皮膚の生理
の目的　機能を保つ，③皮膚を外界の刺激からまもることである。そのためには，衣服の素材や大きさだけでなく，関節の動きなどに応じた適切な衣服が選択されているかどうかなどの視点も必要になる。寝衣の着脱においては，着脱行動がどの程度自力でできるかなどが，援助に必要な看護師の視点となる。

2 病床における衣服の機能

1 衣服に要求される機能

　衣服の機能を左右する要素として，**素材**と**形状**の2つがあげられる。

素材●　冬には，保温性・吸湿性があり，肌ざわりがやわらかな素材のものが求められる。夏には，通気性と吸湿・吸水性があり，汗やよごれを吸着しやすく，さわやかで涼しい素材のものが求められる。

　疎水性繊維のポリエステルよりは，綿のほうがよごれの吸着性は高い。また，寝具へのよごれの付着・吸収を防ぐためには，薄すぎず，洗濯に耐えられる素材であることが求められる。

形状●　衣服の形状は，体型に合った着脱のしやすいもの，拘束しないもの，とくに寝衣では，装飾が多すぎないもの，乱れにくいものが望ましい。

看護師の衣服●　看護師は，空気感染や飛沫感染を防ぐために，手袋やマスク，ゴーグルなどとあわせて衣服を着用する。その場合でも着脱のしやすさや，動作性が求められる。とくに，暑熱下での作業では，通気性や透湿性が求められる。ク

リーンルームなどで身につけるガウン・帽子・マスクなどは，発塵性(はつじん)の少ない合成繊維，あるいは不織布(ふしょくふ)を用いた使い捨てタイプが望ましい。

② 病衣の条件と種類

病衣の条件● 病衣は，患者の身体を保護したり，生活しやすかったりするなど，その機能を適切に果たすものを選ぶことが重要である。たとえば，吸湿性・通気性がよく，血液などによるよごれが目だつ淡い色の物がよい。また，機能的な生活を送るためには，サイズが合っていなければならない。

病衣の種類● 病衣としては，一般的に浴衣式(和式)寝衣と，上下セパレート式(パジャマ型)寝衣が多く用いられる(⯈表1-7)。そのほかに，検査や処置，患部の安静・保護を目的としたものなど，さまざまな病衣がある。

看護師は，患者の病状や運動機能，セルフケア能力などを考慮して，患者にとって安全で快適な衣服を選択することが重要である。

⯈ **表 1-7 病衣の種類と特徴**

病衣の種類		特徴
一般的な寝衣	浴衣式寝衣（和式寝衣）	● 袖口(そでぐち)が広く，全体的に広げることができるため交換しやすい。 ● 四肢の拘縮(こうしゅく)や麻痺(まひ)などの運動制限がある臥床(がしょう)患者に適している。
	上下セパレート式寝衣（パジャマ型寝衣）	● 動きやすく，ベッド上以外での活動ができる患者に適している。 ● ズボンの上げ下ろしが必要なため，腰の挙上や立位の保持ができる患者に用いる。
特殊な病衣	術後寝衣 	● 点滴やカテーテルなど，交換の必要な挿入物が複数ある患者や，モニター類の頻回な観察が必要な術後患者に用いる。 ● 好みや快適さよりも，治療や処置を優先した形状になっている。
	ファスナーつき介護服 	● 意識障害やせん妄のため，挿入物・装着物の抜去のおそれがある場合に，患部の安静保持のために用いる。 ● 高齢者施設で多く用いられている。

③ 衣服の交換と看護

衣服の交換の目的 ● 　発汗や排泄物，食事の食べこぼしなどのさまざまな要因によって，入院中の患者の寝衣は汚染されやすい。汚染された寝衣を長時間着用したままにすると，皮膚の生理機能が保たれず，発赤やかぶれの原因となる。

　また，汚染された衣服や患者の自立度に合わない病衣は，日常生活行動を阻害し，患者の闘病意欲の低下をまねくおそれもある。看護師は患者の寝衣や病衣の状態を観察し，つねに清潔で快適な衣服を着用できるよう，随時交換する必要がある。

留意点 ● 　衣服の交換を援助する際には，看護師は次の点に留意する。

(1) 肉眼的に衣服の汚染がなくても，定期的に交換する。

(2) 患者の治療や検査，処置などを確認し，目的に合った衣服を選択する。

(3) 患者の日常生活活動の範囲，自立度，体力などを確認し，動きやすく安全な衣服を選択する。

(4) 患者の日常生活上の習慣や好みを考慮する。

(5) 麻痺や骨折などの障害部位がある場合は，障害部位の安静を保持するため，健側から脱ぎ，患側から着るように援助する（**脱健着患**，⟲図 1-22）。

(6) 不必要な露出を避け，プライバシーや羞恥心（しゅうち）に十分配慮する。

(7) 感染症患者が使用した衣服はビニール袋に入れ，感染物とわかるように明示する。そのうえで，ほかの洗濯物と区別して取り扱う。患者の分泌物・血液・便・尿などが付着した衣服は，感染症患者でなくても感染源として扱う（標準予防策）。

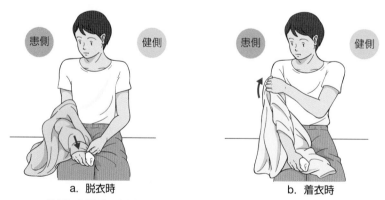

a. 脱衣時　　　　　　　　　　　b. 着衣時

健側から脱ぎ，患側から着るようにすると，衣服にゆとりができ，患側を無理に屈曲させることなく，スムーズに着脱ができる。

⟲ 図 1-22　障害がある場合の衣服の着脱

④ 寝衣の交換

　　　ここでは，和式寝衣とパジャマ型寝衣の交換について述べる。その目的と
留意点は，次の通りである。

目的● (1) 分泌物や付着物などで汚染された寝衣を除去し，皮膚を保護する。
　　　(2) 患者の気分を爽快(そうかい)にする。
　　　(3) 交換の際に，全身の皮膚・粘膜の観察を行う。

留意点● (1) 患者の状態や治療に適した寝衣を選択する。
　　　(2) 麻痺などがある場合，健側から脱がせ，患側から着せる。
　　　(3) ボディメカニクスを活用し，患者・看護師の負担を最小限にする[1]。
　　　(4) 患者の自立度を確認し，協力を得ながら効率的に行う。

① 和式寝衣の交換

必要物品

①新しい寝衣，②ランドリーボックスまたは洗濯袋，③タオルケット
【汚染がある場合】手袋，ビニールエプロン
【必要時】粘着クリーナー

事前準備

▶患者に寝衣・シーツ交換の目的を説明し，了承を得る。
▶患者が寒くないように，22〜24℃を目安として，室温に注意する。必要時，換気のために窓を開ける。
▶ワゴンに必要物品を準備し，患者のもとへ運ぶ。

観察事項

▶バイタルサインの変動
▶寝衣の汚染状況と，全身の皮膚，粘膜の状態
▶麻痺や関節拘縮，変形などの運動機能障害の有無と，セルフケア能力
▶点滴やドレーンなど，患者の挿入物が安全に保たれているか

手順

▶**ベッドまわりの整備**
1 作業しやすいようにベッドまわりを整理・整頓(せいとん)し，ランドリーボックスを患者の足もと側に置く。
　POINT 患者に説明し，可能な限り看護師の腰の位置付近までベッドの高さを調整する。ボディメカニクスを活用しやすく，効率的に作業できる。
2 プライバシーの保護と保温のためにカーテンを閉める。タオルケットを掛けてから，掛け物を外す。
▶**看護師に近いほうの寝衣を脱がせる**
3 寝衣の腰ひもをほどき，抜きとる。患者の右側から脱がせる場合，右側の襟(えり)もとを少し引っぱり，肩の部分をゆるめて寝衣を脱がしやすくする。

---

1) 本書第1章C節「活動の援助」29ページ，および『新看護学6　基礎看護技術Ⅰ』75ページを参照のこと。

4 肘関節を支えながら，肘から袖を抜くように脱がせる。肩関節は脱臼しやすいので，できるだけ体幹から離さないように注意する。

（POINT）片方の肩が十分に露出するようにし，肘関節，手関節の順に脱がせる。

（事故防止）脱臼予防のため，患者の肘関節や手関節を看護師が手で下から支えながら脱がせるとよい。

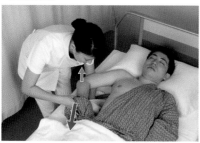

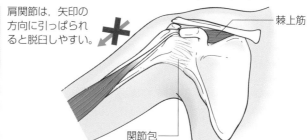

肩関節は，矢印の方向に引っぱられると脱臼しやすい。

棘上筋

関節包

5 袖を1か所に集めながら脱がせる。脱いだ寝衣を内側に巻き込むようにして丸めて，患者の身体の下に入れ込む。

（理由・根拠）汚染の拡散を防止するため，内側に丸める。

6 新しい寝衣の袖を手首に通す。袖は1か所に集めておき，迎え手で患者の手を握り，手首をしっかり支えながら袖を通す。

7 前身ごろを広げ，寝衣の位置を調整する。

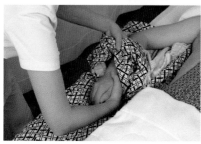

▶**新しい寝衣を着せる**

8 左側臥位になってもらう。同時に全身の皮膚の状態を観察する。

（留意点）患者の左手が身体の下敷きにならないように注意する。

（事故防止）転落予防のため，必要時はベッド柵を用いる。患者の表情が見えない場合は適宜声をかけ，状態を確認する。

9 新しい寝衣の背縫いを脊柱に合わせて広げ，足もとまでのばす。

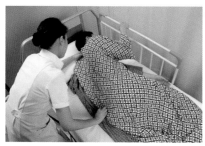

10 汚染した寝衣を内側に丸めながら，新しい寝衣とともに患者の身体の下に入れ込む。このとき，新しい寝衣が肌に触れるようにして汚染した寝衣が下になるようにする。

（POINT）新しい寝衣の内側が汚染した寝衣に触れないよう，汚染した寝衣は患者の身体の下に深く入れ込んでおくとよい。

11 腰ひもの左半分も同様に身体の下に入れ込む。必要時，粘着クリーナーを用いてベッド上のよごれを掃除する。

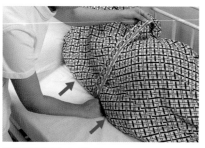

▶**反対側の寝衣を脱がせる**

12 患者に仰臥位になってもらい，患者の身体の下にあった寝衣と腰ひもを引き出す。汚染された寝衣は頭側から足もと側に向かって内側に丸めながらすばやく外し，ランドリーボックスに入れる。

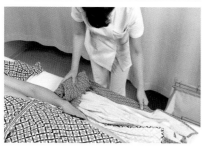

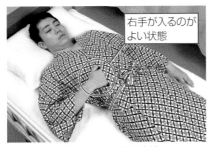

右手が入るのが
よい状態

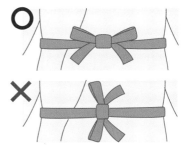

a. 前身ごろの確認方法　　　　b. 横結び(上)と縦結び(下)

🔵 **図 1-23　寝衣の確認**

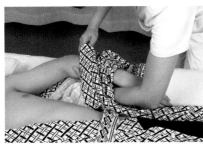

▶**寝衣を着せ，整える**

13　脱衣時と同様に，両肩を少し脱がせた状態にし，新しい寝衣の左袖を通す。迎え手で手首や肘関節を支えながら袖を通す。

14　肩と襟の位置を合わせる。左身ごろが上になるように前身ごろを整える。

15　胸部・腰部の脇縫い部分を左右に引き，背部のしわをのばす。次に，患者に軽く腰を上げてもらい，背部の寝衣のしわを足もと側に引っぱってのばす。

　理由・根拠　寝衣のしわは，不快感だけでなく皮膚トラブルの原因になるため。

16　左身ごろが上になった状態で腰ひもを横結び(または片結び)となるように結ぶ。

　留意点　右身ごろが上になる，または腰ひもが縦に結ばれていると，死装束を意味するので注意する(🔵 図 1-23)。

▶**ベッド周囲の環境をもとに戻す**

17　ナースコールやベッド柵，ベッドの位置・高さなどをもとに戻す。

18　タオルケットを外し，掛け物を掛ける。患者に終了したことを告げ，寝衣の着ごこちや体調を確認する。

19　カーテンを開ける。換気のために窓を開けていた場合は窓を閉める。

あとかたづけと記録・報告

1　寝衣交換後，患者に体調の変化がないか確認する。体調の変化や皮膚のトラブルがあった場合は医師・看護師に報告する。

2　使用した物品を施設の規定に従ってかたづける。

3　記録をする。

❷ パジャマ型寝衣の交換

前開きパジャマの場合は，和式寝衣の交換方法に準じて着脱する。ここでは，丸首パジャマの場合を解説する。

手順

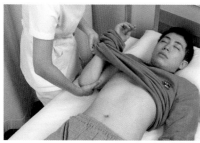

1　肘関節を挙上させ，支えながら上肢を脱がせる。

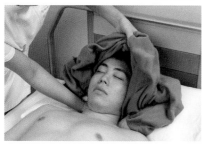

2　パジャマの襟ぐりを持ち，後頭部を支えながら顔にかからないように注意して頭部を脱がせる。

3　新しいパジャマは脱衣時と同様にパジャマの襟ぐりを持ち，顔にかからないように注意しながら頭部から通す。

4　肘関節や手関節を支えながら袖を通す。

5　ズボンの着脱は，可能であれば腰を上げてもらい，膝を立てた状態で行う。腰を上げられない場合は腰部を支え，殿部から脱がせる。

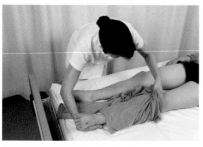

6　足関節を支えながら片足ずつ脱がせる。着衣時も同様に片足ずつ膝上まではかせる。

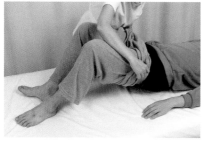

7　腰を上げ，ズボンを引き上げ，パジャマ全体にしわがないように整える。

③ 輸液中の寝衣交換

1 ルート内への血液の逆流や空気の混入を防ぐため，可能であればクレンメをしめ，輸液速度を最小にする。

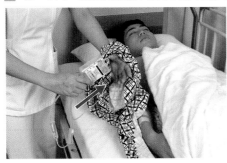

2 脱衣時は，輸液をしていない側の袖から脱ぐ。輸液側は患者の袖を脱がせたあとで，寝衣の袖口をたぐり寄せ，輸液ボトルをくぐらせる。

事故防止 事前に点滴ボトルと袖口の広さを確認し，ゆとりのあるパジャマを準備しておく。

留意点 輸液ボトルの位置が刺入部よりも低くなると，血液が逆流するので注意する。

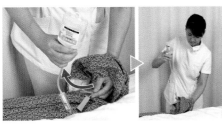

3 着衣時は輸液側の袖に，内側から輸液ボトルをくぐらせ，点滴棒に掛ける。

4 輸液側から寝衣を着せる。

留意点 刺入部が袖に引っかからないように注意する。

5 クレンメをゆるめ，滴下数を確認する（⊙262ページ）。

理由・根拠 寝衣交換時の動作や体位の違いにより滴下数に変動が生じるため。

6 刺入部やルートに異常がないことを確認し，寝衣を整える。

- 衣生活の援助の目的は，患者の体温調節をたすけ，皮膚の生理機能を保ち，皮膚を外界の刺激からまもることである。
- 病衣としては，一般的には浴衣式寝衣（和式寝衣），上下セパレート式寝衣（パジャマ型寝衣）が多く用いられる。そのほかに，検査や処置，幹部の安静・保護などを目的とした病衣もある。
- 衣服の交換において，看護師は，患者の寝衣や病衣の状態を観察し，つねに清潔で快適な衣服を着用できるよう留意する必要がある。

復習問題

❶ 〔　〕内の正しい語に丸をつけなさい。

①麻痺や骨折などの障害部位がある場合は，〔健側・患側〕から脱ぎ，〔健側・患側〕から着るように援助する。

②輸液中の寝衣交換では，血液の逆流を防ぐために，輸液ボトルの位置を刺入部よりも〔高く・低く〕する。

❷ 次の問いに答えなさい。

①和式寝衣の交換において，腰ひもの結び目のつくり方で正しいのはどちらか。また，それぞれの名称を答えよ。

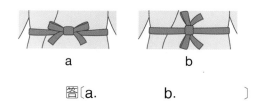

a　　　　　　　　b

答〔a.　　　　　b.　　　　　〕

F 清潔の援助

1 清潔の援助とその目的

清潔の援助とは●　清潔とは，一般的によごれがないことであり，清潔の援助とはよごれを落とすことである。人は日々なんらかのかたちで身体の清潔を保つ行為を行っている。しかし，健康が障害されると，自身で身体の清潔を保つことがむずかしくなることもある。そのようなときには，看護師による援助が必要となる。

清潔の意味はその人が生活をしている社会や文化，またはその人個人がもつ価値観によっても大きな違いがある。そのため，患者の背景をよく理解したうえで援助する必要がある。

清潔の援助による効果●　清潔の援助には，単によごれを取り除くことだけでなく，幅広い効果が期待できる。たとえば，清潔の援助の後には，患者の身体はあたたかくなり，入眠の促進や疼痛の緩和につながる。また，援助の際に身体を動かすことで，身体機能や意識状態の改善へとつながる可能性もある。

さらに，清潔にすることは患者に爽快感をもたらす。爽快感は人の気持ちを活発にし，闘病に対する気持ちを前向きにさせる。一方で，清潔を保てないと外観の乱れやにおいを気にして，みずからの行動を制限し，他者とコミュニケーションをとる機会を減少させるなど，心理的に悪影響を及ぼす。

看護師は，よごれを取り除くだけでなく，療養者が気持ちよく療養生活を送ることができるように援助する必要がある。

2 清潔の援助に関する基礎知識

1 皮膚の構造と機能

皮膚の面積は，成人男子でおよそ $1.6 \mathrm{~m}^2$ である。皮膚は外皮として環境との境目であるだけでなく，感覚器としてのはたらきももっている。そして，日常的に再生を繰り返しながら，外界に対する防御壁としても機能している。また，私たちは幼いころから肌と肌を合わせて親からの愛情を確認したり，顔色や表情で喜怒哀楽を表現したりするなど，幅広い役割をもつ器官である。

皮膚の構造●　皮膚は表層から，表皮・真皮に分けられ，その下層は皮下組織につながる（⊃図 1-24）。表皮は，表層から**角質層・淡明層**[1]**・顆粒層・有棘層・基底層**の構造をもち，角質層は毎日少しずつ剝離して垢となる。正常な皮膚は酸素や水のような小さな分子は通しても，タンパク質や細菌，ウイルスなどは通

1）手掌や足底などの皮膚の厚い部分にのみ存在する。

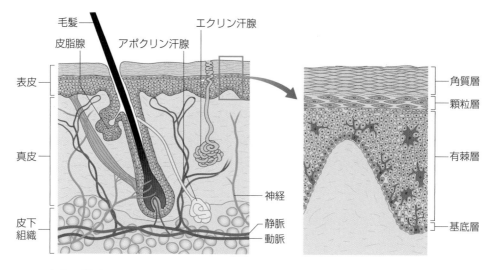

◯ 図 1-24　皮膚の構造

◯ 表 1-8　皮膚のおもな生理的機能

深部組織の保護	物理的・化学的な刺激や細菌の侵入，紫外線・乾燥などから体内の組織をまもる。また，感覚受容器のはたらきで，危険を察知し，回避を促す。
体温の調節	体内の熱産生が高まった場合，毛細血管の拡張や汗の分泌で体温を放散する。外界が低温の場合，血管を収縮させて体温の放散を抑制する。
その他	水分の排泄(不感蒸泄)やビタミン D の合成の場となる。

　　　　　さない。付属器として，**皮脂腺(脂腺)**，**汗腺**，**毛髪**，**爪**などをもっている。

皮膚の生理的●　皮膚の生理的機能は◯ **表 1-8** のように考えられている。皮脂腺からは皮
**　　機能**　脂が分泌され，皮膚表面に皮脂膜のバリアをつくり，外界からの液体の侵入
　　　　　および，体内の水分の蒸発を防ぐはたらきをする。

　　　　　皮膚表面は，皮脂に含まれる脂肪酸や，汗に含まれる乳酸やアミノ酸に
　　　　　よって pH 5.0～5.6 の弱酸性に保たれ，常在菌のみが生息できる環境をつ
　　　　　くっている。皮膚がよごれていることは皮膚のもつ生理機能が十分にはたら
　　　　　かない可能性を示唆し，感染などの危険が増すことになる。

粘膜●　消化管など，からだの内側は角質層をもたない**粘膜**でおおわれている。粘
　　　　　膜では涙や胃液などの分泌による防御機構がはたらいている。粘膜のびら
　　　　　ん・潰瘍によってこれらの機能がそこなわれると，感染の危険が増すのは皮
　　　　　膚と同様である。

部位別の特徴●　皮膚は全身が一様ではなく，部位別に特徴をもっている。手のひらや足底
　　　　　部は物との接触や摩擦により，ほかの部位より表皮が厚くなっている。

　　　　　汗腺のうち，おもに体温調節にはたらく**エクリン汗腺**は体表のほとんどに
　　　　　分布しているが，**アポクリン汗腺**は腋窩・外陰部・肛門周囲・乳輪など特定

○表 1-9　身体各部のおもな汚染源

部位	汚染源
皮膚一般，頭皮・頭髪	角質層の落屑（らくせつ），汗，皮脂，大気中のちりやほこり
口腔	食物残渣，喀痰，歯垢
外耳道	耳垢
眼	涙，眼脂
陰部（尿道口・肛門・腟口）	尿，便，直腸粘液，腟分泌物，月経血など

の部位に分布し，含まれる成分が細菌によって分解されると特有のにおいを生じる。また，毛髪や爪といった，変形・角化した表皮もある。さらに，身体各部位の汚染源を理解し，その特性に合わせて援助することも重要な視点といえる（○表 1-9）。

② 清潔の援助に共通する事項

清潔の援助において，看護師は次の 5 つを意識して行うことが重要である。

①**方法の選択**　清潔を保つにはさまざまな方法がある。看護師は患者に合わせた方法を選択しなければならない。それには，患者の心理的・身体的状態や社会的背景を理解し，アセスメントする必要がある。さらに，実施する時間帯にも配慮が必要で，たとえば，消化を促すために，食事直後の援助は避けるほうがよい。

②**プライバシーの保護**　清潔の援助は爽快感を得る援助である一方，他者に自分の肌を見られることになり，羞恥心（しゅうちしん）を伴う。プライバシーは最大限まもり，不必要な露出は避ける。

③**保温の重要性**　援助では多くの場面で温湯を用いるが，ぬれたままの皮膚を露出しておくと患者は冷感を感じる。これは水分が蒸発する際に皮膚から熱を奪っていくためであり，気化熱という。室温は 22～24℃ 程度とし，すきま風をなくし，バスタオルをかけるなど，保温に十分留意する。

④**信頼関係の構築**　清潔の援助により，患者は爽快感や安心感から心身ともにリラックスできる。コミュニケーションをとりやすい状況でもあるため，援助を通して患者と良好な関係を構築する機会にもなる。

⑤**洗浄剤の作用**　通常，入浴には固形石けんや液体ボディーソープなどの洗浄剤を用いる場合が多い。石けんは界面活性剤を含み，そのはたらきでよごれを落とすことができる。よく泡だてることで，その効果は効率よく発揮される。ただし，洗浄剤を用いると，皮膚のよごれだけでなく，皮膚に本来必要な油分も同時に取り除いてしまうことがあるため，適宜保湿剤などを使用する必要がある。

また，皮膚は通常，弱酸性を保っているが，石けんはアルカリ性である。

洗浄剤のふきとりや流し方が不十分であると，アルカリ性の物質が皮膚表面にとどまることになる。そうなると皮膚表面の抵抗力は落ち，かさつきやかゆみ(瘙痒感)の引きがねとなりうる。したがって，十分に洗浄剤を取り去ることが重要である。

③ 全身の清潔

① 入浴・シャワー浴

入浴・シャワー浴は，身体の清潔を保つ最も一般的な方法である。

入浴の意義●　入浴には，清潔を保つだけではなく，**温熱効果**によって血流が促進されたり，浮力によって身体を支える筋肉の負担が軽減されたりする効果がある。

シャワー浴の
意義●　シャワー浴は，身体機能の低下のため，湯につかることや浴槽への出入りがむずかしい患者に行われる。入浴よりも心臓や呼吸器系への負担が少ないため，心疾患をもつ患者や高齢者にも適している。

援助の目的●　(1) 身体の清潔を保ち，感染を予防する。

(2) 血液循環を促進させ，疲労を回復させる。新陳代謝を促す。

(3) 気分を爽快にすることで，闘病意欲を向上させる。

(4) 温熱効果により入眠促進や疼痛緩和，リラックス効果を期待できる。

(5) 水中で運動をすることで，筋萎縮や関節拘縮の改善を促す。

留意点●　(1) 湯温：熱傷予防のため，湯温に注意する。患者の状態や好みによるが，38〜40℃が一般的である。

(2) 浴室の環境整備：浴室入口に段差がないか，浴用椅子が適切か，手すりや蛇口・シャワーの位置はどこかなどを確認し，準備を行う(○図1-25)。とくに，ぬれた浴室や脱衣所は転倒のリスクが高い。危険を予測し，回避する行動が必要である。また，室温の寒暖差による急激な血圧変動を防ぐため，脱衣所と浴室の温度差が最小限になるように工夫する。

(3) 病態・身体状況：高齢者や麻痺などのある患者，術後はじめての入浴で

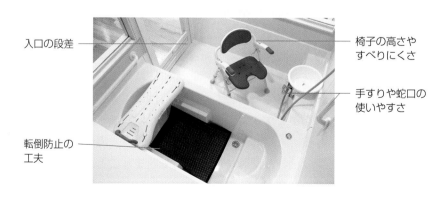

入口の段差　椅子の高さやすべりにくさ　手すりや蛇口の使いやすさ　転倒防止の工夫

○ 図1-25　浴室のチェックポイント

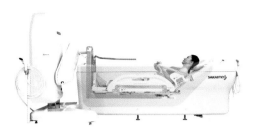

（写真提供：酒井医療株式会社）

⊃ 図 1-26　特殊浴槽

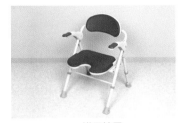

a. 浴用椅子

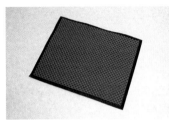

b. 転倒防止マット

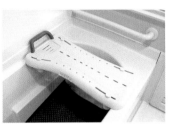

c. バスボード

⊃ 図 1-27　浴室の物品

循環動態に変調をきたすおそれのある患者などには注意が必要である。ナースコールの作動状況を確認するとともに，バイタルサインの観察など，身体状況の把握に努める。湯につかると浮力がかかるため，身体のバランスを崩す可能性もある。また，身体に水圧がかかり（静水圧），心臓への静脈還流量が増加し，心臓や呼吸器系の負担が増す。

(4) 対象者の身体機能：ひとりで入浴・シャワー浴ができる場合は，浴室の使用方法などを説明したあと，みずから保清を行ってもらう。部分的な介助が必要な場合には，介助を伴って入浴することもある。⊃ 図 1-26 のような特殊浴槽を用いれば，患者は臥床したまま入浴できる。

必要物品

①石けん・シャンプー，②浴用タオルやスポンジ，③タオルまたはバスタオル，④着がえ
【必要時】浴用椅子，転倒防止マット，バスボード（⊃ 図 1-27）
【介助を行う場合】手袋，防水エプロン，長靴

事前準備

▶患者本人の入浴・シャワー浴への意思を確認する。
▶排泄の有無と，食後すぐではないことを確認する。
▶実施方法について患者に説明し，心配な点などを相談する。

▶点滴刺入部や創部などの湯がかかってはいけない部位がある場合は，ドレッシング材での保護や，注意点の説明をする。

▶浴室の段差，浴室椅子・ナースコールの位置，室温，湯温(38〜40℃)を確認し，患者を誘導する。

観察事項

▶**実施中**：気分不快の有無，皮膚の状態，関節可動域などの身体活動の程度
▶**実施後**：バイタルサインなどの身体状況

手順

▶**介助が不要な場合**

1 ナースコールの位置などの必要事項を患者に説明して退出する。
2 ときどき声をかけて，異常がないか様子を観察する。

▶**介助を要する場合**

1 手袋，防水エプロン，長靴を着用する。
2 必要に応じて，患者の脱衣を介助する。
3 浴室に誘導する。
　POINT 浴室はシャワーを出し，あたためておくとよい。
4 浴用椅子に湯をかけ，あたためてから座ってもらう。
5 足元から湯をかける。
　理由・根拠 身体をあたため，血圧上昇を防ぐため。
6 頭髪と身体を洗う。
　留意点 残存機能の維持・向上をはかるため，自分で洗える部分は洗ってもらう。
(7, 8は入浴の場合のみ)
7 浴槽に入る動作を介助する。
　事故防止 熱傷防止のため，患者が入る前に浴槽内の湯温を必ず確認する。また，静水圧に対する注意や観察が必要である。
8 浴槽から出る動作を介助する。ゆっくりと立ち上がるように声をかけ，めまいやふらつきはないか観察する。
　理由・根拠 静水圧が急に消失すると，心拍出量が減少し，血圧低下やめまいを生じることがあるため。
9 身体をバスタオルでふく。
　理由・根拠 皮膚に水分が残っていると気化熱によって冷感を感じるため。また，脱衣所に落ちる水滴の量を最小限にするため。
10 脱衣所に移動し，必要に応じて着衣の介助をする。
　事故防止 浴室の床はぬれていてすべりやすいため，転倒に注意する。
11 適宜，水分の補給を促す。

あとかたづけと記録・報告

1 浴室内や脱衣所の整頓や忘れ物を確認する。次の使用者への連絡などを行う。
2 記録・報告を行う。
● 実施時間，入浴援助の内容。
● 援助前後のバイタルサインや一般状態，身体の可動状況。
● 実施中の患者の様子，発赤などの皮膚の異常，皮膚の汚染状態など。

② 全身清拭と熱布清拭

全身清拭と● 清拭とは，温かいタオルを用いて身体をふき，よごれをとる方法である。
部分清拭　一度に全身を清拭する方法を**全身清拭**という。患者の状況に応じて身体の一部分のみを清拭する**部分清拭**もある。

　　　　　よごれの度合いや患者の状態，好みに合わせて，石けんやふきとり不要な沐浴剤などを選択する。タオルを温めるには，準備した温湯にタオルを浸す方法や清拭車に温タオルを準備する場合もある（◎図1-28）。

　　　　　近年は，感染防止やコスト削減などの観点から，ディスポーザブルタオルを導入する施設も増加している（◎図1-29）。ここでは，石けんとベースンを用いた全身清拭の手順を説明する。

熱布清拭● 熱布清拭とは，清拭することに加え，高温のタオルを患者の皮膚に密着させて蒸すことで，患者はあたかも入浴したかのような爽快感を得ることができる方法である。単独で行う場合もあるが，全身清拭を行うなかで部分的に取り入れてもよい。

援助の目的● (1) 身体の清潔を保ち，感染を予防する。

　　　　　(2) 血液循環を促進させ，疲労を回復させる。新陳代謝を促す。

　　　　　(3) 気分を爽快にし，闘病意欲を向上させる。

　　　　　(4) 温熱効果により入眠促進や疼痛緩和，リラックス効果を期待できる。

留意点● (1) 温度：使用する温湯やタオルは高温となるため，熱傷に注意する。患者はもちろん，援助を提供する看護師も同様である。

　　　　　(2) 対象者の身体機能や認知機能：患者の身体機能だけでなく，認知機能も確認し，体位変換などの協力が得られるかどうかを判断する。必要に応じて，複数の看護師とともに援助を行うことも考慮し，患者の安全を確保する。

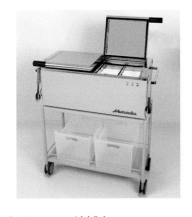

◎ 図1-28　清拭車

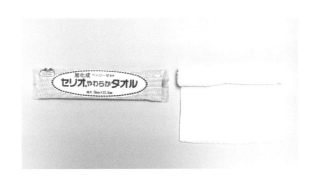

◎ 図1-29　ディスポーザブルタオル

必要物品

①ピッチャー〔小〕，②石けん，③ベースン2つ(石けん用・ふきとり用)，④温度計，⑤陰部用タオル，⑥ウォッシュクロスまたはフェイスタオル2枚(石けん用・ふきとり用)，⑦バスタオル，⑧綿毛布または大きめのバスタオル，⑨手袋，⑩ビニールエプロン，⑪清水用バケツ(60℃程度の温湯を入れておく)，⑫汚水用バケツ，⑬新聞紙

【必要時】⑭高温のタオルをしぼるための手袋，綿棒，ひげそり用具，安楽枕

POINT 準備するタオルの枚数・種類は患者の状態に応じて適宜調節する。

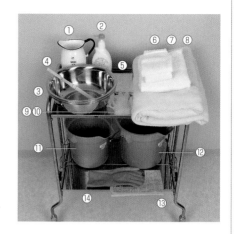

事前準備

▶清拭を行うことについて意思を確認する。

▶方法を説明して同意を得るとともに，可能な範囲での協力を依頼する。

▶排泄の有無と，食後すぐではないことを確認する。

観察事項

▶**実施前**：バイタルサインなどの身体状況

▶**実施中**：気分不快の有無，褥瘡好発部位などの皮膚の状態の観察，関節可動域などの身体活動の程度

▶**実施後**：バイタルサインなどの身体状況

手順

▶**清拭を行う環境の整備**

1　カーテンを閉め，場合によっては「入室お断り」などの掲示を出す。

2　援助しやすいように物品を配置する。

　　POINT 無駄な動線がないように配置する。

　　留意点 同室者に配慮しながら，不要なものはベッドから遠ざける。私物を動かすときは患者に必ずひと声かけ，破損しないように大切に扱う。

3　患者の臥床位置を看護師側に寄せる。ベッドの高さを調節する(◯図1-30)。

　　理由・根拠 適切な作業域を確保するため。また，ふき残しや看護師の腰痛を防ぐため。

　　POINT 看護師のボディメカニクスを考慮する。

　　事故防止 患者の転落に注意し，柵などを使用する。

4　手袋とエプロンを着用する。

▶**患者の掛け物・寝衣の取り扱い**

5　掛け物の上から保温用の綿毛布を掛ける。

6　綿毛布の下で掛け物を患者の足もとまで折りたたむ。

7　綿毛布の下で患者の寝衣を脱がす(脱がせる方法は寝衣の交換に準じる。◯61，64ページ)。

8　ベースンに温湯の準備をする。

　　留意点 タオルの温度を適切に保つため，湯温が50℃以下にならないように保つ。

▶**各部位の清拭の実施**

9　清拭をする。

　　●共通事項

　　1) ベースン内でタオルをぬらし，しぼる。

　　　　POINT タオルの表面温度はつねに40〜45℃を保つようにする。

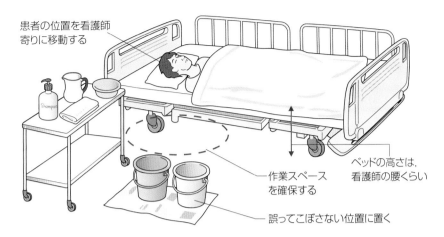

患者の位置を看護師
寄りに移動する

作業スペース
を確保する

ベッドの高さは,
看護師の腰くらい

誤ってこぼさない位置に置く

◯ 図 1-30　ベッドの高さや配置の調整

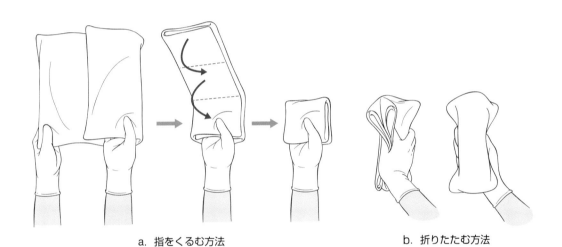

a. 指をくるむ方法

b. 折りたたむ方法

◯ 図 1-31　タオルなどの持ち方

留意点 手からはみ出たタオルは急速に冷えるため,タオルの端が手からはみ出ないようにする(◯ 図
1-31)。ベースンの温湯は汚染と温度低下に応じて,適宜交換する。

2) 清拭する部位を露出する。

留意点 露出は最小限にすべきであるが,清拭をする部位が十分に確認できないと,効果的な援助はむ
ずかしい。おおっている綿毛布をずらしながら,バスタオルなどを活用し,部位に分けて身体を露出する。
ふくときは,上にかかっているバスタオルを取ってふき,ふいたあとはバスタオルを再度かける。

3) 石けんをつける前に皮膚を1回ふき,湿った状態にしておく。

理由・根拠 皮膚を1回ふくことで落ちるよごれもある。また,皮膚を湿らせることで石けんがなじみ
やすくなる。

4) ウォッシュクロスなどに石けんを十分に泡だてて清拭する。

POINT 石けん用ベースンで,ウォッシュクロスに温湯を含ませ,石けんを十分に泡だてる。泡状石け
んを使用してもよい。

5) 石けんをふきとる。ふきとり用タオルで最低でも3回はふきとる。

6）清拭後は必ずバスタオルでおおい，皮膚に残った水分を取り除いておく。

7）各部位について1)から6)を繰り返す。

　POINT　特段の汚染がない場合，顔→首から耳の後ろ→上肢→胸部→腹部→下肢→背部から殿部→陰部の順で清拭する（別途，陰部洗浄を行う場合もある）。この順は，体位変換を最小限にでき，清潔度の高いところからふくという考え方に基づいている。しかし，排便後は陰部の保清から行うなど，患者の不快感の軽減に努める。

● 顔と首から耳の後ろのふき方

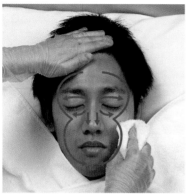

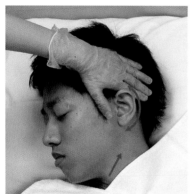

1）はじめにあたたかいタオルで鼻孔を除いた顔全体をおおうと気持ちよく，爽快感を得られる。

　POINT　枕カバーなど周囲がぬれないように，タオルで枕をおおうとよい。

2）目のまわりの皮膚をやさしくふく。

　理由・根拠　目のまわりの皮膚は薄いため。感染予防のため，汚染の状況に合わせてタオルの面をかえながらふく。

3）額から鼻にかけてと小鼻の周りをふく。

　留意点　皮脂が多いため，入念にふくとよい。

4）首や耳介，耳の後ろをふく。

　留意点　よごれがたまりやすい部位であるため，忘れずに清拭する。

5）清拭後，乾いたタオルで押しぶきをする。

　POINT　必要時，ひげそりや，耳垢・鼻垢の除去を行う（⟳NOTE）。

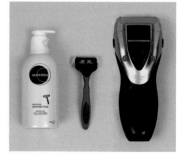

● 上肢のふき方

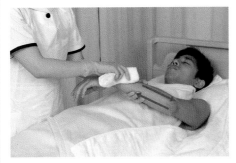

1）上肢を露出する。

　　留意点 上肢が十分に露出され，かつプライバシーが保てるように工夫する。

　　● 清拭する側の上肢が露出するところまで綿毛布を折り返し，同時にバスタオルを上肢の上にかける。

　　● かけたバスタオルの半分を上肢の下にはさみ込む。清拭時に寝具がぬれることを防ぐ。

2）上肢の清拭をする。

　　POINT 形状や特徴を考慮してふく。

　　● 指は1本ずつふく。

　　● 指間はよごれがたまりやすいため注意する。

　　● 清拭時は関節を支持し，患者の安楽に努める。

　　● 関節は形状に合わせ，円を描くようにふく。

3）腋窩を清拭する。

　　POINT アポクリン汗腺の発達により腋窩は汗をかきやすく，特有の臭気を伴うことがある。くぼみに沿って念入りにふく。

4）清拭後，乾いたタオルで押しぶきをする。

● 胸部のふき方

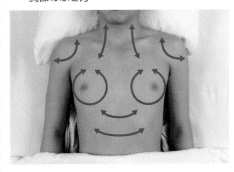

1）胸部を露出する。

　　留意点 胸部が十分に露出され，かつプライバシーが保てるように工夫する。とくに女性の場合は胸部が不用意に露出しないように注意する。綿毛布を胸部が露出するところまで折り返し，同時にバスタオルを胸部にかける。

2）胸部を清拭する。

　　POINT 胸はその形状に合わせて円を描くようにふく。女性の場合，乳房の下部なども忘れずにふく。肩から頸部も忘れずに清拭する。

3）清拭後，乾いたタオルで押しぶきをする。

● 腹部のふき方

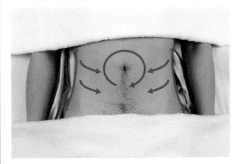

1）腹部を露出する。

　　留意点 胸部に準じる。

2）上腹部，側腹部，下腹部をふく。

　　POINT 腸の走行に沿って清拭する。

3）清拭後，乾いたタオルで押しぶきをする。

● 下肢のふき方

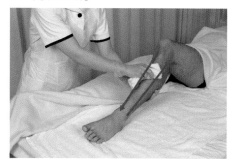

1) 下肢を露出する。

留意点 上肢に準じる。下肢は上肢に比べて長いため，バスタオルはやや斜めに使うと下肢全体をおおうことができる。

2) 下腿→膝部から膝窩部→大腿の順に清拭する。

POINT 形状や特徴を考慮してふく。

● 膝部を軽く曲げた状態にすると援助しやすい。

● 膝関節を支持し，下肢を安定させる。

● 膝窩部はよごれがたまりやすいため念入りにふく。

● 下肢は長いストロークでふくと爽快感がある。

3) 清拭後，乾いたタオルで押しぶきをする。

● 足部のふき方

足部は，よごれの状況によっては足浴を取り入れることを検討する（●79ページ）。清拭する場合は，背部・殿部の清拭後に行うなどと順番に留意する。

1) 足部を露出する。

留意点 足首から少し上あたりまでを十分に露出し，かつプライバシーが保てるように工夫する。

2) 足部を清拭する。

POINT 上肢のふき方に準じる。

留意点 皮膚の汚染状況，爪ののび具合や乾燥の状態，褥瘡好発部位である外果や踵部を観察する。

3) 清拭後，乾いたタオルで押しぶきをする。

● 背部から殿部のふき方

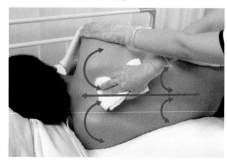

1) 患者を側臥位にする。

事故防止 患者の転落に注意し，ベッド柵を使用する。必要時，ほかの看護師に協力を依頼する。

2) 背部から殿部にかけて露出する。

留意点 胸部に準じる。バスタオルのベッドに接する部分は，身体の下に敷き込む。清拭時に寝具がぬれることを防ぐ。

3) 首の背面・側面，肩部，背部を清拭する。

留意点 一方の手で患者の身体を支えながらふくと，患者に安心感がある。首の背面・側面は汗をかきやすく，よごれがたまりやすいため念入りにふく。

POINT 長いストロークでふくと爽快感がある。熱布清拭も効果的である。

4) 腰部，殿部を清拭する。

留意点 褥瘡の好発部位である仙骨部を観察する。

5) 清拭後，乾いたタオルで押しぶきをする。

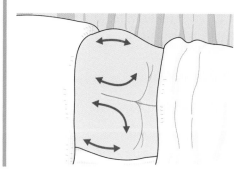

- ● 陰部のふき方

　陰部はとくに他者に見られたくない部位である。不用意に露出しないよう十分な配慮が必要である。患者の状態によっては患者本人に清拭してもらうことも検討する。汚染の状況によっては，温湯を使用して陰部を洗う（陰部洗浄，○ 83 ページ）。

　1) 患者を仰臥位にする。

　2) 陰部を露出する。

　　POINT 下肢清拭時の綿毛布・バスタオルの使い方に準じながら，下肢をやや開き，陰部が露出するようにする。清拭する直前まで陰部にはタオルなどをかけておく。

　3) 陰部用タオルまたは新しいタオルに交換する。

　　理由・根拠 尿道口からの感染を防ぐため。

　4) 女性の場合：尿道口→腟部→肛門部の順に清拭する。

　　男性の場合：尿道口→陰茎→陰嚢→肛門部の順に清拭する。

　　留意点 尿路感染を防ぐため，一方向に清拭する。

　5) 清拭後，乾いたタオルで押しぶきをする。

▶寝衣を着せる援助と安楽な環境の整備

⑩ 手袋・エプロンを外し，手指衛生を行う。

⑪ 寝衣を着せる（○ 62，64 ページ）。

　POINT 綿毛布の下で行う。上衣は背部の清拭後，側臥位になっているときに片袖を通すと体位変換の回数が少なくなり，患者の負担が少ない。

⑫ 通常の掛け物に戻す。

⑬ 身体の位置など，患者の状態を確認する。

　理由・根拠 身体の位置と体位をかえたため。肢位や寝衣の着心地などについて，違和感の有無を患者に聞いてもよい。

⑭ オーバーベッドテーブルの位置やベッドの高さなどをもとに戻す。

　留意点 患者とともに物の位置を確認し，生活しやすく居心地のよい空間に戻す。

あとかたづけと記録・報告

① 患者の私物と施設のリネン類を分け，患者の私物は返却する。

② 施設の規定に従って，リネン類やベースンなどの処理をする。消毒が必要なものもあるので，適切に対応する。

③ 記録・報告を行う。

- ● 実施時間と方法。
- ● 援助前後のバイタルサインや一般状態，身体の可動状況。
- ● 実施中の患者の様子，発赤・発疹などの皮膚の異常，褥瘡好発部位の観察，皮膚の汚染状態など。

③ 手浴・足浴

　手浴・足浴は，手や足を温湯につけ，石けんを用いて清潔を保つ方法である。入浴に似た爽快感を得ることができる。

手浴の意義●　手浴は，入浴の代替として実施するほか，食事前や排泄後などさまざまな日常生活のなかに取り入れることが可能である。指間や爪の先など，清拭では十分に取りきれないよごれを除去することに役だつ。また患者自身が手を動かし手浴を行うことは，機能回復にもつながる。

足浴の意義●　足浴は，保清を目的に行うほか，就寝前に足をあたため睡眠を促すことや，

日中でもリラックスを目的として実施する場合もある。足部は通常，目にする機会が少ない部位であるが，足浴の援助を通して足部の観察が可能となる。とくに糖尿病に罹患している人の足部の観察は非常に重要である。

援助の目的●（1）手指・足部の清潔を保ち，気分を爽快にする。感染を予防する。

（2）温熱効果により，入眠促進や疼痛緩和，リラックス効果を期待できる。

留意点●　湯温には十分に注意が必要である。また，ベッド上で援助する場合は，防水シーツなどを使用し，寝具がぬれないよう注意する。

■手浴の手順

必要物品

▶①ベースン1つ（あらかじめ40℃程度の温湯を入れておく），②ピッチャー2つ（それぞれに温湯と水を入れておく），③ウォッシュクロスまたはガーゼ，④フェイスタオルまたはバスタオル1枚，⑤石けん，⑥防水シート
【必要時】手袋・ビニールエプロン，保湿クリーム，爪切り

事前準備

▶清拭に準じる（○74ページ）。

観察事項

▶**実施前**：バイタルサインなどの身体状況，患者の身体機能に合わせた実施場所や方法の選択，創傷の有無
▶**実施中**：皮膚や爪の状態，関節可動域や気分などの患者の状態
▶**実施後**：バイタルサインなどの身体状況

手順

▶**患者の体位の調整とベースンの設置**

1 ～ 3 は清拭の手順に準じる（○74ページ）。

4 　患者の体位を整える（○図1-32）。

POINT　ベッド上だけでなく，患者の状況を判断し，安楽な体位で行うとよい。

5 　患者の手の下に防水シーツとバスタオルを重ねて敷く。

留意点　このタオルは実施後，患者の手をふく際に使用する。

▶**手浴の実施**

6 　温湯の入ったベースンを患者の手に近づけ，少量の湯をかけて湯の温度を確認する。

POINT　一方の手で患者の手を支え，他方の手でベースンの温湯をすくい，少量ずつかける。

7 　さらに温湯をかけながら，手を温湯につける。しばらく温湯につけておくと，手があたたまり気持ちよく，よごれも落ちやすい。

8 　ウォッシュクロスまたはガーゼなどに温湯を含ませ，石けんを十分に泡だてて，手掌や手背，指間，指先などを洗う。可能であれば，このとき患者にも手を動かしてもらう。

9 　ピッチャーに適温の温湯を準備し，かけ湯をする。

理由・根拠　ベースン内の温湯は，石けんや垢で汚染しているため，きれいな温湯で，石けんを流す。

10 　手をふく。

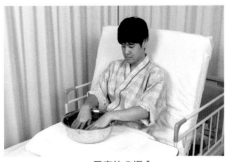
a．長座位の場合

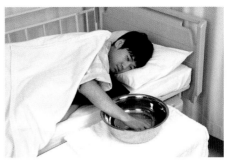
b．側臥位の場合

⟳ 図 1-32　手浴の体位

> POINT すみやかにタオルでおおい，水分をふく。指間も忘れずに水分をふきとる。
> 理由・根拠 ぬれたままの手を外気にさらしておくと，気化熱により寒さを感じるため。
>
> **11** 必要に応じて，保湿クリームを塗ったり，爪切りをしたりする。

あとかたづけと記録・報告

1 かたづけは清拭に準じる（⟳ 79 ページ）。
2 記録・報告を行う。
- 実施時間，どのような方法で手浴を行ったか。
- 実施前後の患者の状態，皮膚剝離や乾燥などの皮膚の異常，皮膚の汚染状況など。

■足浴の手順

必要物品

手浴に準じる。ベースンのかわりに足浴用バケツを用いてもよい。
【必要時】体位によっては新聞紙や安楽枕を準備する。

事前準備・観察事項

▶手浴に準じる。

手順

▶**患者の体位の調整とベースンの設置**
1～**3**は清拭の手順に準じる（⟳ 74 ページ）。
4　患者の体位を整える（⟳ 図 1-33）。
> POINT ベッド上だけでなく，患者の状況を判断し，安楽な体位で行う。実施中，安楽に過ごせるように，膝下に安楽枕を入れるなど，安楽な体位を工夫する。

5　ベースンを置く準備をする。患者の足部の下に，防水シーツとバスタオルを重ねて敷く。
> 留意点 このタオルは実施後，患者の足をふく際に使用する。

▶**足浴の実施**
6　温湯の入ったベースンを患者の足に近づけ，少量の湯をかけて湯の温度を確認する。
> POINT 一方の手で患者の足を支え，他方の手でベースンの温湯をすくい，少量ずつかける。

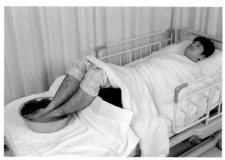

a. 仰臥位の場合

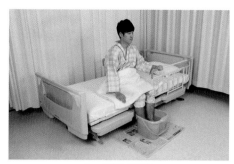

b. 座位の場合

◯ 図 1-33　足浴の体位

[7]　足を温湯につける。さらに温湯をかけながら，足を湯につける。しばらく温湯につけておくと，足があたたまり気持ちがよくなり，また，よごれが落ちやすくなる。

[8]　ウォッシュクロスなどに温湯を含ませ，石けんを泡だてて，足底や足背，趾，趾間，足首などをまんべんなく洗う。

留意点　足に触れられることをくすぐったいと感じる患者もいる。「いまから趾を洗います。」など，いまから行う内容を伝えるとよい。洗うときは力加減などを工夫する。

[9]　ピッチャーに適温の温湯を準備し，かけ湯をする。

POINT　片手で患者の足底から足首を支持し，反対の手でピッチャーを持ち，かけ湯をする。足は重いため，片足ずつ行うほうがよい。

[10]　足をふく。

POINT　すみやかにタオルでおおい，水分をふく。趾間も忘れずに水分をふきとる。

[11]　必要に応じて，踵部に保湿クリームを塗ったり，爪切りをしたりする（◯ NOTE）。

Note

爪切り

　爪は皮膚の一部で，手指と足趾の先端を保護する役割がある。小さな部位であるが，日常生活においては非常に重要な部位である。爪にトラブルがあると物をうまくつかめなかったり，歩行が困難になることがある。厚生労働省は 2003（平成 15）年に介護予防事業として「足指・爪のケアに関する事業」を掲げた。このことからもわかるように，高齢者の趾と足の爪を適切にケアするフットケアは重要である。

　爪切りは入浴や手浴，足浴後など，爪の周囲が清潔で，爪がやわらかいときに行うとよい（◯ 図）。爪の状態によっては，通常の爪切りだけでなく，ニッパーややすりなどの用具を選ぶ。

足の爪の長さの目安

①爪の中央部をまっすぐ切る（スクエアカット）

②かどばった両端を切る（スクエアオフ）

◯ 図　爪の切り方

1 かたづけは清拭に準じる（➡79ページ）。

2 記録・報告を行う。

- 実施時間，どのような方法で足浴を行ったか。
- 実施前後の患者の状態，皮膚剥離や乾燥などの皮膚・爪の異常，皮膚の汚染状況など。

❹ 陰部洗浄

　　　　陰部洗浄とは，温湯を用いて，陰部の清潔を保つことである。陰部をタオルで清拭することもあるが，温湯を流すことでより清潔を保つことができる。

陰部洗浄の意義　陰部粘膜は粘液を分泌し，つねに湿潤環境にある。さらに尿や便など，排泄物によって汚染されやすい部位といえる。そのため，尿路感染やにおい，かぶれを生じやすい。陰部のにおいやかぶれ，瘙痒感を，患者は恥ずかしいと感じ，他者との交流を躊躇するかもしれない。陰部の清潔状態は心理・身体面だけでなく社会的な側面への影響もある。

陰部洗浄の目的　陰部を清潔に保ち，爽快感を得る。感染やにおいを防止する。

留意点　(1) 羞恥心への配慮：羞恥心を伴うため，患者の気持ちに配慮しながら援助を行う。

　　　　(2) 男女による形態の違い：解剖学的な違いを理解して援助する。

　　　　(3) 感染：膀胱留置カテーテルを留置している場合は，より感染をおこしやすい状態にある。とくに注意が必要である。

　　　　(4) 援助の方法：トイレまで歩行できれば，備えつけの温水洗浄便座で陰部を清潔に保つことができる。

①シャワーボトル（38〜40℃の温湯を入れておく），②タオル，③バスタオル，④保温用綿毛布もしくは大きめのバスタオル，⑤洗浄用ガーゼ，⑥手袋・ビニールエプロン，⑦防水シーツ，⑧洋式便器
【必要時】⑨石けん（施設によっては使用しないところもある），おむつ（便器や防水シーツのかわりに用いる場合もある），ビニール袋

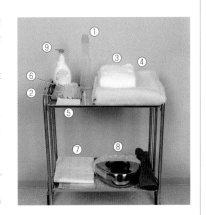

▶清拭に準じる。尿・便失禁がみられた場合の手順は➡125ページを参照。

観察事項

▶**実施前**：患者の日常生活動作，おむつ使用や膀胱留置カテーテルなど排泄に関する情報。バイタルサインなど患者の一般状態

▶**実施中**：陰部の皮膚や粘膜の異常（発赤やかぶれ，色調の異常など）の有無，分泌物の性状

▶**実施後**：バイタルサインなど患者の一般状態

手順

▶**便器の挿入と患者の体位の調整**

1 ～ 6 は清拭の手順に準じる（74 ページ）。

7　綿毛布の下で，ズボンや下着を脱がす。浴衣式寝衣の場合は，寝衣を腰部まで上げる。

8　殿部の下に防水シーツを敷く。

　　理由・根拠　洗浄水による寝具の汚染を防ぐため。

9　片方の下肢にバスタオルを掛け，綿毛布を外す（図 1-34）。

　　POINT　清拭の手順の下肢・陰部のふき方における体位の調整に準じる。

10　便器を挿入する。

　　POINT　挿入後，セミファウラー位にして，患者の安楽を確認する。仰臥位は患者の腰に負担になるため。

　　留意点　洗浄までは陰部にタオルをかけ，不必要な露出をしない。

11　患者の恥骨部付近に陰部用タオルを置く。

　　理由・根拠　温湯が腹部や鼠径部方向に流れるのを防ぐため。

▶**陰部の露出と洗浄**

12　陰部を露出し，洗浄する（図 1-35）。

　　事故防止　熱傷に十分に注意する。患者の陰部に温湯をかける前に，看護師の前腕内側で湯温を確認したのち，患者の内ももなどに湯をかけ，温度の確認を行う。また，膀胱留置カテーテルを留置している場合は，カテーテルをひっぱらないように注意する。

　　POINT　感染を防ぐため，洗浄の方向に注意する。

13　石けんを使用する場合は，ガーゼで十分に泡だてる。最初から泡状のものを使用してもよい。

　　留意点　陰部は粘膜であるため，こするのではなく泡を使ってやさしく洗う。

14　湯を用いて，十分にすすぐ。

　　理由・根拠　すすぎが不十分であるとかゆみにつながるため。

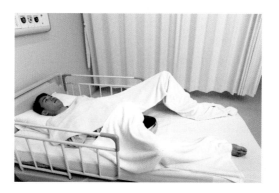

○ 図 1-34　陰部洗浄時の姿勢

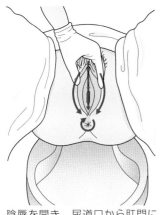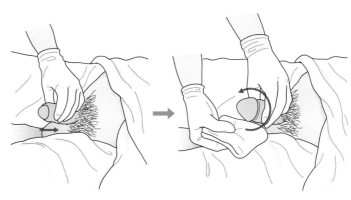

陰唇を開き，尿道口から肛門に向かって，上から下へ洗浄する。

a．女性の場合

包皮が反転していない場合は，反転させてから行う。

亀頭は円を描くようにして，陰茎，陰嚢，肛門の順に洗浄する。

b．男性の場合

○図 1-35　陰部洗浄の方法

15　タオルで水分をふきとる。

16　便器と防水シーツを外す。

17　手袋・エプロンを外し，手指衛生を行う。

18　下着を着せ，寝衣を整える。

あとかたづけと記録・報告

1　かたづけは清拭に準じる。

2　記録・報告を行う。
- 実施時間，どのような方法で陰部洗浄を行ったか。
- 実施前後の患者の状態，皮膚や陰部粘膜の異常，汚染状況など。

④ 頭皮・頭髪の清潔

洗髪の意義 　頭皮には毛髪が密集し，脂腺が多く存在する。そのため，蒸れやすく，汗や皮脂などによって，よごれやほこりが付着しやすい状態にある。これらは頭皮の瘙痒感やふけの発生，不快感や悪臭につながり，患者の行動範囲や他者とのコミュニケーションの機会を減少させる。

　洗髪の頻度としては，頭部の皮脂・細菌・不快感などの状態から，72時間以内とすることが望ましい。患者の状態や清潔習慣に応じた方法を選択し，積極的に実施したい援助の一つである。

洗髪の目的 （1）頭皮や頭髪に付着したよごれを落とし，清潔を保ち，爽快感を得る。

　（2）他者との交流の機会を減少させることなく，闘病意欲を維持する。

援助の方法の
留意点 　離床できる場合は洗髪台で行う。洗髪用椅子の背もたれを倒した体位や，前かがみの体位で洗う（○図 1-36）。洗髪台まで移動できない場合は，ケリー

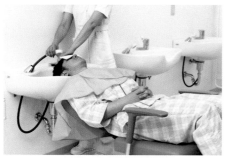
a. 背もたれを倒した姿勢

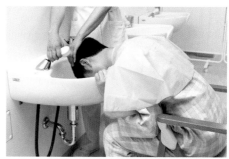
b. 前かがみの姿勢

◯ 図 1-36　洗髪の体位

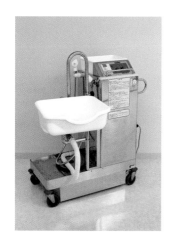

◯ 図 1-37　洗髪車

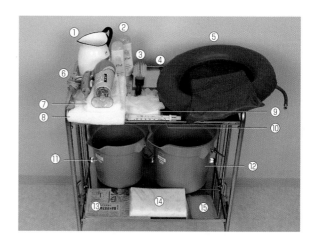

◯ 図 1-38　洗髪に用いる物品

　　　　パッドや洗髪車を用いてベッド上で行う方法がある（◯図 1-37）。装具やドレーン類が挿入されているために温湯が使用できない場合は，ドライシャンプー剤やエタノールを用いる。

① ケリーパッドを用いた洗髪の援助

　　　　洗髪台，洗髪車を用いる場合はこれに準ずる。

必要物品

◯ 図 1-38 のように用意する。
①ピッチャー，②シャンプー・リンス，③ブラシ，④鏡，⑤ケリーパッド，⑥ドライヤー，⑦フェイスタオル，⑧バスタオル，⑨ガーゼ・青梅綿，⑩湯温計，⑪清水用バケツ（40℃ 程度の温湯を入れておく），⑫汚水用バケツ，⑬新聞紙，⑭防水シーツ，⑮ごみ袋
【必要時】手袋・エプロン，安楽枕・小枕，水・ピッチャー（温度の調整用）

▶清拭に準じる(◐ 74 ページ)。

▶湯の温度を患者の好みに合わせる。

▶必要に応じて，エプロンや手袋を着用する。

▶ふだんの清潔習慣など，保清に対する患者の考え方を聞いておく。

観察事項

▶**実施前**：バイタルサインなど患者の一般状態，日常生活活動(ADL)の状態や身体可動性

▶**実施中**：頭皮の異常の有無，よごれの状態，脱毛の程度，呼吸状態や気分不快の有無

▶**実施後**：バイタルサインなどの一般状態，気分不快の有無

手順

▶**患者の体位の調整**

1～**3**は清拭の手順に準じる(◐ 74 ページ)。

4 掛け物を胸もと程度まで下げる。必要時タオルなどで保温をする。

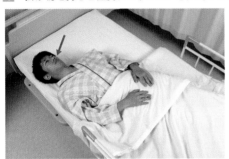

5 体位を整える。

　POINT ケリーパッドを置くスペースを確保するために，患者の身体をベッドに対してやや斜め下方に移動する。

　事故防止 転落防止のため，適宜ベッド柵を使用する。

　留意点 膝の下に安楽枕を入れるなど，安楽な体位を工夫する。

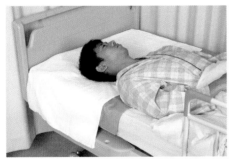

6 頭部の下に防水シーツとバスタオルを重ねたものを敷く。

　理由・根拠 洗浄水が寝具を汚染することを防止するため。バスタオルは洗髪後のふきとりに使用できる。

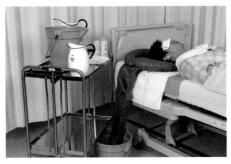

▶**ケリーパッドの配置**

7 頭部とバスタオルの間にケリーパッドを置く。

　1) 寝衣の襟を折り返したり，ずらしたりして，首もとにフェイスタオルを巻く。

　　理由・根拠 洗浄水により，寝衣がぬれるのを防ぐため。

　2) ケリーパッドを頭部の下に入れる。

　　POINT 襟やフェイスタオルがケリーパッドの内側に入らないようにする。

　3) ケリーパッドと頸部のあたりぐあいを確認する。

　　留意点 空気を入れすぎると患者はケリーパッドをかたく感じることがある。逆に空気が少ないと首もとから湯が流れ出るおそれがある。また，空気を入れる金具が患者の頸部や肩にあたらないよう注意する。

4)　樋状の部分の先端が汚水バケツに入るように配置する。

(留意点)　汚水の水はねに注意する。ベッドサイドをぬらしてしまう可能性があり，患者の転倒の原因になる。

5)　必要時，肩に小枕を入れるなどして，安楽な状態を確保する。

(理由・根拠)　ケリーパッドのふちが首にあたることで生じる圧力を軽減するため。

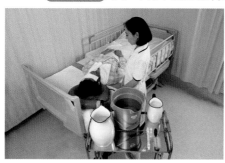

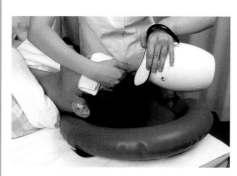

▶**洗髪の実施**

8　顔に小タオルを掛ける。

9　頭髪をブラッシングする。

(理由・根拠)　頭髪のもつれをなくし，ごみを落とすことで，温湯やシャンプーをなじみやすくする。頭皮を刺激し，血行を促す効果もある。

(POINT)　長髪の場合は毛先のほうからとかすとよい。

10　耳栓をする。

(留意点)　問いかけが聞こえにくくなるため，コミュニケーションの方法を工夫する。

11　ピッチャーで温湯を毛先からかけ，頭皮や頭髪を十分に湿らせる。

(理由・根拠)　シャンプーのなじみがよくなる。また，温湯を流すことで落ちるよごれもある。

(留意点)　湯は顔側からではなく外側からかける。ピッチャーの先端が額に触れないようにする。

(POINT)　後頭部はケリーパッドにたまる湯を利用したり，患者の顔を左右に向けて湯を流したりするとよい。髪のはえぎわなどは，片手で壁をつくり，湯をかける。

12　頭皮と頭髪を洗う。

1)　シャンプーを適量手にとり，十分に泡だてる。

2)　シャンプーを頭皮と頭髪になじませて洗浄する。

(留意点)　頭部の振動を少なくするため，片手で頭部を支えながら行う。汚染の状況によっては2回程度洗うこともある。

(POINT)　頭皮を傷つけないように，指の腹を使って洗う。

13　ピッチャーで温湯をかけてシャンプーを流す。

(POINT)　頭髪に付着しているシャンプーの泡と，ケリーパッドに残っている温湯や泡をあらかじめ取り去ると，シャンプーを流すために必要な湯量を減らすことができる。

(留意点)　看護師の手はシャンプーの泡で滑りやすくなっている。ピッチャーをもつ際は，看護師用手ふきを使用し，ピッチャーの持ち方に注意する。

14　リンスをし，ピッチャーで温湯をかけて流す。

(留意点)　患者の好みに応じて行う。

▶**ケリーパッドのかたづけと整髪**

15　ケリーパッドを外す。

(留意点)　頭髪の水分をしぼったあと，ケリーパッドの中に残った温湯をこぼさないように注意しながら，ケリーパッドを外す。ベッドや足もとに温湯がこぼれないよう注意する。

16　頭部をバスタオルでおおう。

(理由・根拠)　体温が奪われることを防ぐため。

17　顔をおおっていた小タオルと耳栓を外す。

18　患者の頭髪をバスタオルでふく。

(POINT)　バスタオルで頭髪をはさみ込むようにすると，頭髪がこすれず，髪への負担が少ない。

⑲ 整髪をする。

（留意点） ドライヤーで乾かし，患者の好みの髪型に整える。ドライヤーの熱風を頭皮に直接あてないように注意する。

⑳ 防水シーツとバスタオルを外し，患者の体位を戻す。

あとかたづけと記録・報告

① かたづけは清拭に準じる。

② ゴム製のケリーパッドを使用した場合は，よく乾燥させたのち，パウダーなどを塗布し，ゴムが密着しないようにする。

③ 記録・報告を行う。

- 実施時間，どのような方法で洗髪を行ったか。
- 実施前後の患者の状態，頭皮や頭髪の異常，脱毛の程度など。

Column

在宅場面での洗髪

在宅療養患者の増加に伴い，在宅で清潔の援助をする機会が増えている。洗髪に関する専用の物品も市販されているが，自宅にあるもので工夫してケリーパッドをつくり，湯を使った洗髪を行うことが可能である。

【必要物品】
バスタオル，45 L くらいのビニール袋，ストッキングまたは輪ゴム 3～4 本，洗濯ばさみ

【つくり方】

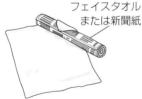

1）バスタオルを長い棒状に丸める。

2）1）を輪ゴム3～4本でとめる。または，ストッキングに入れ，口を縛る。

3）U字に曲げる。

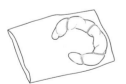

4）ビニール袋に入れる。

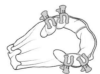

5）4）の両端を洗濯ばさみなどで固定する。ビニール袋の先端部分が，排水用のバケツに入るように排水口をすぼめる。

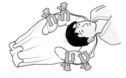

6）洗濯ばさみが患者の皮膚を圧迫しないように注意する。頭を入れる部分の空気を抜き，形を整える。

【シャワーボトルの代用】
自宅にあるやかんで代用できる。また，ペットボトルのふたにキリなどで穴をあければ，シャワーのように使うことができる。

② 湯を用いない洗髪の援助

必要物品

①ドライシャンプー剤または50%エタノール，②防水シーツ，③手袋，④バスタオル，⑤温タオル，⑥ガーゼ，⑦ブラシ，⑧ドライヤー，⑨鏡

事前準備・観察事項

▶清拭に準じる（◎74ページ）。

手順

1～**3**は清拭の手順に準じる（◎74ページ）。

4 頭部の下に防水シーツとバスタオルを重ねたものを敷く。

5 頭髪をブラッシングする。

  理由・根拠 頭髪のもつれをなくし，ごみを落とすことで，シャンプー剤がなじみやすいようにするため。

6 ドライシャンプー剤などを頭髪や頭皮になじませる。

  POINT 適量を手に取り，頭皮になじませていく。エタノールの場合はガーゼにとって，頭皮になじませる。

  留意点 ガーゼを使用する場合は，頭髪を小分けにしながら，頭皮をふくように行う。

7 指の腹を使って，頭皮のマッサージをする。

  POINT 頭皮を傷つけないように，指の腹を使って行う。

8 温タオルで頭髪・頭皮をふく。使用するシャンプー剤によっては，ふきとり不要のものもある。

9 乾いたタオルで頭部をおおい，湿りけをとる。

10 ドライヤーで頭髪を乾かし，患者の好みの髪型に整える。

あとかたづけと記録・報告

1 かたづけは清拭に準じる。

2 記録・報告を行う。

- 実施時間，どのような方法で洗髪を行ったか。
- 実施前後の患者の状態，頭皮や頭髪の異常，脱毛の程度など。

⑤ 口腔の清潔

① 口腔ケアの意義と目的

口腔ケアの意義 ● 口腔内を清潔に保つための援助が口腔ケアである。

口腔は消化器の入り口で，呼吸器にもつながっている（◎図1-39）。口腔内には唾液が分泌され，常時湿っている。また，適度な温度・湿度と食物残渣が存在している。そのため，細菌が繁殖しやすく，齲歯（むし歯）や歯肉炎，肺炎の原因となる。

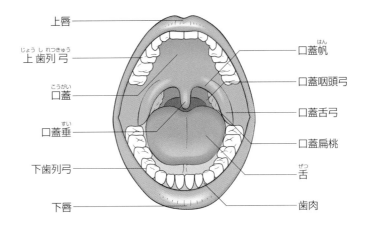

上唇

上歯列弓（じょう し れつきゅう）

口蓋（こうがい）

口蓋垂（すい）

下歯列弓

下唇

口蓋帆（はん）

口蓋咽頭弓

口蓋舌弓

口蓋扁桃

舌（ぜつ）

歯肉

◯ **図 1-39　口腔の構造**

　　唾液には殺菌作用のある物質が含まれ，それらは口腔内を清潔に保つのに役だっている。しかし，高齢者や，食物の経口摂取が困難な患者，ある種の疾患では，唾液分泌が減少する場合があり，自浄作用を期待できない。

　　口腔ケアは，齲歯などの防止だけでなく，舌や口腔粘膜を含む口腔全体の健康を保つ効果や，肺炎の予防，摂食機能の回復など，人の健康に大きな効果をもたらす看護技術である。

口腔ケアの目的● (1) 口腔内を清潔にし，口臭や齲歯，歯周病を防ぐ。呼吸器合併症のリスクを低減する。

(2) 口腔周囲を刺激することで，摂食・嚥下や発音など口腔が関連する機能を改善する。

(3) 口腔内が爽快になり，食欲が増進する。

留意点● 　口腔内のよごれは食物残渣や歯垢（しこう）などさまざまであり，水を流すだけでは落とせないものもある。取りのぞくには，歯ブラシなどによる機械的な摩擦が必要である。

　　また，患者の意識状態によっては，口腔ケアに用いた水や洗口液の排出を患者みずからが行えない場合もある。体位を工夫し，場合によっては吸引器を用いて誤嚥防止に努める。さらに，口腔内や含嗽（がんそう）した排液を他者に見られることは羞恥心を伴うため，適切な態度で接することが必要である。

❷ 口腔ケアの方法

　　ここでは，看護師が全面的に介助する場合の手順を説明する。

必要物品

◯ **図 1-40** のような用意をする。
①ガーグルベースン，②含嗽用コップまたは吸い飲みやシリンジ，③フェイスタオル，④温

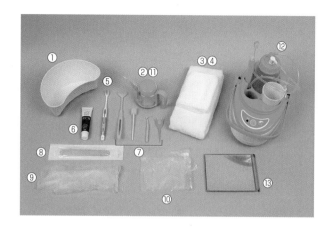

⊃ 図 1-40　口腔ケアに用いる物品

タオル，⑤歯ブラシ，⑥歯みがき剤，⑦状態に応じた補助清掃用具（舌ブラシ[1]，スポンジブラシ[2]，歯間ブラシ[3]，デンタルフロス[3]など），⑧舌圧子，⑨手袋，⑩エプロン，⑪微温湯または洗口液
【必要時】⑫吸引器，⑬鏡，マスク，リップクリーム

事前準備

▶清拭に準じる（⊃ 74 ページ）。
▶手袋やエプロンなどの個人防護具（PPE）を着用する。

観察事項

▶ADL の状態や身体可動性，意識状態
▶歯，歯肉，口腔粘膜，舌などの色調や凹凸，乾燥など

手順

▶**口腔ケアの準備**
1～**3**は清拭の手順に準じる（⊃ 74 ページ）。
4　ファウラー位，セミファウラー位，側臥位，仰臥位などに体位を整える。
　理由・根拠　誤嚥を防止するため，仰臥位では，頸部を前屈するか，顔を横に向けた姿勢で行う。
5　襟もとにフェイスタオルをかける。
6　舌圧子を用いて，口腔内を観察する。
▶**口腔内の各部のケア**
7　含嗽する。
　理由・根拠　含嗽によって落ちるよごれを落とし，さらに口腔内をぬらすと，よごれが落ちやすくなる。
　POINT　ガーグルベースンは下顎や頰の形状に合わせ，すきまができないようにする。

1）舌ブラシ：舌苔の除去に用いる。
2）スポンジブラシ：水や洗口液の排出，口腔粘膜のマッサージや舌の清掃に用いる。
3）歯間ブラシ，デンタルフロス：歯間の清掃に用いる。

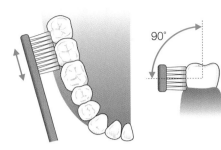

a．スクラビング法
歯ブラシを直角にあてて，数 mm ずつ
ずらしていく。

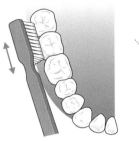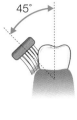

b．バス法
歯面に対し，45度に歯ブラシをあてて，
小きざみに動かす。

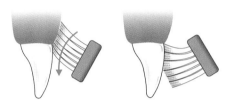

c．ローリング法
毛先を歯肉側から歯面にあて，回転させる。

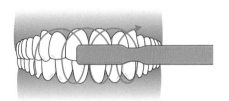

d．フォーンズ法
歯ブラシを歯面にあてて，円を描くよう
にみがく。

◯ 図 1-41　歯ブラシの使用方法

含嗽できない場合はスポンジブラシやシリンジなどで水を送りながら，吸引器などを用いて排液をする。

〔留意点〕含嗽液の入ったガーグルベースンには手早くふたをするなど，患者の羞恥心に配慮する。

⑧　歯ブラシでみがく（◯ 図 1-41）。

〔留意点〕みがく順番に決まりはないが，みがき残しがないよう，あらかじめ順番を決めておくとよい。歯間など歯ブラシだけではよごれを落とせない場合は，補助清掃用具を用いる。

⑨　舌のケアを行う。

〔POINT〕舌を保湿し，舌ブラシを用いて，奥から手前へよごれや舌苔をすくいとるようにかき出す。

〔留意点〕強い力を加えず，やさしく行う。1回で取れない場合は，数日かけて行う。

⑩　口腔粘膜のケアを行う。

〔留意点〕よごれがないか確認する。

⑪　含嗽する。

⑫　襟もとのフェイスタオルで口唇やその周囲をふく。

〔留意点〕口唇や口角部の荒れや亀裂がないかを観察し，必要時保湿する。

あとかたづけと記録・報告

①　かたづけは清拭に準じる（◯ 79 ページ）。

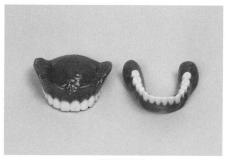

a. 全部床義歯

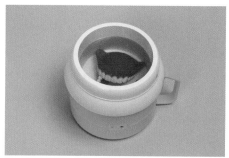

b. 義歯の保管法

○図1-42　義歯とその保管法

---

2 記録・報告を行う。
- 実施時間，どのような方法で口腔ケアを行ったか。
- 実施前後の患者の状態，歯や歯肉，口腔粘膜，舌の異常，乾燥など。

---

③ 義歯の清掃と管理

　　　　　義歯には，残存歯を活用した**部分床義歯**（部分入れ歯）と，歯肉全体をおおう**全部床義歯**（総入れ歯）がある（○図1-42-a）。

留意点●　義歯は口腔内の型をとって作成し，調整するため，完成までには数日間かかる。残存歯にも個人差があるため，オーダーメイドである。代替品を購入できるものではないため，紛失・破損しないように取り扱いには注意する。

　　　　　義歯は口唇を開いたときと比べて幅が広いため，着脱時は口唇や口腔粘膜を傷つけないように十分注意する。また，部分床義歯の場合，残存歯を傷つけたり抜歯しないように注意が必要である。残存歯に対するブラッシングも必要である。

着脱の方法●　①**義歯のつけ方**　頰を少し引っぱるようにするとつけやすい。下顎の義歯は両手の示指を奥歯に押しあてて，頰の粘膜に沿っておさまるまで押しつける。

　　　　　②**義歯の外し方**　前歯の部分をつまんで，奥歯のほうを歯肉から浮かせ，空気を入れるようにすると外れる。

義歯の管理●　①**義歯の洗浄**　専用の歯ブラシを使用する。義歯は熱に弱いため，洗浄には水またはぬるま湯を使用する。研磨剤による損傷のおそれがあるため，一般の歯みがき剤は使用せず，専用のものを使用する。

　　　　　②**義歯の保管**　義歯は乾燥に弱く，乾燥すると変形などの可能性がある。取り外した義歯は専用のケースなどに入れ，水道水や洗浄水などにつけて保管する（○図1-42-b）。患者によっては，習慣的にティッシュペーパーに包んで保管している場合があるため，看護師はごみと間違って捨ててしまわない

ように注意が必要である。

口腔内のケア●　義歯は口腔粘膜に密着させて使用するため，その使用感は口腔粘膜の状態に影響を受ける。取り外したあとは口腔内を洗浄し，よく観察する必要がある。装着中に疼痛や違和感がある場合は，口内炎などが生じている場合もある。義歯が合わないと，食べたいものが食べられなくなるだけでなく，言葉がはっきりしないなど，社会生活へ影響する可能性もある。口腔内の健康は，健康な暮らしのために重要である。

●参考文献
1）阿部テル子ほか：清拭時の拭取回数と皮表 pH．弘前大学教育学部紀要 81 号．pp. 75-83,
　　1999.
2）加藤圭子・深田美香：頭部の細菌と洗髪．臨牀看護 26（4）：573-582，2000.
3）加藤圭子・深田美香：頭部の皮脂と洗髪．臨牀看護 26（3）：414-420，2000.
4）加藤圭子・深田美香：頭部の落屑量と快感・不快感．臨牀看護 26（5）：730-737，2000.
5）小板橋喜久代編著：からだの構造と機能．学習研究社，2001.
6）施設口腔保健研究会・日本口腔疾患研究所監修：口腔ケア Q & A──口から始まるクオリ
　　ティ・オブ・ライフ．中央法規出版，1996.
7）瀧川雅浩・白濱茂穂編：皮膚科エキスパートナーシング．南江堂，2002.
8）任和子ほか：基礎看護技術Ⅱ（系統看護学講座），第 18 版．医学書院，2021.
9）松田たみ子：生活への援助技術を科学する──清拭の四肢の拭き方の検討から．日本看護研
　　究学会雑誌 21（5）：33-37，1998.
10）矢野久子・御供泰治編：生体防御機能障害（ナーシンググラフィカ）．メディカ出版，2006.
11）杉山聡子・伊藤幸子：清潔保持の生理的変化と安全な方法．臨床看護 18（12）：1733-1739,
　　1992.
12）大島道子・早川直子：アルコール洗髪の濃度別洗浄効果の判定．ナーシング 2（2），242-249,
　　1982.
13）山口瑞穂子編著：看護技術講義・演習ノート（上巻），第 2 版．サイオ出版，2016.
14）宮川晴妃編：メディカルフットケアの技術．日本看護協会出版会，2003.
15）坂井建雄著：解剖生理学（系統看護学講座），第 10 版．医学書院，2018.

まとめ

- 清潔の援助の目的はよごれを落とすことである。看護師は，援助を受ける人の価値観を理解したうえで援助する必要がある。
- 清潔の援助に共通する事項として，①方法の選択，②プライバシーの保護，③保温の重要性，④信頼関係の構築，⑤洗浄剤の作用について理解する必要がある。
- 入浴・シャワー浴の援助において，看護師は，患者の転倒のリスクに留意した行動が必要である。また，寒暖差による急激な血圧変動を防ぐ工夫も必要となる。
- 温かいタオルを用いて身体をふき，よごれをとる方法を清拭という。一度に全身を清拭する方法を全身清拭といい，身体の一部を清拭するものを部分清拭という。
- 清拭の際は，綿毛布やバスタオルを用いて身体の露出を最低限にしつつも，清拭する部位を十分に確認できるようにする必要がある。
- 洗髪を援助する際に，患者が洗髪台まで移動できない場合は，ケリーパッドや洗髪車を用いてベッド上で行う方法がある。
- 口腔内のよごれは水を流すだけでは落とせないものもある。歯ブラシなどによる機械的な摩擦が必要である。

復習問題

❶ 〔　〕内の正しい語に丸をつけなさい。

①全身清拭を実施する際のタオルの温度の目安は〔22〜24℃・40〜45℃〕である。

②女性の陰部洗浄では，〔尿道口から肛門・肛門から尿道口〕に向かって洗浄する。

③手浴・足浴は，温熱効果により，入眠を〔促進する・阻害する〕はたらきがある。

④ケリーパッドを用いてベッド上で洗髪を行う場合に，ピッチャーで患者の頭部に温湯をかけるときは，〔顔側・外側〕からかけるようにする。

⑤口腔ケアにおける補助清掃用具のうち，〔スポンジブラシ・歯間ブラシ〕は，水や洗口液の排出，口腔粘膜のマッサージなどに用いる。

❷ 次の問いに答えなさい。

①顔をふくときの手順を以下の図に書き込みなさい。

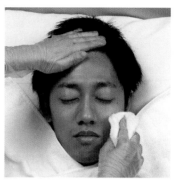

②胸部をふくときの手順を以下の図に書き込みなさい。

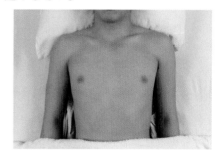

食事と食生活の援助

ここでは，私たちの暮らしに欠かすことのできない食事と食生活の援助について学ぶ。なお，消化のしくみや栄養素の摂取基準などの基礎知識については，『新看護学2 栄養 薬理』も参照してもらいたい。

1 食事と食生活の援助とその目的

食事と食生活● 食べることは，人間が生きていくうえで欠かせない，基本的な欲求に基づく行為である。私たちは食事によって栄養素を摂取し，栄養素は内臓や筋肉を動かすエネルギーとして，あるいは身体をスムーズに動かすための成分として体内で使われる。また，身体になんらかの損傷を負った場合，身体は栄養素を用いて新しい細胞をつくり，損傷を修復する。栄養素は，人が生きるために必須のものである。

しかし，私たちは単にそのような生理的ニードを満たすために食事をしているわけではない。人間にとって食事は，さまざまな味わいを楽しむ機会であり，また他者との交流のひとときでもある。日常生活のなかで，食事に関係する部分を**食生活**とよぶ。食生活は，その人が住んでいる地域の自然環境や，慣習・宗教などの文化に影響される。

看護師が食事や食生活に関して援助を行う際には，患者の生理的ニードを満たすことだけを考えるのではなく，患者の心を支える生活の一つとして食事をとらえていく必要がある。

食生活指針● 食生活は，健康の維持・増進と密接な関係がある。どのような食生活を送ったらよいかを考える目安の一つに，2000（平成12）年に厚生省（現：厚生労働省）・農林水産省・文部省（現：文部科学省）が策定し，2016（平成28）年に改正された「食生活指針」がある（◎表1-10）。

◎表1-10 食生活指針

1. 食事を楽しみましょう
2. 1日の食事のリズムから，健やかな生活リズムを
3. 適度な運動とバランスのよい食事で，適正体重の維持を
4. 主食，主菜，副菜を基本に，食事のバランスを
5. ごはんなどの穀類をしっかりと
6. 野菜・くだもの，牛乳・乳製品，豆類，魚なども組み合わせて
7. 食塩は控えめに，脂肪は質と量を考えて
8. 日本の食文化や地域の産物をいかし，郷土の味の継承を
9. 食料資源を大切に，むだや廃棄の少ない食生活を
10. 「食」に関する理解を深め，食生活を見直してみましょう

② 栄養と食生活に関する基礎知識

① 栄養素の種類と摂取

看護師は，人々が健康的な生活を送るために，また，疾患をもった場合は身体の回復力を高めるために，栄養素のはたらきを理解し，患者が必要な栄養素を摂取できるように援助していく（◯ 表1-11）。

三大栄養素● 糖質・脂質・タンパク質は，**三大栄養素**とよばれる。三大栄養素は，おもに，エネルギーとして使われたり，生体の構成成分となったりする。

五大栄養素● 三大栄養素に，ビタミンとミネラルを加えたものを**五大栄養素**という。ビタミンは，おもに生理機能を正常に維持し，代謝を補助するはたらきをもつ。ミネラルは，生体の構成成分となるとともに，身体の調節の役割をする。

五大栄養素以外にも，水や食物繊維など，食物中に含まれ，生体にとって必要な成分もある。

日本人の●
食事摂取基準 栄養素の摂取量の基準に「**日本人の食事摂取基準**」がある。これは，健康増進法に基づき，健康な個人または集団を対象として，国民の健康の保持・増進をはかるうえで，摂取することが望ましいエネルギーおよび栄養素の量の基準を示したものである。「日本人の食事摂取基準」は，5年ごとに改定が行われている。

摂食・消化・●
吸収のプロセス 人が食物を摂取するときは，まず食欲を感じ，食物を見て選択し，手で口まで食物を運ぶ。食物は口から消化管に入ったのち，唾液や胃液，胆汁，膵液，腸液などの作用で消化される（◯ 図1-43）。

消化された内容物は，胃や小腸，大腸で吸収される。吸収された栄養素の一部は，肝臓で体内に必要な物質につくりかえられる。この摂食・消化・吸収の過程のどこかが障害されると，人は栄養素を取り込み，利用することがむずかしくなる。

◯ 表1-11 栄養素の種類とおもなはたらき

分類		種類	おもなはたらき
五大栄養素	三大栄養素	タンパク質	身体の活動源となる。身体の構成成分になる。
		脂質	
		糖質	
		ビタミン	生理機能の維持や代謝の調整をつかさどる。
		ミネラル	生体の構成成分となるとともに，調整をつかさどる。
その他		水	細胞や体液の成分となる。
		食物繊維	消化されないが，便秘の予防などの生理作用をもつ。

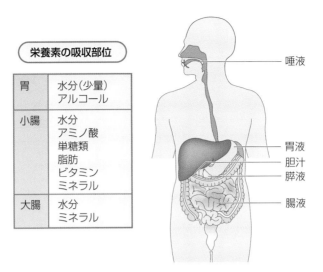

栄養素の吸収部位	
胃	水分（少量） アルコール
小腸	水分 アミノ酸 単糖類 脂肪 ビタミン ミネラル
大腸	水分 ミネラル

唾液
胃液
胆汁
膵液
腸液

◉ 図 1-43　栄養素の吸収部位とおもな消化液

◉ 表 1-12　BMI の算出方法と基準値

体格指数	計算式	判定基準	
BMI	体重〔kg〕÷（身長〔m〕）^{2}	BMI＜18.5	低体重
		18.5≦BMI＜25	普通体重
		25≦BMI＜30	肥満（1度）
		30≦BMI＜35	肥満（2度）
		35≦BMI＜40	肥満（3度）
		40≦BMI	肥満（4度）

（日本肥満学会の肥満度分類による）

② 栄養評価

　　　　　患者の栄養状態を評価することは，看護師の重要な役割の一つである。

体格指数●　　患者の栄養状態を知るための指標の一つに**体格指数**がある。体格指数には，さまざまなものがあるが，おもに，成人では BMI[1] が使用される（◉ 表 1-12）。

BMI と栄養状態●　BMI は，身長と体重から算出できる。簡便に栄養状態を知ることができ
の評価　るが，万能ではないことに注意する必要がある。たとえば，BMI が増加していても，体重増加の理由が水分の代謝・排泄障害である場合には，BMIはその人の真の栄養状態をあらわしてはいないことになる。栄養学的リスクが高い患者に関しては，ほかの項目の栄養評価もあわせて行う（◉ 表 1-13）。

---

1 ）body mass index の略。

○ 表1-13　栄養状態に関連する情報

項目	評価内容
病歴や状況	現病歴，既往歴，手術歴，服薬歴，社会経済的状況，心理状況（うつなど）
栄養歴	身長，体重，BMI，食欲，食事内容・食事摂取量，消化器症状，嗜好，食物アレルギーなど
身体所見	身長，体重，浮腫，腹水，BMI，ADLなど
血液検査	総タンパク質，アルブミン，プレアルブミン，窒素バランス，クレアチニン，ヘモグロビンなど

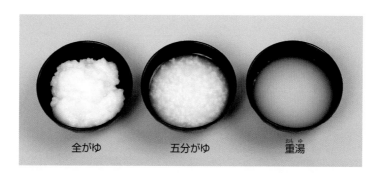

全がゆ　　　五分がゆ　　　重湯

○ 図1-44　一般食の形態

③ 病院食の種類

　　　病院食（病院給食）とは，病院において疾患の治療を目的として患者に提供される食事のことである。病院食にはさまざまな種類があるが，一般食・治療食・検査食に大きく分けられる。それぞれ，医師の食事箋に基づいて，管理栄養士や栄養士が献立を作成する。

一般食●　一般食は，疾患の治療上，特別な治療食を必要としない患者への食事である。治療上では栄養素の制限がなされていないが，患者の嚥下・咀嚼機能や消化機能の状態により，常食，全がゆ，分がゆ（七分がゆ，五分がゆ，三分がゆ），流動食，きざみ食などのさまざまな形態がある（○ 図1-44）。

治療食●　疾病の治療を目的として，病態に合わせて栄養素の量を調整した食事を治療食という。塩分が制限された高血圧食，タンパク質が制限された腎臓病食などのさまざまな種類がある。

検査食●　検査の前処置となる食事や，検査そのものに用いられる食物を**検査食**という。たとえば，大腸の内視鏡検査では，大腸に食物残渣や便があると正確な情報が得られない。そのため，検査前の食事として低残渣食を提供することがある。

③ 食事への援助

① 援助の視点

人は，健康であれば，食事の時間にみずからの意思で食卓につくことができる。箸やスプーンを用いて自分で食物を口もとまで運び，口に入れ，咀嚼し，味わって飲み込むことができる。

しかし，疾患や障害により，ひとりで食べることが困難になる場合もある。食事介助の目的は，そのような患者に対して，安全においしく食事を食べられるように支援することである。介助は，本人の残存能力をいかして行うことが重要である。

介助が必要な例● 看護師は，次のような場面で食事の介助を行う。

- 疾患によって姿勢に制限が生じ，起き上がることや座って食事をとることができない。
- 化学療法により吐きけがあり，食欲がない。
- 視機能障害により，食物の位置がわからない。
- 認知症などのために，食物を認識できない。
- 口唇が閉じられず，口角から食物がこぼれ落ちる。
- 上肢の運動に問題があり，口もとまで食事を運べない。
- 歯に問題があり，十分に咀嚼することができない。
- 舌の動きがわるく，口腔内における食塊の移動ができない。
- 嚥下障害があり，飲み込むことができない。または，誤嚥の可能性がある。

心理的側面への●
援助 食事の援助にあたっては，患者の「食べたい」という意欲をそこなわないようにすること，意欲の低下がみられる場合はそれを向上させることも重要である。病院という環境下でもおいしく食べられるように，雰囲気づくりを心がける必要がある。

② 摂食・嚥下のしくみ

摂食・嚥下とは，食物を認識し，手や摂食道具を用いてそれらを口腔に取り込み，咀嚼し，食物が咽頭・食道を経て，胃にいたるまでの過程をさす。この一連の過程は，先行期・準備期・口腔期・咽頭期・食道期の5期に分けることができる（➡図 1-45）。

摂食・嚥下機能に障害をもつ患者に食事援助を行う際には，この5期のうち，どの段階が障害されているのかを考える必要がある。必要時には，摂食・嚥下障害看護認定看護師[1]や言語聴覚士に援助方法を相談する。

1）特定行為研修を組み込んだ新たな認定看護師制度も 2020 年度から開始されている。

5期	動作	
先行期 （認知期）	食物を認知し，どのように食べるかを決める。手や用具を用いて，食物を口に運ぶ。 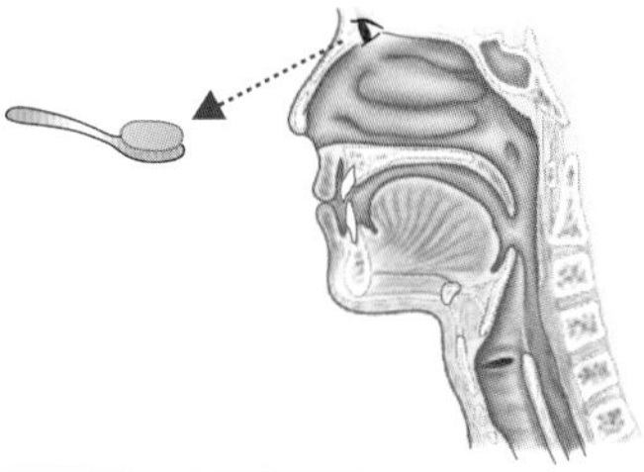	
準備期 （咀嚼期）	口唇・歯によって，食物を口に取り込む。咀嚼によって食塊を形成する。 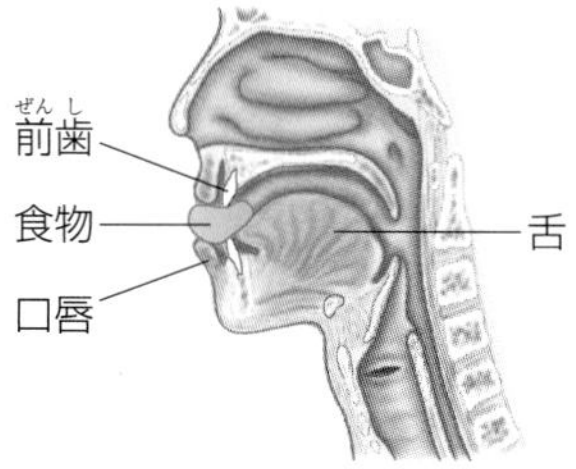	前歯 食物 口唇 舌
口腔期	飲み込みやすい食塊となった食物を舌が咽頭へ送り込む。 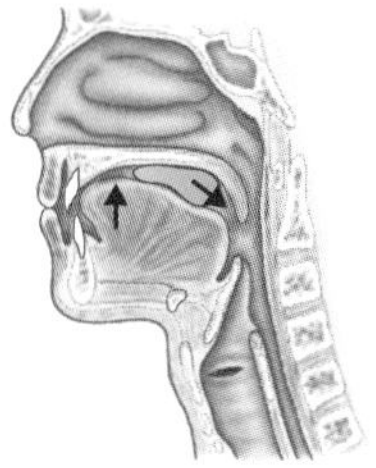	
咽頭期	咽頭に入った食塊を嚥下反射により，食道に送り込む。 嚥下反射では，軟口蓋が咽頭の後壁に押しつけられて鼻腔と咽頭との連絡が断たれるとともに，喉頭蓋が気管の入り口を閉鎖して食塊が食道へと送られる。 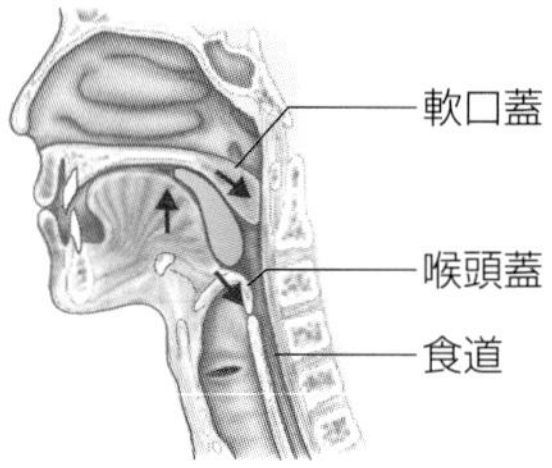	軟口蓋 喉頭蓋 食道
食道期	食道筋の蠕動運動によって，胃まで食物を運搬する。 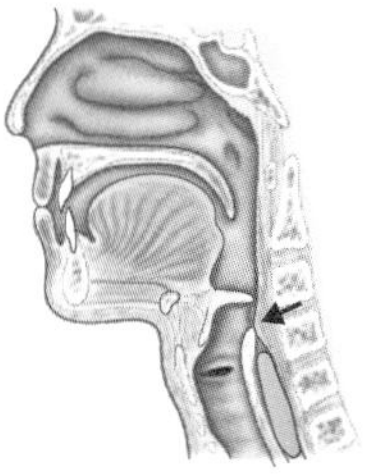	

⚫ 図 1-45　摂食・嚥下の 5 期と動作

4　食事介助

　患者が食事介助を必要とする理由は前述のとおりさまざまであり，それぞ

れの患者に合わせた方法や工夫が必要である。ここでは, 重篤な嚥下障害
はないが, ひとりでは食べられない患者の食事介助を例に手順を説明する。

目的●　ひとりでは食事をできない人が, 安全に, 必要な栄養素や水分を摂取する
ことができ, さらに食事に対する満足感をもつことができることを目的に介
助を行う。

必要物品

①食札[1], ②食膳, ③箸またはスプーン, ④手ふき用おしぼり, ⑤ビニールエプロン, ⑥
クッション や 枕, ⑦オーバーベッドテーブル, ⑧口腔ケア物品
【必要時】患者が使用するエプロン

POINT 障害に応じて, 自助具を使用する（➡図1-46）。

事前準備

▶患者に食事開始の説明を行う。

▶尿意・便意の有無を確認し, 必要があれば排泄をすませる。

▶食事をする場所へ移動する。ベッド上での食事の場合は, ベッド周囲とテーブル上の物品
をかたづける。尿器・便器などを使用している場合は, 食事中の患者の視界に入らない場
所にかたづける。必要時, 換気を行う。

▶手指衛生を行い, ビニールエプロンを装着する。

事故防止 感染症などの予防のため, 手指衛生を行う。

観察事項

▶摂食・嚥下の状態を観察する。

▶呼吸状態として, むせの有無, 食後の咳嗽, 痰の増加の有無を確認する。必要時 SpO_2
の測定や呼吸音の変化を観察する。

▶全身状態として, 発熱の有無などを確認する。

▶食事摂取量を把握する。

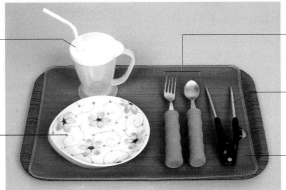

ストローつきカップ
ストローを用いて横に
なったままでも飲むこ
とができる。取っ手が
あるので持ちやすい。

内側にそりがついた皿
ふちを用いることで
スプーンですくいや
すい。

グリップつきのフォーク・
スプーン
握りが太くて持ちやすい。

ピンセット型の箸
通常の箸の持ち方がむず
かしい人でも使える。

滑りどめのマット
食器を手で押さえなくて
も食器が滑らない。

➡ 図1-46　**食事に使用する自助具の例**

1）患者の氏名や部屋番号, 食事の種類, 禁止食品などを記載してある札。

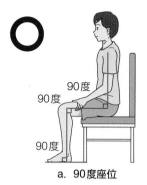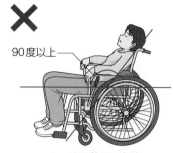

a. 90度座位　　　　　　　　　　b. ずり落ちた姿勢

◯ 図1-47　適切な座位姿勢

手順

▶**食事をするための姿勢の準備**

1 患者の体位を整える。
　1）とくに制限がない限り，椅子に座り，足底が床についた90度座位とする（◯ 図1-47-a）。
　　理由・根拠 ◯ 図1-47-b のように身体が前方にずり落ちた姿勢では，身体に負担がかかり，食べる意欲や体力が奪われてしまうため。
　2）安静度に制限がある場合や座位がとれない場合は，ベッド上でなるべく座位に近いファウラー位をとる。
　3）ベッド上でファウラー位にする場合は，ベッドの屈曲部と大転子部の位置を合わせて挙上し，膝側も挙上する。体幹が左右に倒れてしまう場合は，身体の側面をクッションや枕などで支える。
　　理由・根拠 食事中に姿勢がくずれると，疲労が大きくなるため。誤嚥のリスクも高くなる。
　4）座位・ファウラー位のいずれの場合でも，患者の頸部は頸部前屈位とする（◯ 図1-48）。頸部が後傾する場合は，クッションや枕などで調整する。
　　事故防止 頸部前屈位をとると，咽頭が広がる。気道の入り口が狭くなり，誤嚥しにくくなる。
　5）患者の着衣の汚染が予想される場合には，患者に食事用エプロンを掛ける。
2 テーブルを患者のもとに配置し，テーブルの高さを合わせる。
　理由・根拠 テーブルが高すぎると，患者から食事が見えにくくなり，上肢の動きも制限されてしまうため。
3 必要に応じて義歯を装着する。
4 食札の名前と患者本人のフルネームを確認する。本人の食事であることを確かめて，患者のもとへ食膳を運ぶ。
　事故防止 治療のための制限食であることや，患者の嚥下状態による食事形態の違い，アレルギーの既往による禁忌食材などがある。
5 患者に献立を説明する。
6 患者に食膳が見え，食べやすいように配置する。
　理由・根拠 患者から食事が見えるように置くことは，食欲を引き出すことにつながるため。

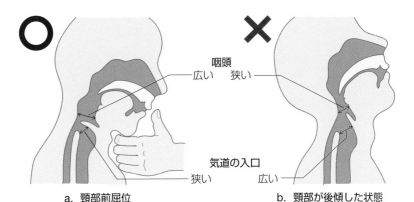

咽頭
広い　狭い

気道の入口
狭い　広い

a. 頸部前屈位　　　　　　　　b. 頸部が後傾した状態

下顎（オトガイ骨）から胸骨まで4横指程度の屈曲が目安である。屈曲しすぎると嚥下しにくいため注意する。

⊃ 図 1-48　頸部前屈位

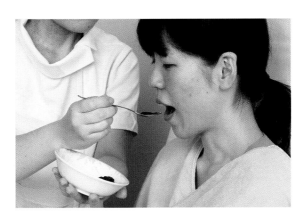

⊃ 図 1-49　口への運び方

▶ **食事の介助**

7　患者の状態に合わせて，次のような援助を行う。

● **患者自身で食事を口もとに運べる場合**
  1）患者が開けられないふたやパッケージなどがあれば，看護師が開ける。
  2）必要時，患者に合った自助具を使用する。
  3）確実に食べられているか，疲労していないかを見まもり，適宜介助する。

● **患者自身で食事を口もとに運べない場合**
  1）看護師が患者に食物を見せながら，1回量をスプーンや箸で取る。
  　（事故防止）1回量が多すぎると，口唇からこぼれ落ちたり，誤嚥の原因になるので注意する。また，看護師は，患者を見下ろすような高さでの介助は避ける。患者が看護師を見上げる姿勢になってしまうと，頸部が伸展して誤嚥につながる。
  2）患者の舌の中央にスプーンがのるように正面から口に入れる（⊃ 図 1-49）。
  3）確実に咀嚼・嚥下されたことを確認してから，次のひと口を患者の口もとに運ぶ。適宜，口腔内に残渣がないことを確認する。
  　（事故防止）むせたときは，食事を一時中断する。患者にしっかり咳をするように

促し，誤嚥した内容物を気管から出す。咳嗽後，呼吸が落ちつくのを待ってから，次のひと口を介助する。むせがひどくなるようであれば，無理に食事を進めず，終了して全身状態を観察する。

4) 患者のペースに合わせ，バランスよく食べられるように，食べる順番や声かけを工夫する。

あとかたづけと記録・報告

1 食事量を確認し，下膳する。

理由・根拠 患者が，どのような食物ならば摂取できるのかを知り，看護師や管理栄養士に報告することで，患者に合わせたより食べやすいメニューにかえていくことができるため。

2 口腔ケアを行う（◯91ページ）。

3 胃食道逆流を防ぐために，食後1時間程度は安定した座位かファウラー位をとる。

POINT 食後の体調変化を観察する。むせがなくても誤嚥をしていることはあるため，咳き込みや痰の増加，発熱などがないかを観察する。

4 記録をする。

●参考文献
1）小山珠美・芳村直美監修：実践で身につく！　摂食・嚥下障害へのアプローチ．学研メディカル秀潤社，2012.
2）医療情報科学研究所編：看護がみえる vol.1　基礎看護技術．メディックメディア，2018.

まとめ

- 看護師は，人々が健康的な生活を送るために，また，疾患をもった場合は身体の回復力を高めるために，栄養素のはたらきを理解し，患者が摂取できるよう援助する。
- 栄養素の摂取量の基準に「日本人の食事摂取基準」があり，5年ごとに改定される。
- 病院食は，一般食・治療食・検査食に大きく分けられ，医師の処方箋に基づいて管理栄養士や栄養士が献立を作成する。
- 食事介助は安全においしく食事がとれることを目的に，本人の残存能力をいかして行う。
- 食事の援助にあたっては，患者の「食べたい」という意欲をそこなわないようにすること，意欲の低下がみられる場合はそれを向上させることも重要である。

復習問題

❶ 次の問いに答えなさい。

①五大栄養素に含まれる栄養素はなにか。すべて答えよ。

答[　　　　　　　　]

② BMI（body mass index）を算出するときに必要な情報はなにか。2つ答えよ。

答[　　　　　　　　]

❷ 〔　〕内の正しい語に丸をつけなさい。

①治療食には，〔塩分・タンパク質〕が制限
された高血圧食，〔塩分・タンパク質〕が
制限された腎臓病食などがある。治療食
は〔検査の前処置・疾病の治療〕を目的に
調整されている。

②ひとりでは食べられない患者の食事介助
では，患者の体位を〔座位・仰臥位〕に整
える。

③食事を介助する際は，食物の誤嚥を防ぐ
ために，患者の頸部を〔前屈・後屈〕させ
る。

排泄の援助

1 排泄の援助とその目的

排泄の援助とは●　消化・吸収・代謝のはたらきによって生成された老廃物を，体外に排出することを**排泄**という。排泄は，生体が恒常性を保ち，生命活動を維持していくために欠かせない生活行動である。自然で快適な排泄は生理的快感をもたらし，満足感・安定感を与える。また，排泄行動が自立して行えることで，自尊心が保たれる。

　排泄は，さまざまな健康障害を反映するものであり，食事・活動・睡眠といった生活行動や心理状態にも影響されやすい。このことをふまえると，排泄の状態の観察によって生体内部の多くの情報を得ることができ，生活の援助の資料とすることができる。

排泄の援助の●
目的　　　排泄の援助の目的は，患者の排泄を促すことで生体の恒常性を保ち，健康を維持することである。可能な限り自然な排泄に近い状態で，安全・安楽に排泄できるように援助する。

2 排泄の援助に関する基礎知識

1 排尿のしくみ

尿の生成●　尿は，腎臓に流れ込んだ血液から老廃物が濾過されることによってつくられる。腎臓でつくられた尿は，尿管を通って膀胱に運ばれる。

尿意と排尿●　膀胱は伸縮する袋状の臓器である。膀胱に 150〜300 mL の尿がたまって膀胱壁が伸展すると，その刺激が骨盤内臓神経から，脊髄の腰仙部の排尿中枢を介して大脳に伝わり，尿意を感じる（●図 1-50）。

　尿意を感じてから，排尿できる状況かどうかを大脳で判断し，排尿の準備が整うと，排尿反射がおこる。その結果，膀胱壁が収縮し，尿道の括約筋は弛緩する。さらに腹圧を意識的にかけることによって，尿は体外に排出される。このようにして，健康な成人では，1 日あたり通常 1,000〜1,500 mL の尿が排泄される。

2 排便のしくみ

便の生成●　口から摂取された食物は，胃などで消化を受けたのち，栄養素がおもに小腸で吸収され，食物の残りかす（残渣）が大腸へ送られる。大腸ではおもに水分が吸収される。直腸に運ばれるまでに水分の 90〜95％ が吸収され，固形化した便となる。

便意と排便●　生成された便が徐々に直腸内に移動してくると，直腸内圧が上昇する。直

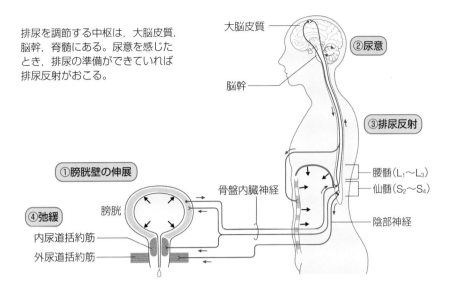

排尿を調節する中枢は，大脳皮質，脳幹，脊髄にある。尿意を感じたとき，排尿の準備ができていれば排尿反射がおこる。

① 膀胱壁の伸展

② 尿意

③ 排尿反射

④ 弛緩

大脳皮質

脳幹

腰髄（L_1〜L_3）
仙髄（S_2〜S_4）

陰部神経

骨盤内臓神経

膀胱

内尿道括約筋
外尿道括約筋

◯ 図 1-50　排尿の機序にかかわる神経

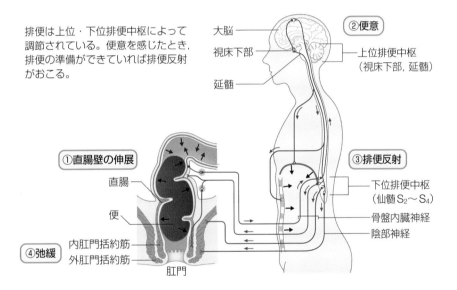

排便は上位・下位排便中枢によって調節されている。便意を感じたとき，排便の準備ができていれば排便反射がおこる。

① 直腸壁の伸展

② 便意

③ 排便反射

④ 弛緩

大脳
視床下部
延髄

上位排便中枢
（視床下部，延髄）

下位排便中枢
（仙髄 S_2〜S_4）

骨盤内臓神経
陰部神経

直腸

便

内肛門括約筋
外肛門括約筋

肛門

◯ 図 1-51　排便の機序にかかわる神経

腸内圧が 40〜50 mmHg に高まり直腸壁が伸展すると，その刺激が骨盤内臓神経と仙髄の排便中枢を経由して大脳に伝わり，便意を感じる（◯図 1-51）。
　便意を感じると反射的に直腸の蠕動<ruby>蠕動<rt>ぜんどう</rt></ruby>運動が促進され，内肛門括約筋が弛緩する。排便の準備が整い，排便姿勢に入ると，外肛門括約筋を意識的に弛緩させる。さらに腹圧をかけることで肛門が上方に引き上げられ，便が体外に排出される。このようにして，健康な成人では，通常，食後 24〜72 時間で100〜200 mL の水分を含んだ便が排泄される。

❸ 排泄物の観察

　排泄物は，その回数や量，色・臭気・混入物・pH・比重・形状とかたさなどの性状を観察することで，健康状態を判断する貴重な資料となる（⟳表1-14, 15）。

　正常・異常を正確に把握し，消化・吸収などのどの段階で問題がおこっているのかを考えることが大切である。

⟳表1-14　正常な尿と病的な尿の違い

		正常な尿（目安）	病的な尿の例
1日の回数		5～6回	頻尿，乏尿
1日の量		1,000～1,500 mL （このうち80%は昼間に出る）	無尿：100 mL/日以下 乏尿：400 mL/日以下 多尿：2,500 mL/日以上
性状	色	淡黄色～淡黄褐色 透明	赤色，緑黄褐色など
	臭気	新鮮尿では弱い	アンモニア臭（生ぐさく，ツンとくるにおい） アセトン臭（甘いにおい，果実臭）
	混入物	なし	タンパク質，血液，糖，膿，ビリルビンなど
	比重	1.015～1.025	高値または低値（疾患により変動する）
	pH	弱酸性（pH 5～6）	

⟳表1-15　正常な便と病的な便の違い

		正常な便（目安）	病的な便の例
1日の回数		1～2回	
1日の量		100～250 g，バナナ大（個人差が大きい）	
性状	形状とかたさ	有形軟便，円柱状で水洗でとける程度のかたさ	泥状便，水様便，硬便など
	色	黄褐色	黒色（タール便）：上部消化管出血時 赤色（血便）：下部消化管出血時 白色または灰白色：胆道閉塞など
	臭気	スカトール，インドールなどによる臭気	酸臭，腐敗臭など
	混入物	なし	血液，粘液，膿汁，不消化食塊，寄生虫，結石など
	pH	中性に近い（pH 6.7～7.2）	

④ 排泄障害

尿意や便意を生じてから，排泄にいたるまでの過程になんらかの機能障害がおこると，排尿や排便が阻害される（→表 1-16〜18）。排尿障害・排便障害は，排泄過程のどこに機能障害があるかによって症状が異なる。

→ 表 1-16　排尿障害の用語と定義

頻尿	1日の排尿回数が 10 回以上の状態。尿意頻数ともいう。膀胱炎や精神的不安定の場合にみられる。
乏尿	1日の排尿量が 400 mL 以下の状態。
尿閉	膀胱内に貯留した尿が排泄されない状態。
尿失禁	膀胱内に尿をためておくことができず，もらしてしまう状態。
排尿困難	努力しても排尿が容易にできない状態。

→ 表 1-17　代表的な尿失禁

失禁の種類	原因	特徴
腹圧性尿失禁	出産や加齢により，骨盤底筋群や尿道括約筋の機能が低下することでおこる。筋力低下・弛緩の状態に腹圧がかかることで失禁が生じる。	咳やくしゃみ，重い荷物を持ち上げたときなどに腹圧をかけた瞬間にもれる。骨盤周囲の筋肉を強化することで改善できる。
切迫性尿失禁	膀胱炎などの尿路感染症や脳梗塞，加齢などによっておこる。神経機能の障害によって，少量の尿で膀胱に強い収縮がおこり，失禁が生じる。	膀胱に尿がたまると強い尿意を生じ，排尿反射をがまんできない。トイレまで間に合わず，多量の尿が勢いよくもれる。
溢流性尿失禁	神経機能の障害や，前立腺肥大などで尿道の通過障害がある場合に，尿が膀胱にたまりすぎることでおこる。	膀胱内に残尿が多量にあり，つねにジワジワと尿がもれ出してしまう。排尿後もすっきりしないため，頻尿になる。また，腹部を圧迫すると残尿がもれ出すこともある。
機能性尿失禁	認知症や脳血管障害，関節リウマチなど，排泄動作に関する疾患により，排泄の機能に障害がおこる。	排尿のメカニズムの障害ではなく，判断力の低下や運動機能の低下のために，適切な排泄行動が行えないことでもれてしまう。

→ 表 1-18　排便障害の用語と定義

便秘	器質性便秘	大腸の形状の異常や，傷を伴う病気，手術などが原因でおこる。
	機能性便秘	大腸のはたらきの異常が原因でおこる。大腸の蠕動運動の低下や腹圧の低下により便を押し出すことができない状態（弛緩性便秘）や，常習的な排便の抑制により便意を感じなくなる状態（直腸性便秘）がある。
下痢		腸蠕動運動が亢進し，大腸の水分吸収が不良で便が固形化されず，液状で排便される状態。
裏急後重		腹部全体に痛みがあり，頻回に便意をもよおすがほとんど出ない状態。しぶり腹ともいう。
便失禁		自分の意思に関係なく，便が排泄されてしまう状態。

③ 排泄の援助の基本

① 羞恥心への配慮

　　人の排泄行動は，幼児期に獲得され，その後はプライバシーのまもられた環境下で，他者に見られることなく自立して行われるものである。排泄時には臭気や音を伴うため，他者に気づかれることで恥ずかしさを感じる。そのため，日常生活では排泄に関する話題に抵抗を感じる人も少なくない。

　　入院や治療によって排泄の援助を他者にゆだねることは，患者にとって大きな苦痛となり，自尊心を傷つけられやすい。援助の際は羞恥心に配慮し，プライバシーがまもられた環境で，安心して排泄できるようにする。また，患者は，排泄の援助を受けることを遠慮していたり，申しわけないという気持ちをいだいていたりすることも多い。看護師はこれらの気持ちを十分に理解したうえで，さりげなく，すみやかに援助にあたることが大切である。

② 自然な排尿・排便への援助

　　排泄行為は，通常，個人の生活習慣のなかにある。そのため，入院生活によって生活環境や生活リズムが変化すると，排泄の習慣は容易に乱れてしまう。できるだけ自然な排泄がスムーズに行われ，爽快感や安心感を得られるように援助していくことが重要である。

　　①患者の排泄パターンの把握　患者は，羞恥心などによって尿意・便意をがまんしている場合がある。排泄の過度な抑制は失禁や便秘の原因となるため，がまんをさせないようにする。

　　排泄記録は，患者の排泄パターンの把握に役だつ（◯表 1-19）。看護師は，患者に依頼される前に尿意や便意の有無をさりげなく聞くなどして，患者が排泄したいタイミングで気持ちよく排泄できるように配慮する。排泄の援助を依頼された場合は快く応じ，すみやかに対処することが大切である。

　　②ストレスのない環境づくり　排泄には副交感神経の活動が関与していることから，精神的にリラックスした状態を保つことが大切といえる。病室での生活は自宅での生活と異なり，食事・入浴・睡眠などの，あらゆる日常生活にストレスを感じやすい。とくに排泄に関しては，トイレの位置や慣れない便器の使用，大部屋での排泄などのさまざまな要因がストレスとなりうる。患者がストレスを感じずに過ごせるような療養環境を整える必要がある。

　　③食生活・食習慣への援助　食生活・食習慣と排泄習慣には密接な関係がある。1日3回，バランスのとれた食事をきちんと摂取するとともに，食物繊維や水分の摂取を促すことが大切である。ただし，患者によっては食習慣にこだわりがある場合もある。可能な範囲で患者の通常の食習慣を保つ配慮も必要である。

◯ 表 1-19　排泄記録用紙の例

氏名							
日付	月　　日(　　)						
時刻	尿意の有無	排尿		便意の有無	排便		失禁	水分量
9	あり・なし	トイレ おむつ	mL	あり・なし	トイレ おむつ	g		mL
10	あり・なし	トイレ おむつ	mL	あり・なし	トイレ おむつ	g		mL
11	あり・なし	トイレ おむつ	mL	あり・なし	トイレ おむつ	g		mL
12	あり・なし	トイレ おむつ	mL	あり・なし	トイレ おむつ	g		mL
13	あり・なし	トイレ おむつ	mL	あり・なし	トイレ おむつ	g		mL
14	あり・なし	トイレ おむつ	mL	あり・なし	トイレ おむつ	g		mL
15	あり・なし	トイレ おむつ	mL	あり・なし	トイレ おむつ	g		mL

④排泄しやすい体位の調整　通常，排泄は座位姿勢で行われる。床上の仰臥位では，腹圧がかけられないだけではなく，排泄物が殿部や腰背部を汚染してしまうのではないかという不安もある。可能な範囲で上半身を挙上し，膝を立て，座位に近い状態で排泄できるように援助する。

⑤運動の促進　ベッド上での生活が長期間に及ぶと，運動不足によって腸蠕動運動の低下が生じやすい。患者の状態に合わせて，院内散歩やベッド上での運動を積極的に取り入れ，腸蠕動運動を促すようにする。

⑥腹部・腰背部への温罨法[1]　腹部や腰背部に温熱刺激を与えると，排泄に関する神経が刺激され，腸蠕動運動が亢進して排便が促される。また，腸の走行と同じ向きに腹部マッサージを行うと，排便反射がおこりやすくなる（◯ 図 1-52）。仙髄には排便中枢だけでなく，排尿中枢も存在するため，排便だけでなく排尿の促進も期待できる。

④ 尿器・便器を用いた排泄の援助

① 尿器・便器の種類と使用方法

尿器・便器の
種類と特徴　尿器・便器にはさまざまな種類がある（◯ 表 1-20, 21）。患者の性別や体格，排泄の量などを考慮して，適切な尿器・便器を選択する。

1）温罨法の手順は第 2 章 F 節「罨法」（◯ 174 ページ）を参照のこと。

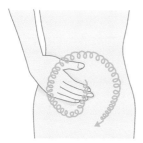

腸の走行と同じ向きに腹部マッサージを行う。

○ 図 1-52　腹部マッサージ

○ 表 1-20　尿器の種類と特徴

種類	男性用尿器	女性用尿器
	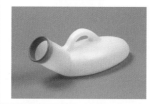	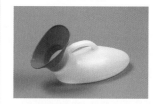
特徴	●手持ち式のため，自分で尿器を持つことができる患者に適している。 ●座位や立位でも使用できる。	●会陰部に受け口を密着させて用いる。密着がゆるいともれやすいため，排尿でも便器を用いることが多い。 ●腰を上げられない患者の排便容器としても使用できる。

○ 表 1-21　便器の種類と特徴

種類	和式便器	和洋折衷型便器	洋式便器	ゴム製便器
	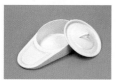	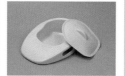	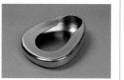	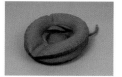
特徴	●厚みが少なく，腰を上げることが困難な患者にも挿入しやすい。 ●殿部を支える部分が狭く，安定性がわるい。 ●洋式便器よりも容量が少ない。	●和式便器より安定感がある。 ●厚みが少なく，腰を上げることが困難な患者にも挿入しやすい。 ●受け口が大きく，和式便器より容量が大きい。	●殿部を支える部分が広く，大がらな患者に用いても安定感がある。 ●厚みがあり，挿入しにくい。 ●容量が大きい。	●空気を入れて用いる。腰を上げることが困難な患者につぶれた状態で挿入できる。 ●フワフワしていて安定性がわるい。 ●やわらかく，殿部への圧迫・痛みが少ない。

尿器の使用方法●　ベッド上で尿器を用いて排尿する場合，男性は陰茎を尿器内に入れて使用する（○ 図 1-53-a）。女性は尿器の受け口を会陰部にしっかりと密着させ，尿が飛散しないように陰部にトイレットペーパーをあて，膝を閉じる（○ 図 1-53-b）。

便器の使用方法●　排便時は，殿部の下に便器を挿入する。排便と同時に排尿がみられる場合もあるため，排尿の準備も一緒に行う。

② 床上での排泄の援助

目的と留意点●　座位や歩行が困難な場合，または治療上の理由などにより，やむをえずベッド上で排泄する場合がある。そのときは，できるだけプライバシーがまもられた環境で安心して排泄ができるように援助する。

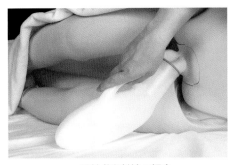
a．男性（側臥位）の場合

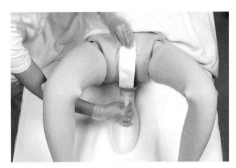
b．女性の場合

◯ 図 1-53　尿器のあて方

必要物品

①タオルケット，②尿器・便器，③処置用シーツ，④尿器・便器カバー，⑤手袋2双（枚数は汚染状況に合わせて適宜調整），⑥ビニールエプロン，⑦トイレットペーパー，⑧ごみ袋，⑨手ふき用のおしぼりまたは手浴用品一式（◯80ページ）

【必要時】バスタオル，陰部洗浄用具一式（◯83ページ）

事前準備

▶事前に患者と床上排泄の方法（使用物品や体位など）について相談し，援助の了承を得ておく。

▶患者の状態に合わせた尿器・便器を用意する。
- 38〜40℃ の湯を入れてあたためておく。加温器であたためている場合はあたたまっている尿器・便器を選択する。
- 排泄時の音消し，飛散防止，排泄物のこびりつき防止のために，便器の中にトイレットペーパーを2〜3枚敷く。
- 尿器・便器が他者に見えないように，カバーを掛けて患者のもとへ運ぶ。

▶カーテンを閉め，プライバシーを確保する。同室者や面会者に，可能な範囲で病室への入室を控えてもらうように伝える。

▶室温を確認し，患者が寒くないように調節する（22〜24℃ を目安とする）。

▶作業しやすいように，ベッドまわりを整理・整頓する。

観察事項

▶バイタルサインの変動

▶安静度や体位の保持，セルフケアに関する身体機能

▶尿意・便意，腹痛，疼痛の有無

▶排泄物の量，性状などの排泄状況

▶残便感，残尿感，気分不快の有無

手順

▶**腰を上げられる患者の場合**

1 寝具が排泄物で汚染されないように，掛け物を扇子折りにして足もとまで下げる。タオルケットを掛ける。

2 手袋とエプロンを装着する。

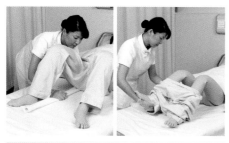

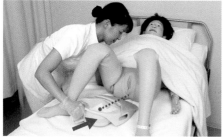

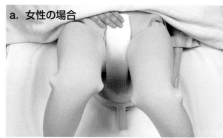

a. 女性の場合

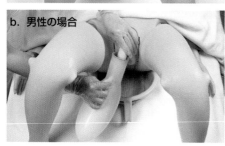

b. 男性の場合

3　両膝を立てて殿部を上げてもらい，腰部〜殿部の下に処置用シーツを敷いて，下着を脱がせる。上着は腰の上までしっかりめくり上げる。

（理由・根拠）仰臥位での排泄は排泄物が背部に及び，衣服が汚染されやすいため。

4　両膝を立てて殿部を上げてもらい，便器を差し入れる。このとき，便器を持っていない手で患者の腰を下から軽く支える。

（POINT）肛門部が便器受け口の中央にくるように調節し，便器をあてて痛くないかを確認する。可能であれば，便器の位置が適切かどうかを患者にたずねる。前後・左右のずれや違和感を修正する。

5　便器をあてたら，性別に応じて排泄の準備をする。

女性の場合（●図a）：トイレットペーパーを縦に折ったものを陰部にあて，両膝を合わせるよう促す。

（理由・根拠）尿の飛散防止と尿の便器内への誘導のため。トイレットペーパーの下端が便器内につくと排泄物を吸収してしまうため注意する。

男性の場合（●図b）：排便の訴えだけでも尿器をあてるようにする。

（理由・根拠）排泄時は副交感神経が優位になり，排便と排尿が同時におこる場合があるため。

6　ベッドをギャッチアップするなど，腹圧をかけやすいように体勢を整える。

（事故防止）体位が不安定な患者は，安楽枕や丸めたバスタオルなどを用いて体位を安定させるとよい。

7　トイレットペーパーとナースコールを患者の手の届くところに置く。排泄後にナースコールを押すように説明する。

8　手袋・エプロンを外してごみ袋に入れ，ベッド柵やカーテンなどを確認して，いったん退室する。

（留意点）重症者や衰弱している場合は付き添うようにする。また，可能な限り排泄中に他者の出入りがないように配慮する。

9　排泄終了後は患者の羞恥心に配慮し，できるだけ便器をあてた看護師が排泄後の処理を行う。ギャッチアップしていた場合はベッドを水平に戻し，手袋・エプロンを装着して，陰部・肛門部のふき残しがないかを確認する。必要に応じて陰部洗浄を行う。

10　便器を外し，すみやかに便器カバーを掛ける。

（理由・根拠）においの防止だけでなく，排泄物や排泄に使用した物品が患者や周囲の人の目にふれないよう配慮する。

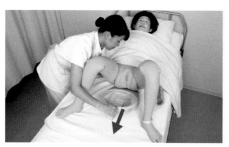

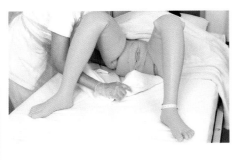

11 処置用シーツをすみやかに取り除く。両膝を立てて殿部を上げてもらい，汚染された面を内側に丸め込むようにして外す。

12 手袋を外す。下着・寝衣を直し，タオルケットを取り除く。掛け物を掛ける。

13 患者の手指を清潔にする。手ふき用のおしぼりを渡すか，手浴を行う。

14 患者の体調に変化がないことを確認する。カーテンを開けて，ベッド周囲の環境をもとに戻す。

15 室温に注意しながら換気のために窓を開け，退室する。退室してもらっていた同室者や面会者にケアが終了したことを告げる。

あとかたづけと記録

1 汚物処理室で便・尿の量や性状を観察する。
2 使用した物品は病院の規定に従って洗浄・消毒し，所定の場所にかたづける。
3 記録をする。

応用 腰を上げられない患者の場合は，側臥位にしながら便器やシーツの取り外しを行う。寝具を外し，手袋・エプロンを装着したのち，以下の手順で行う。

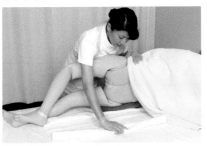

1 患者の殿部の隣にたたんだバスタオルを敷き，その上へ側臥位になってもらう。処置用シーツをベッド上に半分敷き，残りは丸めて患者の身体の下に押し込む。
POINT 便器の高さと同程度か，やや高くなるようにたたんだバスタオルを準備すると次の手順がスムーズとなる。

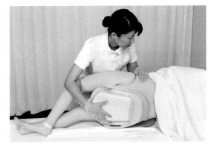

2 側臥位で便器をあててからゆっくりと仰臥位に戻す。

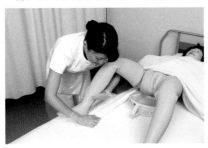

3 残り半分の処置用シーツを広げる。

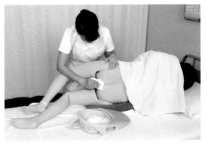

4 排泄終了後は，排泄物がこぼれないようにゆっくりと側臥位になってもらう。清拭して便器を外す。

⑤ ポータブルトイレでの排泄の援助

目的と留意点●　トイレまで歩行することができないが，ベッドサイドまでの簡単な移動や座位の保持が可能である場合は，ポータブルトイレで排泄できるように援助する。ポータブルトイレには，さまざまな種類がある（⊃**表 1-22**）。安全に排泄できるように，患者の日常生活活動（ADL）に合わせたものを選択する。

　　ここでは，手すりと背板がついていて，立位・座位が安定しない患者にも適している，手すり付標準型のポータブルトイレを用いた排泄の援助の方法について述べる。

必要物品

▶①ポータブルトイレ，②手袋，③ビニールエプロン，④トイレットペーパー，⑤ごみ袋，⑥手ふき用おしぼりまたは手浴用品一式（⊃ 80 ページ），⑦靴などのはき物

事前準備

▶事前に患者とポータブルトイレでの排泄の方法について相談し，援助の了承を得ておく。
▶カーテンを閉め，プライバシーを確保する。同室者や面会者に，可能な範囲で病室への入室を控えてもらうように伝える。
▶室温を確認し，患者が寒くないように調節する（22〜24℃ を目安とする）。
▶作業しやすいように，ベッドまわりを整理・整頓する。

観察事項

▶床上での排泄の手順に準ずる（⊃ 115 ページ）。とくに，立位や座位が保持できるか，衣服の上げ下げが可能かなどを十分に確認する。

⊃ **表 1-22　ポータブルトイレの種類**

種類	簡易設置標準型	手すり付標準型	木製椅子型	金属製コモード型
特徴	手すりがないため，立位・座位の保持が安定している患者に適している。	手すりと背板がついており，簡易設置標準型に比べて，立位・座位が安定しない患者にも適している。	木製で，ふだんは椅子として使用できるデザインになっている。	軽量だが安定している。折りたたみできるものもある。

手順

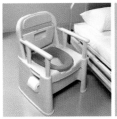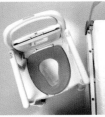

▶**ポータブルトイレの準備**

1 ポータブルトイレはベッドに平行または30度に設置する。排泄時の音消し，飛散防止，排泄物のこびりつき防止のために，便器の中にトイレットペーパーを2〜3枚敷く。

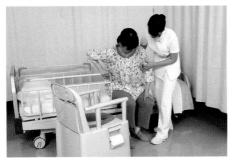

▶**ポータブルトイレへの移乗**

2 患者を端座位にし，はき物をはいてもらう。

事故防止 立位が不安定な患者の場合は転倒予防のため，スリッパではなくシューズタイプのはき物が望ましい。

3 立位になってもらい，ポータブルトイレの前に移動し，患者の向きをかえる。ベッド柵やポータブルトイレの手すりなどにしっかりつかまってもらうように適宜声をかける。

事故防止 酸素カニューレや点滴などの装着物がある場合は，からまったり外れたりしないよう注意する。

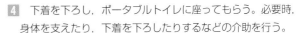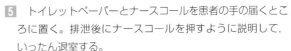

4 下着を下ろし，ポータブルトイレに座ってもらう。必要時，身体を支えたり，下着を下ろしたりするなどの介助を行う。

5 トイレットペーパーとナースコールを患者の手の届くところに置く。排泄後にナースコールを押すように説明して，いったん退室する。

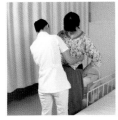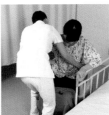

▶**排泄終了後**

6 排泄が終了したら手袋を装着する（必要時，エプロンもつける）。殿部周囲のふき残しがないかを患者に確認し，必要に応じて介助を行う。

7 手袋・エプロンを外し，患者に立位になってもらう。下着や寝衣をもとに戻す。

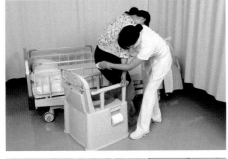

8 衣服が整ったらベッドに戻ってもらう。

POINT ポータブルトイレの手すりやベッド柵などにしっかりつかまるように声をかけ，必要時，身体を支えるなどの介助を行う。

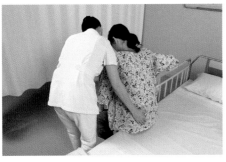

9 便器のふたを閉める。

10 患者の手指を清潔にする。手ふき用のおしぼりを渡すか，または手浴を行う。

11 体調に変化がないかを確認する。カーテンを開け，ベッド周囲の環境をもとに戻す。

12 室温に注意しながら換気のために窓を開け、退室する。退室してもらっていた同室者や面会者にケアが終了したことを告げる。

あとかたづけと記録

尿器・便器を用いた援助に準ずる（◯117ページ）。

6 おむつによる排泄の援助

目的● おむつは、尿・便の失禁がみられる患者に使用される。おむつの交換は、おむつ内の排泄物を除去し、陰部・殿部の清潔を保持する目的で実施する。

留意点● おむつの安易な使用は患者の自尊心を傷つけやすく、他者におむつを交換される羞恥心（しゅうち）も大きい。また、排泄物の付着による皮膚のトラブルも生じやすいため、可能な限り自然に排泄できるように援助することが望ましい。

　看護師は、患者の排泄パターンを観察し、失禁前にトイレへの誘導を行ったり、骨盤底筋群の運動を促したりするなど、患者ができるだけトイレで排泄できるように援助する姿勢をもつことが大切である。やむをえずおむつを使用する場合は、おむつ交換ごとに陰部・殿部の清拭を実施する。また、1日1回は洗浄剤を用いた洗浄を行い、皮膚の清潔を保つことが重要である（◯83ページ）。

1 おむつの種類と特徴

　おむつは、排泄物を吸収し、もれを防ぐ目的で使用される。患者のADLに合わせて適切な種類のおむつを選択することが重要である（◯表1-23）。

2 おむつの交換（テープ式おむつの場合）

　ここでは、テープ式おむつの交換の手順について述べる。

留意点● 援助の際には、患者のプライバシーに配慮しつつ、すみやかに交換することに留意する。

必要物品

①タオルケット、②テープ式おむつ、③手袋2～3双、④ビニールエプロン2枚、⑤トイレットペーパー、⑥ごみ袋、⑦陰部清拭用ウォッシュクロス、⑧手ふき用おしぼりまたは手浴用品一式（◯80ページ）

留意点 手袋やビニールエプロンの数は、患者の汚染度や陰部洗浄の実施に応じて適宜調整する。

【必要時】尿とりパッド、陰部洗浄用具一式（◯83ページ）、処置用シーツ

事前準備

▶患者におむつ交換の方法について説明し、了承を得ておく。

▶患者の状態や排泄物の量・性状などを確認し、適切なおむつを選択する。陰部洗浄用具や着がえが必要かどうかを確認し、必要物品一式を患者のもとへ運ぶ。

⟡ 表1-23　**おむつの種類と特徴**

種類	テープ式おむつ	パンツ式おむつ	尿とりパッド	フラット式おむつ
	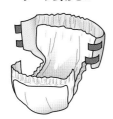	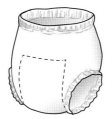	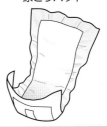	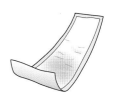
特徴	●臥床患者に適している。 ●ウエスト部分の締めつけはテープで調節できる。 ●立体ギャザーや吸水剤など，もれ防止の工夫がされている。 ●吸収量が多い。	●立位が可能な患者に適している。 ●立位でずれないようにウエストギャザーが強化されている。 ●側面の縫い目を破って脱ぐこともできる。 ●テープ式おむつに比べて吸収量は少ない。	●おむつと併用して使用できる。 ●尿とりパッドだけを交換できる。 ●尿の吸収量は製品によってさまざまである。	●臥床患者に適しているが，平面なので身体にフィットしにくく，もれやすい。 ●複数枚重ねて使用できる。 ●おむつカバーやテープ式おむつとの併用が必要。 ●コストが安い。

▶カーテンを閉め，プライバシーを確保する。同室者や面会者に，可能な範囲で病室への入室を控えてもらうように伝える。

▶室温を確認し，患者が寒くないように調節する（22〜24℃ を目安とする）。

▶作業しやすいように，ベッドまわりを整理・整頓する。

観察事項

▶床上での排泄の援助に準ずる（⟲ 115 ページ）。とくに，おむつ内の排泄物の状況や皮膚のトラブルが生じていないかについて注意深く観察する。

手順

▶**おむつ交換の準備**

1️⃣　寝具が排泄物で汚染されないように，掛け物を扇子折りにして足もとまで下げる。タオルケットを掛ける。

2️⃣　手袋とビニールエプロンを装着する。

3️⃣　仰臥位の状態でタオルケットをめくり，ズボンを脱がせる。上着は腰の上までしっかりめくり上げる。汚染状況によっては腰部〜殿部の下に処置用シーツを敷く。

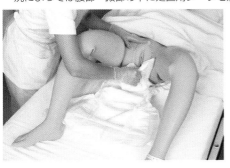

▶**おむつの交換**

4️⃣　使用していたおむつのテープを外し，大腿の間に広げる。尿とりパッドをしている場合は取り外す。

5️⃣　皮膚・粘膜に付着しているよごれをトイレットペーパーで適宜取り除き，排泄物の量・性状，皮膚の状態などを観察する。

（留意点）汚染が強い場合は必要に応じて陰部洗浄を行う（⟲ 83 ページ）。陰部洗浄後は手袋を交換する。

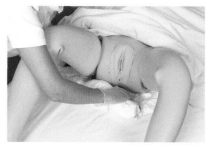

⑥ 使用したおむつは，排泄物がもれないように内側に丸め込む。

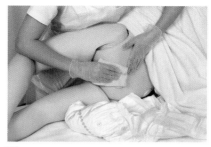

⑦ 患者を側臥位にしながら陰部清拭用ウォッシュクロスで陰部〜殿部を清拭する。

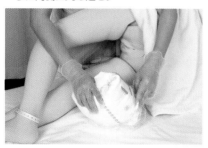

⑧ 使用したおむつを取り除いてごみ袋に入れ，すみやかに廃棄する。

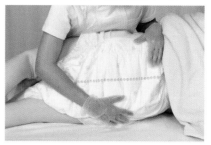

⑨ 手袋を交換し，汚染に応じてエプロンも交換する。新しいおむつを広げ，おむつの中央と脊柱が一致するように殿部にあてる。必要に応じて尿とりパッドを重ねてあてる。

⑩ 仰臥位になってもらう。尿とりパッドを使用する場合は，尿をもらさずに受けとめられる位置にあるかを確認する（◯図1-54）。ギャザーを立てながらおむつをフィットさせ，テープでとめる。

POINT テープは下から上へ，左右交互に順にとめることでかたよりがなくなり，横もれを防止できる。

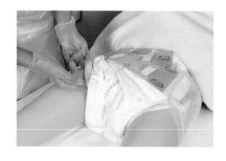

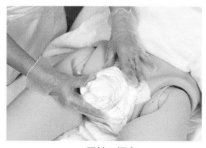

a. 男性の場合
陰茎をパッドで包み込むようにあてる。

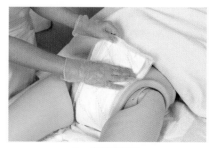

b. 女性の場合
背部に尿がまわり込みやすいため，背部にもしっかりとパッドをあてる。

◯**図1-54　尿とりパッドのあて方**

▶おむつ交換終了後

11　手袋を外す。下着・寝衣を直し，タオルケットを取り除く。掛け物を掛ける。

12　患者の手指を清潔にする。手ふき用のおしぼりを渡すか，または手浴を行う。

13　患者の体調に変化がないことを確認する。カーテンを開け，ベッド周囲の環境をもとに戻す。

14　室温に注意しながら換気のために窓を開け，退室する。退室してもらっていた同室者や面会者にケアが終了したことを告げる。

あとかたづけと記録

1　必要時，汚物処理室で便・尿の量や性状を観察する。汚染されたおむつは感染性廃棄物として廃棄する。

2　使用した物品は病院の規定に従って洗浄・消毒し，所定の場所にかたづける。

3　記録をする。

　POINT　排泄の状況以外に，患者の腰の挙上や体位の保持，自主性など，身体機能についても詳しく観察・記録する。これにより，患者の活動レベルに応じたおむつの選択につながる。

7　摘便

援助の目的　高齢者や衰弱している患者などは，腹圧がかけられず，直腸内に便が停滞し，排出できない場合がある。坐薬や浣腸を用いても効果がない場合，直腸内に手指を挿入し，直腸内に停滞している便を排出させたり，手指の刺激により排便反射を促したりする目的で摘便を行う。

必要物品

①タオルケット，②紙おむつまたは便器・尿器(男性の場合)，③処置用シーツ，④手袋２双，⑤ビニールエプロン，⑥トイレットペーパー，⑦潤滑剤，⑧ガーゼ，⑨ごみ袋，⑩バスタオル
【必要時】陰部洗浄用具一式(○83 ページ)

事前準備

▶摘便実施前に，できるだけ排尿をすませておくように説明する。
▶その他はおむつの交換の手順に準ずる。

観察事項

▶バイタルサインの変動
▶排便状況，かたさ，性状
▶残便感や困難感，腹痛，腸蠕動音，腹部膨満感の有無
▶肛門や肛門周囲の疾患や皮膚トラブル，疼痛や出血，気分不快の有無

手順

▶摘便の準備

1　寝具が排泄物で汚染されないように，掛け物を扇子折りにして足もとまで下げる。タオルケットを掛ける。

2　手袋とエプロンを装着する。手袋は，破損したり交換が必要になったりする場合があるため，２枚重ねて装着する。

3　腰部から殿部の下に処置用シーツを広げて敷き，下着を脱がせる。

4　便を排出しやすいよう患者に左側臥位になってもらう。肛門部を突き出すような体位にし，殿部のみを露出させる。羞恥心に配慮してバスタオルを掛ける。

POINT　患者は羞恥心から身体に力が入りやすい。側臥位で，できるだけ膝を大きく曲げ，リラックスするよう声をかける。

5　殿部の下におむつを敷く。トイレットペーパーはあらかじめ用意し，ごみ袋と一緒に殿部の近くに置く（◎図1-55）。

6　男性の場合，摘便の刺激により排尿反射がおこることがあるため，尿器をあてておく。

7　潤滑剤をガーゼにとり，手袋の上から示指全体に塗る。

▶摘便の実施

8　殿部の皮膚を引っぱって肛門部を開くようにする。患者に口で呼吸するよう声をかけ，示指をゆっくりと挿入する。

理由・根拠　口呼吸により肛門括約筋を弛緩させ，示指を挿入しやすくするため。

9　直腸壁に付着している便塊をはがすように，示指を直腸粘膜に沿うようにまわし，肛門部に近い便から少しずつ摘出する（◎図1-56）。ときどき示指を上下に動かしながら直腸粘膜に刺激を与え，排便を促す。これを便塊がなくなるまで繰り返す。

留意点　大きな便塊を排出するのは苦痛を伴い，出血する危険もある。便塊はできるだけ小さく砕いて摘出するとよい。

10　摘便の刺激によって自然排便がある場合は便器またはおむつをあてる。この際，次の作

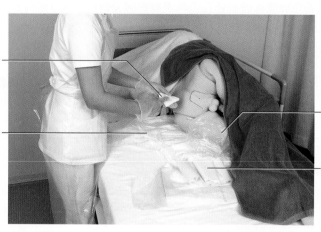

潤滑剤を示指全体に塗る

おむつを敷く

ごみ袋の口は開いておく

トイレットペーパーはたたんで準備しておく

◎ 図1-55　**物品の配置**

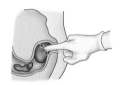

①指をまわして直腸壁から便塊を遊離する

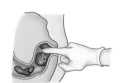

②便塊を少しずつ削り取るように摘出を始める

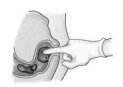

③さらに便塊の摘出を進めていく

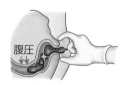

腹圧

④肛門輪を指で保護しつつ刺激を加えて，便塊を出す

◎ 図1-56　**摘便の方法**

業に移る前に手袋を左右1枚ずつ外し，ごみ袋に入れる。

POINT 便意をもよおした場合，可能であれば腹圧をかけるように声をかける。腹部を軽く圧迫して腹圧の補助を行うと効果的である。

▶摘便終了後

11 摘便終了後はトイレットペーパーで肛門部を十分にふく。必要に応じて陰部や殿部の洗浄を行う。肛門部の出血や疼痛，残便感の有無を確認する。

12 患者に終了したことを告げ，ベッド上の物品をかたづけ，手袋・エプロンを外す。

13 下着・寝衣を直し，体位を整える。タオルケットを取り除く。掛け物を掛ける。

14 患者の体調に変化がないことを確認する。カーテンを開け，ベッド周囲の環境をもとに戻す。

15 室温に注意しながら換気のために窓を開け，退室する。退室してもらっていた同室者や面会者にケアが終了したことを告げる。

あとかたづけと記録

尿器・便器を用いた援助に準ずる（◎117ページ）。

8 尿・便失禁時のケア

援助の目的● 近年，尿・便失禁によりおむつを使用する高齢者が増えている。排泄された尿や便などのアルカリ性物質が長時間皮膚に付着することは，皮膚のトラブルの原因となる。そこで，おむつ内の排泄物および陰部・殿部に付着した排泄物を除去し，清潔を保つことで，皮膚のかぶれや褥瘡などの二次障害を予防する必要がある。ここでは，おむつを使用している患者に便失禁があった場合のケアについて説明する。

必要物品

①タオルケット，②紙おむつ，③処置用防水シーツ，④手袋，⑤ビニールエプロン，⑥トイレットペーパー，⑦ごみ袋，⑧陰部洗浄用シャワーボトル（38〜40℃の温湯を入れておく），⑨洗浄剤（弱酸性のもの），⑩洗浄用ガーゼ，⑪陰部清拭用ウォッシュクロス
【必要時】尿とりパッド，皮膚保護剤

事前準備

▶おむつ交換の必要物品とともに，皮膚の洗浄に必要な物品を準備し，患者のもとへ運ぶ。

観察事項

▶おむつの交換の手順に準ずる（◎121ページ）。

手順

1 おむつの交換の手順に準じて，汚染されたおむつを広げる。

2 皮膚や粘膜に便が付着している場合は，トイレットペーパーでできるだけ取り除き，陰部・殿部に発赤や水疱，びらんなどがないかを観察する。

留意点 すでに発赤やびらんなどが見られる場合は，トイレットペーパーでこすらない

よう注意する。かわりに適宜，湯を流しながらよごれを取り除く。

3 　洗浄剤を用いて陰部・殿部を洗浄する（ ⟳ 83 ページ）。

　留意点 　皮膚を強くこすらないように注意する。

4 　陰部清拭用ウォッシュクロスを用いて十分に水分をふきとる。必要に応じて皮膚保護剤や油脂性の軟膏（なんこう）を塗布して排泄物の付着を予防する。

　POINT 　排泄物が付着していた部位は皮膚が浸軟（しんなん）しているため，水分のふきとりが刺激にならないよう押さえぶきを心がける。

5 　新しいおむつをあて，寝衣を整える（おむつの交換の手順に準ずる， ⟳ 122 ページ）。

あとかたづけと記録・報告

1 　発赤・水疱・びらんなどの有無や，使用した保護剤について記録する。必要時，医師や看護師に皮膚の状態について相談・報告する。

2 　おむつの交換の手順に準じてかたづけを行う（ ⟳ 122 ページ）。

まとめ

- 排泄の援助の目的は，患者の排泄を促すことで生体の恒常性を保ち，健康を維持することである。
- 排泄の状態の観察によって得られる情報は，生活の援助の資料となる。
- 排泄の援助の基本として，羞恥心に配慮し，プライバシーをまもる援助が必要である。また，自然な排尿・排便への援助を心がけることが重要である。
- 尿器・便器・おむつはその特徴に合わせて，患者にとって適切なものを使用する。

復習問題

❶ 次の問いに答えなさい。

①尿失禁の種類のうち，咳やくしゃみをしたときや，重い荷物をもち上げた瞬間などにもれてしまう特徴があるのはなにか。

　　　　　　答〔　　　　　　　　　〕

②和式便器と洋式便器を比較したとき，腰を上げることが困難な患者に挿入しやすいが，安定性がわるく，容量が少ないのはどちらか。

　　　　　　答〔　　　　　　　　　〕

③便器・尿器を用いた床上での排泄の援助で，ベッドをギャッチアップする理由はなにか。

　　　　　　答〔　　　　　　　　　　　　　　〕

❷ 〔　　〕内の正しい語に丸をつけなさい。

①床上での排泄の援助の際に，女性の場合は〔尿器・トイレットペーパー〕を陰部にあてる。

②テープ式おむつはパンツ式おむつに比べて，排泄物の吸収量は〔多い・少ない〕。また，〔立位が可能な患者・臥床患者〕に適している。

第 **2** 章 診療に伴う援助技術

A 診療の補助

1 診療の意義

1 診療の定義と過程

　　　　　診療とは，医師が患者に問診や身体診査〔しんさ〕，計測，検査などによる**診察**を行い，その結果をもとに健康状態および疾病について**診断**を下し，そこから診療計画をたてて**治療**を行うことである。

診療の過程●　診療は，診断過程と治療過程に大きく分けられる。診断過程は，一般的には診察から始まる。まず問診による病歴聴取が行われ，続いて触診・打診・聴診を用いた系統的な身体診査と，体重や腹囲などの即時に測定可能な計測が行われる。さらに血液や尿の採取，X 線撮影などの検査を行って，それらの結果を総合して，疾病や症状などに関して推論し，医学的判断を行うという流れをとる。

　　　　　一方，治療過程では，診断に基づいて診療計画をたて，治療目標を設定し，治療を実施する。具体的には，輸液や放射線照射などを行ったり，患者や家族への教育を進めたりする。

　　　　　この2つの過程は，必ずしも一方向に進むとは限らない。治療の効果を評価してそのまま終了することもあれば，診断過程にフィードバックすることもある。

　　　　　このように，診療は，人間の健康の回復，生命の維持にかかわり，幅広くかつ深い専門的知識と技術，態度を要する。そのため診療行為は，医師のみが行うことを許される医行為であり，医師法によって「医師でなければ，医業をなしてはならない」(第 17 条)と定められている。

2 診療の補助とされている行為

　　　　　医行為は医師にしか許されていないが，実際には，医師のみで診療を行う

◯ **表2-1　診療の補助とされている行為**

①診察の補助

②検査の補助

③各種治療法・処置の適用の補助（栄養補給法，導尿法，浣腸法，罨法（あんぽう），吸入法，吸引法，胃洗浄など）

④皮内注射法，皮下注射法，筋肉内注射法，静脈内注射法

⑤医師の事前指示に基づく範囲内での薬剤の投与量の調節

⑥救急医療などにおける診療の優先順位の決定

⑦入院中の患者の療養生活のうち，治療方針に関連する活動の援助（安静度保持や食事の変更など）

⑧患者・家族からの情報収集や，病状等の補足的説明，検査についての説明

⑨薬剤の管理

⑩医療機器の管理

注：⑤〜⑩は，厚生労働省医政局長通知「医師及び医療関係者と事務職員等との間等での役割分担の推進について」（平成19年12月28日）を参考にして示した。

ことは困難であり，補助する者が必要である。そこで，**医療者**（医療従事者）とよばれる他職種が，それぞれの役割に応じてさまざまな側面から診療の補助を行っている。このうち看護師は，保健師助産師看護師法において，「傷病者（しょう）もしくはじよく婦（ふ）に対する療養上の世話又（また）は診療の補助を行うことを業とする者」（第5条）とされており，**診療の補助**が看護師[1]の業務の1つであることが定められている。診療の補助には，診察の補助，検査の補助，各種治療法・処置の適用の補助などがある（◯ **表2-1**）。

診療の補助行為
の範囲

看護師は医師の指示のもとに診療の補助を行うことができるが，指示があればすべての医行為の補助を行ってよいわけではない。医行為のなかには，診断行為や手術などの，診療全体への影響が大きいものや，患者の身体への侵襲性が高いために医師が直接行うことが必要なものがある。それらは，医師の指示があっても看護師が直接行ってはならない（保健師助産師看護師法第37条）。

ただし，医行為の範囲は医療水準の変遷（へんせん）につれて変化するものである。かつて，静脈内注射は医師が直接行う必要がある行為であった。しかし今日では，診療の補助にあたる行為とみなされ，医師の指示のもとで看護師が行ってよい行為とされている。

診療の補助は，医師の指示のもとで行ってよい行為ではあるが，実施者が専門的な知識および確かな技術を保持し，研鑽（けんさん）しつづけていること，安全な環境や体制の整備がなされていることが必要条件になっていることを忘れてはならない。

1）同法第6条において，准看護師は「医師，歯科医師又は看護師の指示を受けて」診療の補助ができるとされている。以降，診療の補助者として，看護師と准看護師とを区別せず「看護師」と表記する。

② 診療における看護師の役割

　医師が患者に適切な診療を行えるように補助することが看護師の役割であるが，診療を受ける患者の安全をまもり，安楽な状態を保持することもまた看護師の重要な役割であり，これらを同時に遂行する必要がある。看護師が行う診療の補助業務は，以下のとおりである。

① 診療環境の整備

　医師が安全で確実に診療を行い，かつ患者が安心して診療を受けるためには，両者にとって適切な環境が整備されている必要がある。診療環境の整備は看護師の業務であり，適切な診療環境のために次のような条件を整える。

(1) 診療に必要な空間が確保され，整理・整頓されている。

(2) 適切な室温，湿度，採光が保たれている。

(3) プライバシーが保持できるようにカーテンやスクリーン，面談室がある。

(4) つねに使用される診療機器・用具が，安全な状態で配置されている。

(5) 必要に応じて使用される診療機器・用具が，近くの棚や倉庫に置かれ，すぐに配置できる準備ができている。

(6) 患者が快適に過ごせるように，絵や花などが飾られ，書籍や雑誌などが準備されている。

② 診療機器・用具の点検・整備

　医師は診療の過程で，多くの診療機器・用具を用いる。もし，それらが適切に作動しない，または数が不足するような事態が生じると，診療行為に影響して，患者に危険を及ぼしかねない[1]。したがって看護師は，医師が使用する診療機器・用具の使用目的や使用上の留意事項を理解したうえで，安全で確実に使用できるように診療機器・用具の点検・整備を行い，かつすぐに使用できる状態をつねに維持しておく必要がある。診療機器・用具の点検および取り扱いの留意点は，以下のとおりである。

(1) 計測機器：身長計，体重計，握力計，血圧計，その他の精密な計測機器は，日常的に点検するとともに定期的な検査を受け，校正を行う。

(2) 大型の診療機器：医師や臨床工学技士と相談しながら日常的な点検を行うとともに，定期的な検査計画をたてて実施する。

(3) 小型の診療器械・器具類：その性質に応じて点検・整備し，取り扱う（◯表 2-2）。所定の場所に定数を決めて配置し，すぐに使えるよう準備

1）ふだん使わない酸素ボンベを使用し，途中で空であることに気づいたり，滅菌物の使用期限が切れていたなどの医療事故が多発している。つねに機器・用具の点検・整備を行い，取り扱いに留意する。

⊙ 表2-2　診療器械・器具の性質と取り扱い方

種類（用具の例）	性質・特徴	取り扱い方
金属製品 鑷子（せっし） 鉗子（かんし） 膿盆（のうぼん） 剪刀（せんとう）（はさみ） ピッチャー など 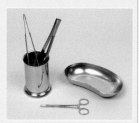	● じょうぶで壊れにくい。 ● さびにくいステンレスが頻用される。 ● 金属上にエナメル（ホーロー）を塗布してさびにくくしているものもある。	● 使用後は洗剤を使ってよく洗う。水洗い後，乾燥させる。 ● 剪刀は刃先を保護してほかの器械類と区別して取り扱う。
プラスチック製品 うがい盆 （ガーグル 　ベースン） コップ 吸い飲み など 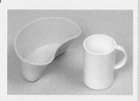	● ポリエチレン，ポリプロピレン，ポリ塩化ビニル，アクリル樹脂など，材質に多くの種類がある。 ● 加工が容易なので，さまざまな製品に使用されている。 ● 熱に強い種類と弱い種類がある。 ● 軽量である。	● 使用後は洗剤を使用してよく洗い，乾燥させる。 ● 燃やすと毒性ガスを発生するものがあるので燃やさない。
ゴム製品 氷枕（ひょうちん） 氷囊（ひょうのう） ケリーパッド ゴム製便器 など 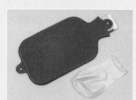	● 弾力性がある。 ● 熱や化学薬品に弱く，変質する。 ● 防水性はあるが，長時間水につけていると変質して破れやすくなる。 ● 低温では硬化してもろくなり，高温ではもとの形状に戻りにくい。 ● 鋭利なもので傷つきやすい。	● 微温湯と石けんでよごれを落とし，十分ゆすいでから水分をふきとり，陰干しする。 ● 消毒する場合は，1% 逆性石けん液に浸し，水洗い後に乾燥させる。 ● 排泄物が付着している場合は，3% クレゾール液に浸してから石けんで洗い，水洗い後に乾燥させる。 ● 保管時はゴムどうしが密着しないように紙をはさむかパウダーを塗布する。
ディスポーザブル製品 マスク エプロン 注射器 注射針 など 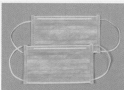 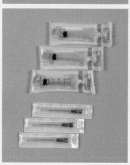	● プラスチック・ゴム・ビニール・不織布・紙などでつくられ，1回使ったら捨てる。 ● つねに新品である。 ● 簡単に準備ができ，すぐに使用できる。 ● 滅菌パックされているものは感染のリスクが低い。 ● あとかたづけが簡単であるが，廃棄物の量が多くなる。	● 使用期限内のものを使用し，期限が切れているものは使用しない。 ● 余分なストックはしない。 ● 開封の過程で汚染が考えられるときは無菌操作時に使用しない。 ● 乾燥した清潔な場所で保管する。 ● 廃棄時は所定の場所に，定められた方法で廃棄する。

する。あとかたづけは、材質の特徴に応じて破棄、または洗浄・滅菌・消毒を行う。使い捨てのものは、使った分だけ補充しておく。

❸ 診療行為を行う者の補助

医師が行う診療行為の範囲は広く、深い知識と技術および経験が必要である。さらに今日では、外来・入院患者のいずれも数が多く、医師だけでは対応しきれない。そこで看護師は、医師の診療行為の目的や方法を理解して、先を見通しながら補助にあたり、医師が安全かつ円滑な診療を行えるようにしなければならない。

看護師が行う診療行為の補助には、医師による診療行為の介助と、医師の指示による直接的行為（診療に伴う援助技術）がある。

医師による●
診療行為の介助　医師が患者に診療を行う場面で、看護師は直接的あるいは間接的に介助を行う。

　①**直接的介助**　鑷子<small>せっし</small>やガーゼなどの診療器械・器具を医師に無菌的に手渡したり、患者を検査・処置しやすい体位に整えたりする。

　②**間接的介助**　医師が行動しやすいように周辺の環境を整え、診療器械・器具を準備する。また、医師および患者の言動を観察し、必要時、報告・記録を行う。

医師の指示に●
よる直接的行為　医師の指示を受けて、患者に直接的に行う援助技術であり、第2章で紹介する多くの援助技術がこれにあたる。医師の指示による援助技術ではあるが、包括的指示を受けている場合は、看護師の判断で決められる部分もある。いずれも安全で確実な看護技術の提供と、適切な観察・報告・記録が必要である。

❹ 診療を受ける者（患者）への援助

診療は、行う者（医師）と受ける者（患者）との信頼および協力関係を基盤として成立するものである。しかし、患者はさまざまな苦痛や症状を有し、かつ病気や診療に対する強い不安をいだいている。そのため、患者にとっては、医師の言葉をスムーズに理解し、診療に協力することは簡単ではない。

診療を受ける患●
者の心身の特徴　診療を受ける患者の心身の特徴は、以下のとおりである。
- 心身の不調、病気による症状により苦痛が生じ、自由に動けない。
- 診療に対して、さまざまな不安をいだいている。
- 診療の目的や方法が十分に理解できない。
- 患者としてどう行動したらよいかわからない。
- 慣れない環境・人・できごとのため、緊張している。
- 医師や医療者に遠慮し、言いたいことがあっても言えない。
- 家族に遠慮し、気をつかって、言いたいことがあっても言えない。

患者への援助●　このような患者の特徴を理解して、看護師は患者の気持ちに寄り添い、患

者の立場を考えて援助をすることが大切である。具体的には，医師による診療上の指示を患者が適切に行えるように補足説明することや，デモンストレーションを行うこと，安全な環境を整えること，安楽な体位に整えることなどがある。

⑤ インフォームドコンセントの担い手

インフォームド●
コンセントとは
インフォームドコンセントは，日本語で「説明と同意」と訳されるように，医師をはじめとする医療者が，診療行為を行うにあたり適切な説明を行い，受け手である患者と家族が十分に理解して，診療が受けられるようにすることである。

従来，わが国では診療にかかわることや重大な病名について，患者に説明することや告知することが多くはなかった。しかし，患者の権利の尊重が求められるようになり，1997年の医療法の改正で，「医療を受ける者の理解を得るよう努めなければならない」（第1条4の2）との内容が追加されてからは，インフォームドコンセントが急速に普及した。

看護師の役割●
看護師は，インフォームドコンセントの担い手として，医師から患者への説明の場面で，患者の理解を確認すること，むずかしい表現をわかりやすく言いかえること，伝わるまで繰り返すこと，必要時，もう一度医師から説明してもらう機会をつくることなどの補助を行う必要がある。

また，看護師が診療に伴う援助や日常生活行動の援助を行う際にも，事前に目的や方法をわかりやすくていねいに説明し，患者の同意を得ることが必要である。このことにより，患者の権利が保たれ，信頼関係を築くことができる。同時に，患者が診療や援助行為に協力することや参加することで，診療や援助を効果的に進めることができ，よい成果を得ることにつながる。

⑥ 医師および医療者間の連絡・調整

従来，医師の診療を補助する医療者は看護師のみであったが，今日の医療の高度化・複雑化のなかで，さまざまな専門性を発揮する職種が出現し，医療者は多様化した。このことは，診療を行う医師にとっても，診療を受ける患者にとっても，専門的医療の授受における利点が大きい。

しかし，かかわる人が多いほど情報は混乱し，伝わるべき情報が伝わっていなかったり，患者が同じことを何度もたずねられてしまったりするような事態に陥りかねない。

連絡・調整役と●
しての役割
そこで，医療者間の連絡・調整において，医師および患者・家族が情報発信や授受，および共有において困ることがないように，看護師が医療者間の連絡・調整役として機能することが大切である。具体的には，医師からの情報や患者からの情報の流れを把握する，医療者の情報を共有する，必要時さまざまな医療者にはたらきかけるなどの役割を担う。

③ 診察の補助

診察の意義● 　診察は，診療行為の一つであり，医師が患者の健康状態を診断する目的で行う。具体的には，病歴の聴取（問診），身体診査，臨床検査，画像診断などがある。診察により医師は，患者の健康状態を把握し，医学的診断を行って，診療計画をたてて治療を開始するか，あるいは経過観察をする。診察は，患者の健康保持，健康の回復，生命の維持において重大な情報を得るために，また，治療の効果を評価するうえで重要である。

診察の方法● 　診察の方法は，一般的には五診が用いられる。すなわち，病歴の聴取といわれる問診と，身体診査（フィジカルイグザミネーション）といわれる視診・触診・打診・聴診である（⊃表2-3）。医師は，五診で得られた情報を関連づけて解釈し，推論して診断，あるいは治療の評価を行っていく。

■診察時の介助

　ここでは，一般的な診察の場面における介助の手順を紹介する。

目的● 　医師が適切かつ円滑に診察できるように介助し，また，患者が安心して適切に診察が受けられるように援助する。

⊃表2-3　**診察の方法と得ようとするおもな情報**

項目	方法	得ようとするおもな情報
問診	おもに患者と会話をし，情報を聞きとる。	● 基礎情報（個人の属性に関する情報） ● 主訴・現病歴（部位，性状，程度，発生時期，発生時の状況，症状に影響する要因，随伴症状など） ● 既往歴 ● 家族歴 ● 生活歴（生活習慣）
視診	視覚を用いて，身体の形状や性状を注意深く観察する。	● 全身（体型，体格，姿勢，発達状態，栄養状態，皮膚の形状・色調・性状，表情・顔の色調・顔貌，身なり） ● 病変部位周辺の形状・性状・色調・出血状況 ● 意識状態，認知機能，精神状態，話し方
触診	手で患者の身体に直接触れて皮膚の表面や内部の状態を知覚する。	● 皮膚の性状 ● 心臓や血管，肺から生じる振動 ● 臓器や腫瘤の形状，可動性 ● 圧痛の有無・程度
打診	手や打腱器を用いて身体の表面をたたいて生じた音を聞きとる。または反射の有無をみる。	● 肝臓・腎臓・肺の大きさや，位置，密度 ● 胃や腸管の内容物の貯留の有無 ● 疼痛の有無 ● 深部腱反射の有無
聴診	聴診器を用いて患者の身体内部から生じる音を聞きとる。	● 呼吸音・心音・血管音・腸蠕動音について，音の高さ・強さ・長さ・回数・性質，副雑音の有無

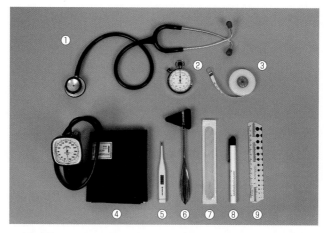

①聴診器，②ストップウォッチ，③巻尺，④血圧計，⑤体温計，
⑥打腱器，⑦舌圧子，⑧ペンライト，⑨瞳孔計

○ 図2-1　診察セットの一例

留意点●　患者と医師の両者に気を配り，安全で確実な診察が円滑に行えるように配慮する。医師と患者の間で適切にインフォームドコンセントなどを含めたコミュニケーションができるように援助する。

必要物品

①診察セット（○ **図2-1**：聴診器，血圧計，体温計，打腱器，ペンライト，巻尺，瞳孔計，角度計，その他診療器械・器具など），②滅菌・消毒された衛生材料（綿球，ガーゼ，舌圧子など），③膿盆，④ごみ箱，⑤患者用の診察衣，⑥バスタオル，⑦タオルケット，⑧診療記録または記録用紙
【必要時】検査データ，画像診断結果

事前準備

▶**環境の整備**　診察環境や物品を整えておく。
▶**病歴の聴取**　診察の前に，患者から簡単な病歴の聴取を行う。病歴の情報シートを手渡して患者自身に記載してもらう場合もあれば，看護師が聞きとりを行って記載する場合もある。病歴の情報シートは，患者の住所，氏名，連絡先などの患者基礎情報と，バイタルサイン，主訴や症状，既往歴などからなり，必要時4W1Hの問いかけで聴取していく[1]。あわせて，患者の表情・姿勢などを観察し，緊急性の有無を確認する。

手順

1　患者の名前をフルネームでよび，患者にフルネームで名のってもらう。診察室に迎え入れる。
2　ドアやカーテンを閉める。
3　診察を受ける位置まで患者を誘導し，診察の流れを簡単に説明する。

1）『新看護学6　基礎看護技術Ⅰ』169ページを参照のこと。Who（誰が），What（なにを），When（いつ），Where（どこで），How（どのように）を意味する。

◯ 表 2-4　診察に必要な体位

体位	特徴
仰臥位 （ぎょうが）	胸部や腹部など，一般的な内科診察でとる。膝を曲げることが多い。
半座位	呼吸困難がある患者の診察時にとる。
腹臥位 （ふくが）	背部，腰部の診察時にとる。
半腹臥位（シムス位）	側臥位の下側の上肢を背部にまわし，上側の上下肢の関節を軽く曲げてやや前傾させる。 会陰，腟，子宮，肛門，直腸などの診察時にとる。
膝胸位 （しっきょう）	膝と前胸部で身体を支え，殿部を挙上する。 肛門の診察時にとる。
截石位（砕石位） （せっせき）	仰臥位で膝を曲げ，大腿部を開脚・挙上する。 会陰，腟，子宮，前立腺，肛門，直腸などの診察時にとる。

4　診察に必要な体位をとってもらう。このときに姿勢が安定していること，苦痛がないことを確認する。通常，座位または臥位で問診を行い，そのあと診療台にて必要に応じた体位をとる（◯ 表 2-4）。

5　必要に応じて，患者の衣類の着脱を手伝う。その際，バスタオルをかけるなどして不要な露出を避ける。

6　医師による問診時は，患者のそばに立って患者の観察を行う。診察の内容に応じて，診療器械や器具を用意し，介助を行う。

7　診察が終わったら，患者にねぎらいの言葉をかける。衣類を整え，体位を戻す。

8　医師からの説明を患者が理解したか，聞けなかったことはないかを，表情の観察と言葉で確認し，必要時，補足説明を行う。

あとかたづけと記録

1　患者が退室したあと，使用した物品をかたづける。物品に応じて破棄，または洗浄・滅菌・消毒を行う。次の患者の診察のために診察室を整理・整頓し，必要物品を補充する。

2　診療記録の記載事項を確認し，かつ看護記録に必要な事項を記録する。

まとめ

- 診療とは，医師が患者に診察を行い，その結果をもとに診断を下し，そこから計画をたてて治療を行うことである。
- 診療の補助とされている行為は，診察の補助，検査の補助，治療法・処置の適用の補助，注射法などがある。
- 診療の補助における看護師の役割には，医師が患者に適切な診療を行えるように補助することだけでなく，診療を受ける患者の安全をまもり，安楽な状態を保持することも含まれる。
- インフォームドコンセントは「説明と同意」と訳され，医師や看護師は，診療行為の適切な説明を行い，患者と家族が十分に理解して診療が受けられるようにする必要がある。

復習問題

❶ 次の文章の空欄を埋めなさい。

▶診療における看護師の役割は，傷病者もしくは褥婦に対する〔①　　　　　〕または〔②　　　　　〕を行うことである。

❷〔　〕内の正しい語に丸をつけなさい。

①診療の補助は，〔医療法・保健師助産師看護師法〕において看護師の業務の一つであることが定められている。

❸ 次の問いに答えなさい。

▶以下の体位の名称はなにか。

①

答〔　　　　　〕

②

答〔　　　　　〕

③

答〔　　　　　〕

B 栄養補給法

1 栄養補給法とその目的

栄養補給法の目的　第 1 章 G 節「食事と食生活の援助」（⟳ 97 ページ）で学んだとおり，私たちは食事から栄養素を摂取し，生命を維持している。しかし，疾患や障害により口から食事をとることができず，栄養素が摂取できない場合や，食事ができたとしても必要とする栄養素が十分に得られない場合がある。そのような場合には，医療行為として，栄養を補う栄養補給法が実施される。

1 栄養補給法の種類

経腸栄養法と静脈栄養法　経口摂取によらない栄養補給法（非経口的栄養法）には，チューブ（カテーテル）により消化管に流動食や栄養剤を直接注入する**経腸栄養法（経管栄養法）**と，点滴静脈内注射により血管に栄養素を投与する**静脈栄養法**がある（⟳ 表 2-5）。経腸栄養法と静脈栄養法では，その目的や栄養剤の種類，施行時の留意事項が大きく異なるため，注意が必要である。

2 栄養補給法における看護師の役割

栄養状態の観察　看護師は，患者の体格や皮膚の色調・湿潤などの情報をもとに，患者の栄養状態をつねに観察できる立場にある。患者の栄養状態を評価し，低下しているようであれば医師に報告し，医師の指示で，患者に合った栄養補給法を開始する。

合併症の予防とケア　経腸栄養法と静脈栄養法には，それぞれおこりやすい合併症があり，予防および重症化を防ぐケアを行っていかなければならない（⟳ 表 2-6）。合併症が発生した場合は，医師の診断と指示により，栄養補給経路の変更や栄養補給の中止が行われる場合がある。

口腔ケア　経腸栄養法と静脈栄養法はともに，口腔を用いずに栄養素を取り入れるため，唾液の分泌量が低下し，口腔内の自浄作用が低下する。口腔内の細菌の

⟳ 表 2-5　栄養補給法の種類

種類		栄養の経路
経腸栄養法	経鼻経管栄養法	鼻腔から胃にチューブを入れ，流動食や栄養剤を注入する。
	胃瘻	胃と腹部の皮膚をつないだ孔から，流動食や栄養剤を注入する。
	腸瘻	腸と腹部の皮膚をつないだ孔から，栄養剤を注入する。
静脈栄養法	中心静脈栄養法	点滴静脈内注射により，上大静脈・下大静脈（中心静脈）内に栄養素を投与する。
	末梢静脈栄養法	点滴静脈内注射により，末梢の静脈内に栄養素を投与する。

○表2-6　栄養補給法の種類によるメリット・デメリット

種類	メリット	デメリット（合併症など）
経腸栄養法	●消化管の消化・吸収能力をいかすことができる。 ●小腸粘膜の萎縮を防ぐことができる。 ●静脈栄養法よりも栄養剤の注入が簡便である。	●消化管に入った栄養剤の逆流・誤嚥により，誤嚥性肺炎の危険がある。 ●胃瘻・腸瘻や経鼻栄養チューブの挿入部周囲の皮膚トラブルがおこる。 ●経鼻栄養チューブの場合，チューブ挿入中の苦痛が大きい。
静脈栄養法	●腸が機能していなくても実施できる。 ●消化管の安静が必要な場合，腸を使わずに栄養を身体に補給することができる。	●無菌の血管内に入れるため，栄養剤の取り扱いには無菌操作が必要になる。 ●腸管を使用しないため，小腸粘膜が萎縮する。

増殖は肺炎の原因にもなるため，口から食事をとれない患者にこそ，口腔ケアを行わなければならない（○90ページ）。

心理的側面への●
援助
　非経口的な栄養補給法では，身体に必要な栄養素はとれるが，通常の食事とは異なり味覚への刺激はない。1日3回の食事を味わう楽しさや，季節ごとの行事食を食べるといった楽しみもなくなる。食事は，単に栄養素を摂取するだけではなく，家族や友人などと食卓を囲み，人間関係をつくる場でもある。看護師は，栄養補給法を行っている患者の心理的な状態に配慮し，援助を行う必要がある。

② 栄養補給法の基礎知識

① 経腸栄養法（経管栄養法）

　経腸栄養法は，胃や小腸，大腸などの消化管の機能は保たれているが，摂食嚥下障害などにより，経口では十分な食事をとることができない場合に用いられる。

種類●
　経腸栄養法には，一時的に鼻腔から胃まで栄養チューブを通して栄養剤を注入する**経鼻経管栄養法**（経鼻栄養チューブ）と，皮膚と消化管に孔を空けて栄養を送り込む**胃瘻**[1]や**腸瘻**がある（○図2-2,3）。いずれも，消化管を通じた生理的な経路で栄養素を摂取することができる。

　また，経鼻経管栄養法は，中心静脈栄養に比べるとチューブの挿入や抜去が比較的容易である。一般的には，栄養補給が短期間ですむ場合には経鼻経管栄養法が，長期にわたる場合には，胃瘻・腸瘻が選択される。

1）胃瘻はおもに内視鏡下で造設されることが多い。そのため，臨床の場では，経皮内視鏡的胃瘻造設術 percutaneous endoscopic gastrostomy の略である「PEG」が，胃瘻そのものをさす言葉として使われることがある。

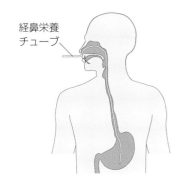
経鼻栄養
チューブ

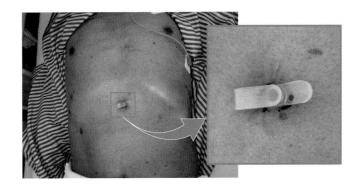

⊃ 図 2-2　経鼻栄養チューブ　　⊃ 図 2-3　胃瘻

胃瘻・腸瘻●　カテーテルから胃に栄養剤などを直接入れるために人工的に造設した，胃壁と体表をつなぐ瘻孔を胃瘻という。腸瘻は，小腸と体表をつなぐ瘻孔である。経腸栄養法が必要な患者は多く，そのケアを行う看護師の役割は重要である。

❷ 静脈栄養法

　静脈栄養法は消化管を使わないため，腸閉塞症のように消化管の安静が必要な場合に栄養を補給することができる。ただし，栄養素は本来腸を通じて体内に取り込まれるものであり，血管は栄養素を直接受け入れる器官ではない。また，長期にわたり消化管を使用しないでいると，小腸粘膜が萎縮をおこす。そのため，腸が機能している場合には経腸栄養法を選択することが基本とされる[1]。

　静脈栄養剤には多量の栄養素が含まれ，一般に体液よりも浸透圧が高い。そのため，短時間に大量に血管内へ投与されると，浸透圧により血管内皮細胞が傷ついてしまう。また，無菌状態の血管に栄養を入れるため，無菌操作が必要となる。

末梢静脈栄養法●　末梢の細い静脈内に，栄養剤を点滴静脈内注射にて投与する。点滴静脈内注射の方法については，第 2 章 L 節「与薬」を参照のこと（⊃230 ページ）。

中心静脈栄養法●　おもに内頸静脈や鎖骨下静脈から，心臓に近い上大静脈・下大静脈（中心静脈）までカテーテルを挿入し，点滴静脈内注射で栄養素を投与する（⊃図 2-4，5）。中心静脈は末梢静脈に比べて血流量が多く，高浸透圧の輸液が可能であるため，高カロリーの栄養剤を点滴することができる。ただし，中心静脈栄養を開始する際は，医師が中心静脈までカテーテルを挿入する大がかりな処置が必要になる。

　カテーテル留置中はカテーテル関連血流感染を引きおこすおそれがあるた

1 ）日本静脈経腸栄養学会編：静脈経腸栄養ガイドライン，第 3 版．p.14，照林社，2013．

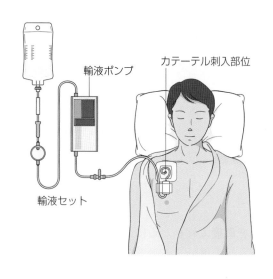

◯図2-4　中心静脈栄養法

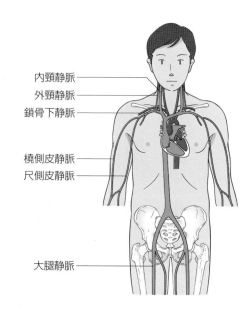

◯図2-5　カテーテルを刺入する血管

め，看護師は，輸液製剤や輸液セットの管理に留意し，カテーテル挿入部や全身状態の観察を継続して行う。

❸ 経腸栄養法の援助

❶ 経鼻経管栄養法（経鼻栄養チューブ）

■経鼻栄養チューブの挿入

目的●　摂食・嚥下障害などで，経口からの栄養摂取が十分にできない患者に対し，短期間，栄養剤を投与するための経路を作る。

留意点●　経鼻栄養チューブの挿入は，医師，または医師の指示のもとに看護師が行う。誤ってチューブが気道に挿入され，栄養剤を肺に流し込んでしまうと，生命の危機に直結する。経鼻栄養チューブの挿入に際しては，細心の注意をはらう必要がある。

必要物品

①経鼻栄養チューブ[1]（5〜12 Fr[2]のやわらかいチューブを使用する），②水溶性潤滑剤，③ガーゼ，④経鼻栄養チューブの規格にあわせたカテーテルチップシリンジ，⑤マスク，⑥手袋，⑦ビニールエプロン，⑧聴診器，⑨固

1）経腸栄養の用具を接続するコネクタには国際規格（ISO80369-3）と国内の独自規格がある（◯141 ページ，NOTE）。本書では国際規格の用具を用いた場合を説明する。必要に応じて変換コネクタを準備する。
2）Fr：フレンチと読む。チューブの内径を示し，3 Fr≒1 mm である。

定用テープ，⑩油性マーカー，⑪膿盆

POINT かたいチューブは鼻粘膜の潰瘍や副鼻腔炎などの合併症をおこしやすいため，やわらかいチューブを選択する。チューブの太さは，注入速度や鼻腔の状態を考慮して適切なものを選択する。

事前準備

▶患者に経鼻栄養チューブの必要性とリスクを説明し，同意を得る。

▶バイタルサインを測定する。可能であれば挿入時にパルスオキシメーターを装着する。

▶ベッド上で，患者の体位を30度から45度のファウラー位に整える。

　理由・根拠 チューブが気道に入らないようにするため。

▶枕などを使用し，頭部を軽く前屈させる。

　事故防止 頸部が後屈していると，チューブが気道に入りやすくなってしまう。

観察事項

▶**実施中**：嘔吐の有無，呼吸困難・激しい咳嗽の有無，SpO_2 の低下，口の中でチューブがとぐろを巻いていないこと

▶**実施後**：呼吸状態の変化（咳嗽，痰の増加，呼吸数の増加など），SpO_2 の低下や体温の上昇などのバイタルサインの変化の有無，鼻腔粘膜の皮膚の状態

手順

▶**チューブを挿入する前の準備**

1 手指衛生を行い，マスク・手袋・ビニールエプロンを着用する。経鼻栄養チューブを袋から取り出す。

Note

経腸栄養におけるコネクタの規格変更

　血管に挿入されたカテーテルに，消化管に入れる経腸栄養剤を間違って注入してしまうと，患者に多大な健康被害が出る。そのため，目的が異なる医療器具は，コネクタ（接続部）の形をかえて，物理的に接続できないようになっている。

　コネクタの形状は日本国内で規格化されてきたが，国際規格（ISO80369-3）への切り替えが促進されることになった。国際規格を導入することで，安全性がより高まり，輸入による器具の確保も見込めることがその背景にある。

　しかし，国際規格の利用が難しい対象者（障害児・障害者など）もいることから，引き続き，経腸栄養分野では既存規格（医薬発888号）に基づく製品も使用される。異なる規格の用具を接続するには，変換コネクタが必要となる。

　国際規格の導入は経腸栄養以外の器具でも進められることになっている。看護師は知識を更新しつづけていくことが必要である。

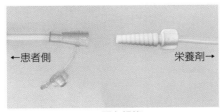

a. 既存規格

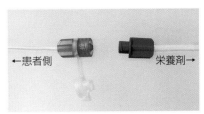

b. 国際規格

（写真提供：淑徳大学 茂野香おる氏）

2 挿入する長さを決める。経鼻栄養チューブを患者の外鼻孔から外耳孔にあてて長さをはかり，さらに，そこから剣状突起までの長さをはかり，印をつける（⊙ 図 a, b）。

（理由・根拠）外鼻孔から外耳孔，外耳孔から剣状突起までの長さの合計が，挿入時の外鼻孔から胃までの長さの目安となるため（⊙ 図 c）。

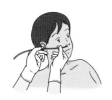

a. 鼻孔から外耳孔までの長さをはかる

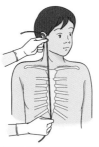

b. 外耳孔から剣状突起までの長さに印をつける

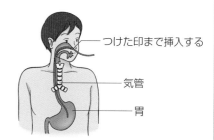

c. チューブ挿入時の目安とする

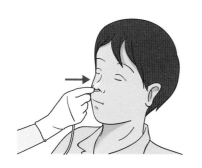

▶**チューブの挿入**

3 潤滑剤をガーゼにとり，経鼻栄養チューブの先端 4〜5 cm に塗る。

4 経鼻栄養チューブを手に持ち，鼻腔からチューブをゆっくりと挿入していく。

5 動作の協力が得られる患者の場合は，咽頭に到達したところで，つばを飲み込むように指示し，何回か嚥下運動を行ってもらう。嚥下運動に合わせて，チューブを進めていく。

（理由・根拠）嚥下運動によって，チューブの挿入が容易になるため。また，チューブが気管に入ることを防ぐため。

（事故防止）挿入途中で，患者の口腔内を観察し，チューブがとぐろを巻いていないことを確認する。また，患者が呼吸困難を訴えたり，咳嗽がひどくなったりした場合は，気管に誤挿入されている可能性がある。パルスオキシメーターの値や呼吸回数，顔色なども観察する。気管に誤挿入されている可能性があれば，すぐに抜去する。

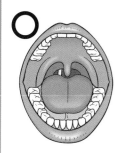

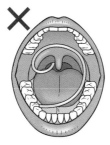

6 **2**ではかった長さまで挿入したら，テープで固定する。固定するときは，鼻腔粘膜に潰瘍ができないように工夫する。

　1）切り込みを入れたテープを鼻にはる。

　2）切り込みの片方をチューブに巻きつける。もう片方も巻きつける。

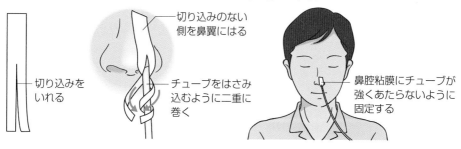

切り込みを
いれる

切り込みのない
側を鼻翼にはる

チューブをはさみ
込むように二重に
巻く

鼻腔粘膜にチューブが
強くあたらないように
固定する

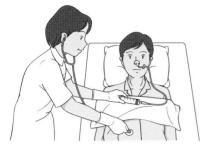

▶胃への挿入の確認

7 経鼻栄養チューブの先端が確実に胃に入っていることを確認する。

1) 空気を 10～20 mL 入れたカテーテルチップシリンジをチューブに接続する。空気を送り込んで，上腹部にあてた聴診器で気泡音を聞く。胃内容物の液体に空気が入ることで，「ポコッ」という気泡音が聴取できる。

2) カテーテルチップシリンジで胃内容物が引けることを確認する。

（留意点）胃内容物が引けないときは，胃液にチューブの先端が入るように，患者を側臥位やファウラー位にし，しばらく時間をおいて再度試す。それでも引けない場合は，チューブ先端が胃内に入っていない可能性を考える。

3) 医師の指示により X 線写真撮影を行う。確実にチューブが胃に入っていることを医師とともに確認する。

（事故防止）チューブ先端が誤って肺に入っていても，気泡音に近い音がする場合がある。気泡音の確認のほかにも，必ずいくつかの方法を組み合わせて，チューブが確実に胃に到達していることを確認する。

8 マーカーでチューブの挿入部に印をつける。

（事故防止）チューブが抜けかけたときにわかるよう，挿入した長さに印をつけておく。

9 抜去予防のため，鼻以外にもう 1 か所をテープでとめ，チューブを固定する。

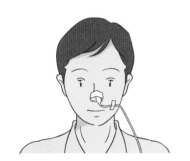

あとかたづけと記録

1 観察事項に準じて，呼吸困難などがないか，全身状態の観察を行う。

2 衣服や身のまわりの品をかたづけ，手指衛生を行う。

3 記録を行う。記録には，チューブの挿入の長さと，チューブ先端位置の確認方法を明記する。

■経鼻栄養チューブからの栄養剤の注入

　栄養剤には，イリゲーター（イルリガートル）[1]に移しかえて注入を行うものと，イリゲーターがいらない RTH 製剤がある（◯図 2-6）。ここでは，イリゲーターと栄養セットを用いて栄養剤の注入を行う手順を説明する。

目的●　摂食・嚥下障害などで，経口での栄養摂取を十分にできない患者に対し，経鼻栄養チューブから栄養剤を注入することで，身体に必要な栄養素を補給させる。

1）イリゲーターは英語，イルリガートルはドイツ語である。

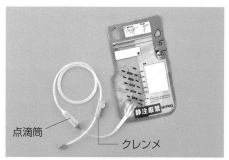

点滴筒

クレンメ

a. イリゲーター

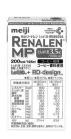

b. 栄養剤

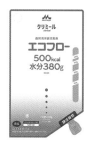

c. RTH製剤

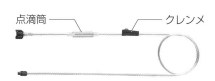

点滴筒 クレンメ

d. 栄養セット

（写真提供〔a〕：ニプロ株式会社，〔b〕：株式会社明治，〔c〕：株式会社クリニコ，〔d〕：テルモ株式会社）

◎ 図2-6 経腸栄養法の物品の例

Column

CO_2 検出器と pH 試験紙による確認

　気管へのチューブの誤挿入や栄養剤の誤注入による，患者の死亡事故が報告されている。経鼻栄養チューブを使用するとき，患者の意識障害が強い場合などは誤挿入のリスクが上がる。そのような場合は，CO_2 検出器や pH 試験紙などを使って確認することが望ましい（◎ 図 a, b）。

　CO_2 検出器は，経鼻栄養チューブの末端につけて使う。チューブ内に CO_2 が存在していると，色がかわる。CO_2 がみとめられる場合は，気管への誤挿入が考えられるため，ただちに抜去する。

　また，チューブが確実に胃内にあることを確認するには，カテーテルチップシリンジで引いた内容物を pH 試験紙に垂らし，pH 5.5 以下であることを確認する。胃内は強酸性のため，pH 5.5 以下ならば，カテーテル先端が胃内に入っている可能性が高い。

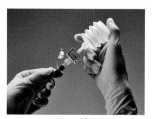

a. CO_2 検出器

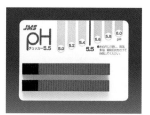

b. pH 試験紙

（写真提供〔a〕：日本コヴィディエン株式会社，〔b〕：株式会社ジェイ・エム・エス）

①指示票，②栄養剤，③イリゲーター，④栄養セット，⑤カテーテルチップシリンジ，⑥輸液スタンド，⑦微温湯，⑧聴診器，⑨手袋

▶指示票の内容を確認し，記載どおりの栄養剤が用意されていることを確かめる。栄養剤の使用期限を確認する。

▶**物品の準備**

1）イリゲーターと栄養セットを接続する。

　留意点 最初から栄養セットがつながっているタイプもある。

2）栄養セットのクレンメを閉じる。

3）栄養剤をイリゲーターに移す。一度開封し，イリゲーターに移した栄養剤は，8時間以内に使いきる。

　理由・根拠 開封した栄養剤を放置しておくと，細菌が繁殖するため。

4）栄養剤を栄養セットの点滴筒の 1/3 から 1/2 程度まで満たす。

5）栄養剤を栄養セットのコネクタの手前まで満たす。

　理由・根拠 コネクタの先端まで栄養剤を満たしてしまうと，患者の経鼻栄養チューブのコネクタに栄養剤が付着し，細菌汚染のリスクを高めてしまうため。コネクタ内に少量の空気が残るが，胃腸に少量の空気が入っても患者への影響はない。

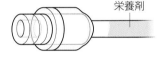

栄養剤

6）患者のもとに指示票と用意した物品を運ぶ。

▶栄養チューブ先端が確実に胃内にあること（◎142ページ）

　事故防止 挿入時に確認していても，自己抜去や嘔吐などにより，チューブ先端の位置がかわっている可能性がある。栄養剤を入れるときは毎回，先端部の位置を確認する。

▶消化器症状（吐きけ・嘔吐，下痢，腹痛，腹部膨満感）の有無

▶呼吸状態（咳嗽，痰の増加，呼吸数の増加など）の変化

▶SpO_2 の低下や体温の上昇といったバイタルサインの変化

▶鼻腔粘膜や皮膚の状態

▶**栄養剤を注入する前の準備**

1　フルネームを名のってもらい，本人確認を行う。

2　栄養剤注入の説明を行い，同意を得る。

3　患者の体位を整える。基本的に，栄養剤注入中と直後は，座位または30度以上のファウラー位とする。

　理由・根拠 栄養剤の胃食道逆流や誤嚥を防ぐため。

4　患者の経鼻栄養チューブが確実に胃内にあることを確認する。

　1）経鼻栄養チューブのマーキングが，外鼻孔の位置からずれていないことを確認する。

　2）チューブが口腔内でとぐろを巻いていないことを確認する。

　3）手袋を装着し，経鼻栄養チューブに空気を 10〜20 mL 入れたカテーテルチップシリンジを接続する。空気を送り込んで，患者の胃部に聴診器をあて，気泡音を聴取する。

　4）カテーテルチップシリンジの内筒を引き，胃内容物がシリンジ内まで引けてくることを確認する。

　　事故防止 気泡音の確認だけでは，チューブの先端が確実に胃内にあるとは言い切れない。胃内容物の確認などのいくつかの方法を組み合わせて確認する。

▶**栄養剤の注入**

5　患者側の経鼻栄養チューブに栄養セットのチューブをしっかり接続する。

POINT 経鼻栄養チューブのコネクタに，栄養セットのコネクタを下方からはめて接続する。上方からはめようとすると，栄養剤がたれて患者側の経鼻栄養チューブのコネクタを汚染してしまうことがある。

6 滴下を開始する。クレンメで滴下速度を調節する。

7 注入中は，吐きけ・嘔吐，呼吸状態の変化の有無，バイタルサインの変化がないかを観察する。

8 予定量の栄養剤の注入が終了したら，クレンメを閉じる。

▶**注入後の取り扱い**

9 栄養セットのチューブを外す。

10 食後の指示の内服薬がある場合は，カテーテルチップシリンジに薬液を入れ，注入する。

11 カテーテルチップシリンジに微温湯を 20〜30 mL 満たし，経鼻栄養チューブに接続して，微温湯を注入する。

理由・根拠 経鼻栄養チューブの閉塞や汚染を防ぐため。

あとかたづけと記録

1 注入後も 30 分から 1 時間は座位またはファウラー位とする。

理由・根拠 胃食道逆流・誤嚥を防ぐため。

2 引きつづき，吐きけ・嘔吐，呼吸状態の変化の有無などの全身状態の観察を行う。

理由・根拠 栄養剤注入後も胃食道逆流や誤嚥はおこりうるため，観察を継続する必要がある。

3 外したイリゲーターと栄養セットは，使い捨ての場合は所定の場所に破棄する。使い捨てではない製品の場合は，洗浄してからよく乾燥させる。

4 物品をかたづけて手指衛生をしたのち，記録を行う。

② 胃瘻・腸瘻

胃瘻のタイプ●　胃瘻は，外部ストッパーと内部ストッパーの形状により分類できる（●図 2-7）。外部ストッパーには，注入用のチューブを取り外しできるボタン型と，チューブが長く露出しているチューブ型がある。内部ストッパーには，バルーンに蒸留水を入れてストッパーとするバルーン型と，それ以外のバン

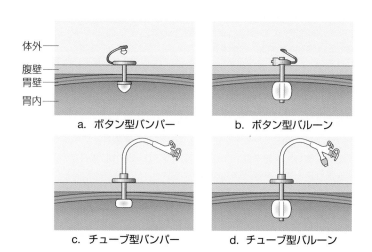

a. ボタン型バンパー　　b. ボタン型バルーン

c. チューブ型バンパー　　d. チューブ型バルーン

● 図 2-7　胃瘻のタイプ

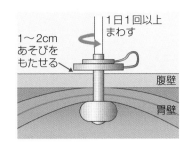

◐ 図2-8　外部ストッパーの回転

パー型がある。

■胃瘻の管理

胃瘻の観察　毎日，胃瘻と胃瘻周囲の皮膚トラブル，カテーテルの状態を確認する。

(1) 1日1回は外部ストッパーを回転させる（◐図2-8）。回転できない場合，胃壁へ埋没してしまっているおそれがある。スムーズに回転するかどうかを確認し，できなければ医師へ報告する。また，外部ストッパーが皮膚の同じ部位につねに接触していると，皮膚の潰瘍（かいよう）などの原因となることがある。

(2) 瘻孔周囲の皮膚に発赤や滲出液（しんしゅつ），栄養剤のもれがないことを観察する。

(3) 呼吸状態や，嘔吐や下痢などの腹部症状の有無の観察を行う。

(4) 注入時，スムーズに栄養剤が流れていくことを確認する。

胃瘻の清潔　胃瘻は胃につながっているため，正常でも少量の粘液が出てくる。入浴時などに，胃瘻およびその周囲の保清を行う。なお，安定している胃瘻は消毒したり，ガーゼで保護したりする必要はない。

(1) 入浴・シャワー浴ができる患者は，胃瘻とその周囲の皮膚をお湯と石けんできれいに洗う。とくに保護して入浴する必要はない。洗ったあとは水分をふきとり，乾燥させる。

(2) 入浴・シャワー浴ができない場合は，胃瘻とその周囲を微温湯と石けんで洗浄するか，清拭を行う。

■胃瘻からの栄養剤の注入

ここではイリゲーターを用いて栄養剤を注入する場合の援助を説明する。

目的　摂食・嚥下障害などによって，経口からの栄養摂取が十分にできない患者に対し，胃瘻から栄養剤を注入することで，身体に必要な栄養素を補給させる。

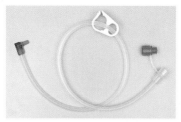
a. 接続チューブ

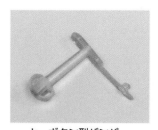
b. ボタン型バンパー

（写真提供：オリンパス株式会社）

◎ **図2-9　接続チューブとボタン型胃瘻の例**

必要物品

経鼻栄養チューブからの栄養剤の注入の手順に準じる（◎145ページ）。ボタン型胃瘻の場合には，栄養セットと胃瘻をつなぐ接続チューブが必要である（◎図2-9）。なお，実際には胃瘻のバンパー部分やバルーン部分は胃内にある。

事前準備

▶経鼻栄養チューブからの栄養剤の注入の手順に準じる（◎145ページ）。
▶ボタン型胃瘻の場合は，栄養セットの先に接続チューブをつなぎ，接続チューブまで栄養剤を満たす。

観察事項

▶消化器症状（吐きけ・嘔吐，下痢，腹痛，腹部膨満感）の有無
▶呼吸状態（咳嗽，痰の増加，呼吸数の増加など）の変化
　（事故防止）胃の内容物が逆流し，気管に入って，誤嚥することはおこりうる。呼吸状態をつねに観察する。
▶Spo_2の低下や体温の上昇といったバイタルサインの変化
▶胃瘻カテーテルの破損の有無
▶胃瘻周囲の皮膚の状態

手順

▶**栄養剤を注入する前の本人確認と準備**
1　フルネームを名のってもらい，本人確認を行う。
　（事故防止）必要時，リストバンドなどでも本人確認を行う。
2　栄養剤注入の説明を行い，同意を得る。
3　体位を整える。基本的に，栄養剤注入中とその直後は，座位または30度以上のファウラー位とする。
　（理由・根拠）栄養剤の胃食道逆流を防ぐため。
4　胃瘻の外部ストッパーがまわることを確認する。
▶**栄養剤の注入**
5　**ボタン型胃瘻の場合**：ボタンのふたを開けて接続チューブをつなぐ。
　チューブ型胃瘻の場合：胃瘻チューブに栄養セットをつなぐ。栄養セットのチューブのコネクタを胃瘻のチューブのコネクタより下方からはめて接続する。
6　クレンメを調節し，滴下速度を調整する。
7　指示量の栄養剤を注入しおえたら，クレンメを閉じる。栄養セットを胃瘻から外す。

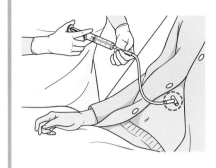

▶**栄養剤注入後の取り扱い**

8　カテーテルチップシリンジに微温湯を 20〜30 mL 入れる。ボタン型胃瘻の場合は接続チューブに，チューブ型胃瘻の場合は本体のチューブに接続して，微温湯を注入する。

　POINT　接続するコネクタの汚染を防ぐために，微温湯を入れるカテーテルチップシリンジの先端のコネクタに接続する部分には空気を残す。

　理由・根拠　胃瘻カテーテル内の閉塞や汚染を防ぐために微温湯を流し，胃瘻カテーテル内を洗い流すため。

9　ボタン型胃瘻の場合は接続チューブを外す。

あとかたづけと記録

経鼻栄養チューブからの栄養剤の注入に準ずる（⊃ 146 ページ）。

■腸瘻の管理と留意点

　腸瘻は，基本的な瘻孔の管理は胃瘻と同じだが，小腸には胃とは違って食物を貯留する機能がないため，一度に大量の栄養剤が入らないように，注入の速度や量に留意する。

④ 中心静脈栄養法の援助

　ここでは，中心静脈栄養法に用いるカテーテルの挿入における患者への援助および医師の介助について述べる。

目的●　中心静脈カテーテルの挿入を，合併症なく安全に，苦痛を少なく実施することができるようにする。

必要物品

①滅菌カテーテル挿入キット（⊃ 図 2-10；穿刺針，ガイドワイヤー，カテーテル，固定具など），②感染予防に必要な物品（キャップ・マスク・滅菌ガウン・滅菌手袋・患者をおおうサージカルドレープなど），③消毒薬，④局所麻酔薬，⑤フイルムドレッシング材

事前準備

▶穿刺は処置室など，ほかの患者が立ち入らないスペースで行うことが望ましい。個室ではない場合は，スクリーンやカーテンなどを使用する。

▶医師から処置についての説明が行われる。看護師は，患者の説明の理解の度合いや，不安や疑問点の有無を確認する。

▶刺入前のバイタルサインを測定する。

▶刺入部位に応じて，患者の体位を整える。

観察事項

▶患者の不安や強い痛みの有無

▶バイタルサイン（呼吸状態，脈拍，血圧）の変化

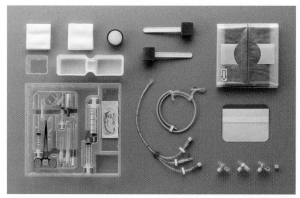

（写真提供：テルモ株式会社）

◯ 図 2-10　滅菌カテーテル挿入キット

▌ ▶出血の程度

手順

1 清潔野を作成する。医師・看護師ともに手指衛生を行い，医師はサージカルマスク・キャップ・滅菌手袋・ガウンを装着し，患者をサージカルドレープでおおったうえで処置を行う。

理由・根拠 感染を防ぐため，無菌操作が必要となる。カテーテルの刺入は医師が行うが，無菌操作が確実にできるように，看護師が介助を行う。

◯olumn

皮下埋め込み式ポート totally implantable central venous access port

　中心静脈カテーテルの一種であり，体内に，図のような器具を埋め込む。輸液が必要なときは，皮膚の上からポート中心部（セプタム）に特殊な針を刺して，静脈栄養剤などの輸液セットをつなぐ（輸液セットについては，◯ 253 ページ）。栄養剤以外にも抗がん薬など，さまざまな薬剤を与薬できる。

　いったん埋め込み手術をすれば，静脈からの与薬が容易になり，かつ長期間使用可能である。患者側の利点として，輸液が必要ないときは，針を抜けば，点滴ルートを気にせずに過ごすことができる。ただし，皮下埋め込み式ポートもカテーテル関連血流感染をおこす可能性があるため，十分な感染管理が必要である。

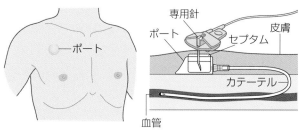

a. 皮下埋め込み式ポート　　　b. 構造を横から見たところ

2 刺入前・刺入中は，患者に不安のないように声かけを行う。

3 侵襲の高い処置であるため，脈拍数や呼吸数，意識レベル，表情・訴えなどの観察を行い，異常があれば，すぐに医師に報告する。

4 カテーテル挿入後，挿入部を観察できるように，透明で半透過性のポリウレタン製のドレッシング材でおおう。

あとかたづけと記録

1 物品をかたづける。穿刺針やガイドワイヤーなどは，針捨て容器に確実に破棄する。

2 手指衛生ののち，処置中の全身状態の変化の有無，カテーテルの挿入部位，挿入の長さなどを記録に残す。

NOTE ▶刺入後の管理

カテーテル挿入部は継続的に観察し，発赤・腫脹などが生じていないか，注意をはらう。挿入部の消毒などを行う際は，感染やカテーテルの誤抜去の防止に努める。栄養剤の与薬については「点滴静脈内注射」の項を参照のこと(➡254ページ)。

●参考文献
1）医学情報科学研究所編：看護がみえる vol.2 臨床看護技術．メディックメディア，2018.
2）嶋尾仁：胃瘻造設(PEG)患者の看護ケア．医学芸術社，2010.
3）日本静脈経腸栄養学会編：静脈経腸栄養ガイドライン．第3版．照林社，2013.
4）矢野邦夫監訳：血管内留置カテーテル由来感染の予防のためのCDCガイドライン2011．メディコン，2011.
5）山元恵子監修：写真でわかる経鼻栄養チューブの挿入と管理．インターメディカ，2011.
6）NPO法人 PDN(Patient Doctors Network)ウェブサイト(https://www.peg.or.jp/)(参照 2023-9-30).

まとめ

- 食事で十分に栄養素を摂取できない場合は，経口摂取によらない栄養補給法が実施される。栄養補給法には経腸栄養法(経管栄養法)と静脈栄養法がある。
- 経腸栄養法には，経鼻経管栄養法(経鼻栄養チューブ)と，胃瘻・腸瘻がある。静脈栄養法には末梢静脈栄養法と中心静脈栄養法がある。
- 援助を行う看護師の役割は，栄養状態の観察，合併症の予防とケア，口腔ケア，心理的側面への援助などである。
- 経鼻栄養チューブを誤って気道に挿入し，栄養剤を肺に流し込んでしまうと生命の危機に直結するため，経鼻栄養チューブの挿入に際しては細心の注意をはらう必要がある。
- 経鼻栄養チューブで栄養剤を注入している間は，吐きけ・嘔吐，呼吸状態の変化の有無，バイタルサインの変化がないかを観察する。
- 胃瘻の管理では，毎日，胃瘻と胃瘻周囲の皮膚トラブル，カテーテルの状態を確認する。

復習
問題

❶ 〔　〕内の正しい語に丸をつけなさい。

①静脈栄養法の特徴は，〔小腸粘膜の萎縮を防ぐことができる・栄養剤の取り扱いに無菌操作が必要になる〕ことである。

②経鼻栄養チューブを挿入するとき，患者の頸部は軽く〔前屈・後屈〕させる。

❷ 次の文章の空欄を埋めなさい。

▶経鼻栄養チューブの挿入の長さを決める際は，図 a のように〔①　　　　　〕から〔②　　　　　〕までの長さをはかり，図 b のように〔②〕から〔③　　　　　〕までの長さに印をつけて目安とする。

▶経鼻栄養チューブが胃へ挿入されたことは，複数の方法で確認する。カテーテルチップシリンジで空気を送り込み，〔④　　　　　〕を確認する方法のほかに，医師の指示により〔⑤　　　　　〕写真撮影を行う方法などがある。

▶胃瘻から栄養剤を注入し，栄養セットを取り外したら，カテーテルチップシリンジを用いて〔⑥　　　　　〕を 20〜30 mL 注入する。

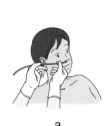

a　　　　　　　b

C 導尿

1 導尿とその目的

導尿の意義●　腎臓で生成された尿は膀胱に貯留し，排尿反射がおこることによって体外へと排泄される。しかし，膀胱の収縮機能の低下や，尿道の狭窄などにより，膀胱内に貯留した尿が排泄されない場合は，人為的に排尿を行うことが必要になる。

　　尿道から膀胱内にカテーテルを挿入し，膀胱内に貯留した尿を排出することを**導尿**という。また，膀胱・尿道の疾患や手術により排尿の管理が必要な場合や，陰部の汚染防止が必要な場合などは，カテーテルを留置し，長期的に導尿を行うこともある。

看護師の役割●　尿道にカテーテルを挿入する際は苦痛を伴うだけでなく，他者に陰部を露出して体外へ尿を誘導する行為は自尊心を傷つけやすい。そのため，羞恥心に配慮する必要がある。

　　また，カテーテルを留置したままの日常生活は，行動上の困難も生じる。看護師はやむをえず導尿を行う患者の気持ちを十分に理解し，身体的・精神的苦痛が最小限となるように援助することが重要である。

　　導尿は外尿道口から膀胱内へカテーテルを挿入するため，無菌操作が必要である。とくに，カテーテルを長期的に留置する場合は尿路感染をおこしやすい。看護師は導尿に関する的確な知識と技術をもって援助にあたることが重要である。

2 導尿の基礎知識

1 導尿の種類

　　導尿には，カテーテルを用いて膀胱内の尿を一時的に排出させる**一時的導尿**と，膀胱内にカテーテルを留置し，尿管から膀胱内に流れ込んだ尿を持続的に排出させる**持続的導尿**がある（● 表 2-7）。

2 カテーテルの挿入方法

カテーテルの●
種類と選択　　カテーテルには一時的導尿で用いられるネラトン型や，持続的導尿で用いられるバルーンのついたフォーリー型がある（● 図 2-11）。医療施設での持続的導尿では，通常 2way タイプのフォーリー型が用いられる。

　　カテーテルの太さは Fr（フレンチ）であらわされ，3 Fr ≒ 1 mm である。一時的導尿では通常 10～15 Fr，持続的導尿では内腔の閉塞を防ぐため，やや太めの 14～18 Fr が選択されることが多い。出血がある場合は，血液凝固に

● 表2-7　導尿の種類と目的

種類	方法	おもな適応と目的
一時的導尿	膀胱内に貯留した尿を一時的に排泄させる方法。外尿道口からカテーテルを挿入し，1回の排尿でカテーテルを抜去する。	● 自然排尿が困難な状況にある場合 ● 尿閉に対する処置 ● 残尿感がある場合の処置 ● 細菌培養のために無菌尿を採取する場合 ● 手術・検査・分娩などの前処置 ● 膀胱内に薬剤を注入する場合
持続的導尿	尿管から膀胱内に流れ込んだ尿を持続的に排出させる方法。膀胱内にカテーテルを留置し，蓄尿バッグ内に尿を排出させる。	● 排尿困難で頻繁に導尿が必要な場合 ● 生成された尿量を正確に測定する必要がある場合 ● 泌尿器の手術後の局所の安静 ● 陰部周囲の創部の汚染防止 ● 治療上，安静臥床が必要な患者の排尿管理 ● 尿失禁患者の排尿管理

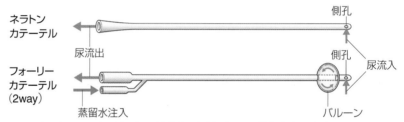

フォーリーカテーテルには，尿の流出管に側管があり，蒸留水注入孔がついている。
側管から蒸留水を注入し，バルーンをふくらませることで膀胱からの脱落を防止する。

● 図2-11　導尿カテーテルの種類

よるカテーテル内の閉塞を防ぐために，22 Fr を選択することもある。

挿入する長さ●　カテーテルは，尿道の長さをややこえる程度挿入する。

　通常，女性の尿道は約4 cm であるため挿入は4～6 cm とし，男性の尿道は16～20 cm のため18～20 cm 挿入すると膀胱に達する。カテーテル挿入時は男女の尿道の解剖学的な違いを理解したうえで安全に実施しなければならない。

❸ 感染予防のための無菌操作

　陰部には，常在菌を含めて，尿路感染症の原因となる細菌が数多く存在している。そのため，外尿道口を十分に消毒せずにカテーテルを挿入すると，尿路や膀胱内での細菌感染を引きおこす危険性が大きい。男性は亀頭部を，女性は小陰唇を露出させて外尿道口周囲の消毒をしっかり行い，無菌操作でカテーテルを挿入しなければならない。

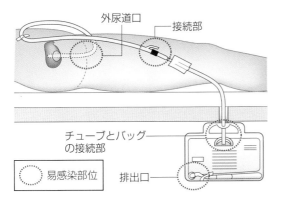
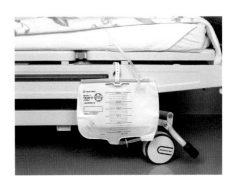

外尿道口　　接続部

チューブとバッグ
の接続部

排出口

易感染部位

○ 図 2-12　蓄尿バッグの易感染部位と適切な位置

4 持続的導尿時のカテーテルの管理と感染予防

　　持続的導尿では，カテーテルの留置期間が 1 か月をこえるとほぼ 100% の割合で尿路感染がおこるといわれており，カテーテルはできるだけ短期間で抜去することが望ましい。

　　持続的導尿のカテーテルは，男女の解剖学的な違いをふまえてテープで固定する(○159 ページ)。蓄尿バッグは，膀胱より高く上げるとカテーテル内の尿が膀胱内に逆流し，細菌感染の原因となるため，つねに膀胱より低い位置に固定する。

　　また，カテーテル留置中は，外尿道口やカテーテルと蓄尿バッグの接続部，蓄尿バッグの排液口などから細菌が侵入して尿路感染を引きおこす(○図 2-12)。持続的導尿を実施している間は，カテーテルやチューブの接続部は外さずに，蓄尿バッグをつけたまま日常生活を送ることが重要である。その際，カテーテルや蓄尿バッグがあることで患者の日常生活行動の妨げにならないよう配慮しなければならない。

5 プライバシーへの配慮

　　患者にとって，導尿は陰部を露出し，カテーテルによって人為的に排尿を促すものであり，身体的・精神的な苦痛が大きい。本来は自然排尿ができるように援助することが望ましいが，治療上の理由でやむをえず導尿を実施する場合は，患者にその目的や方法について事前に十分に説明し，了承を得ておくことが重要である。

　　また，導尿を実施する際は不必要な露出を避け，プライバシーに十分配慮した対応が必要である。持続的導尿では，蓄尿バッグ内に常時，尿が排出され，排泄物を他者に見られる恥ずかしさもある。蓄尿バッグが他者の目にふれないようにカバーを掛けるなどの配慮も必要である。

③ 一時的導尿

目的● 尿閉や持続する残尿感など，おもに排尿障害がある場合の対処として実施する（⟳ 111 ページ，**表 1-16**）。

必要物品

①滅菌ネラトンカテーテル（10～15 Fr；患者の状態に合わせたサイズを準備する），②滅菌トレイ，③鑷子，④消毒綿球，⑤滅菌ガーゼ，⑥潤滑剤，⑦滅菌手袋，⑧ビニールエプロン，⑨処置用シーツ，⑩尿器，⑪ゴミ袋，⑫タオルケット，⑬バスタオル，⑭膿盆
【必要時】尿検体容器

事前準備

▶患者に導尿の目的や方法について説明し，了承を得ておく。
▶必要物品を準備し，他者の目にふれないように配慮しながら，患者のもとへ運ぶ。
▶カーテンを閉め，プライバシーを確保する。同室者や面会者に，可能な範囲で病室への入室を控えてもらうように配慮する。
▶室温を確認し，22～24℃ を目安として，寒くないように調節する。
▶作業しやすいようにベッドまわりを整理・整頓する。

観察事項

▶バイタルサインの変動
▶尿意や残尿感の有無
▶尿の色・量・性状といった排泄状況
▶下腹部の膨満感・緊張の有無
▶導尿に実施に伴う羞恥心や緊張感などの精神状態

手順

▶**本人であることの確認**
① 患者にフルネームを名のってもらい，本人確認をする。

▶**準備と陰部の露出**
② 排泄物で汚染されないように，寝具を扇子折りにして足もとまでしっかり下げ，タオルケットを掛ける。
③ 腰部から殿部にかけて身体の下に処置用シーツを広げて敷き，下着を脱がせる。上着は排泄物で汚染されないように腰の上までしっかりまくり上げる。

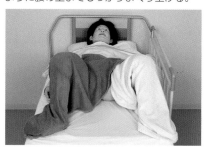

④ 陰部を露出できるように患者の体位を整える。男性は膝をのばして少し開脚した仰臥位，女性は膝を曲げて広く開脚した仰臥位とする。
　理由・根拠 仰臥位は，カテーテル挿入の際に外尿道口がよく見えて，カテーテルが挿入しやすいため。
⑤ 下半身のタオルケットをめくり，処置側と反対の脚をタオルケットで，処置側の脚をバスタオルでしっかりとおおう。消毒の直前まで最小限の露出ですむように配慮する。
　POINT カテーテルの挿入は無菌的に行うため，陰部のみしっかりと露出する必要があるが，それ以外の部位の不必要な露出は避けるように配慮する。

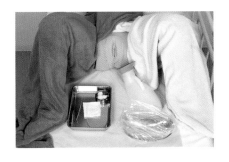

6 ビニールエプロンを装着する。尿器，消毒綿球，ゴミ袋を
作業しやすい位置に配置する。

事故防止 消毒綿球は事前に薬剤のアレルギーの有無を確
認して準備する。

7 滅菌トレイ内に滅菌カテーテルと滅菌ガーゼを置き，ガー
ゼの上に潤滑剤を少量たらす。滅菌トレイを作業しやすい位
置に配置する。

8 患者に声をかけ，陰部を露出し，滅菌手袋を装着する。

▶消毒とカテーテルの挿入

9 外尿道口の消毒とカテーテルの挿入を行う。

●男性の場合

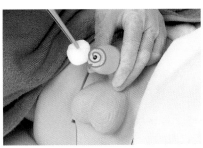

1) 利き手と反対の手で陰茎をしっかり持ち，亀頭部を露
出させる。

POINT カテーテルを挿入するまで，陰部を把持し
ている手は離さないようにする。

2) 利き手で消毒綿球を持ち，中心から外側に向かって外
尿道口を消毒する。鑷子で行ってもよい。

留意点 鑷子が患者の陰部に触れると不快なため十
分に注意する。

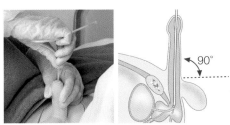

3) カテーテルの先端から4〜5 cm程度の部分を利き手
の母指と示指で持ち，潤滑剤を塗布する。

理由・根拠 カテーテルはやわらかいため，4〜5
cm程度の部分を持つと挿入しやすい。

4) 腹圧がかからないように，患者に口呼吸するように声
をかける。

5) 陰茎を床面と垂直になるように持ち，ゆっくりとカ
テーテルを挿入する。

理由・根拠 陰茎を持ち上げることで，S字状に屈
曲している尿道を一直線にするため。

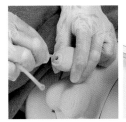
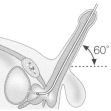

6) 15 cm程度挿入し，軽い抵抗を感じたら，陰茎を60
度の角度に戻して，カテーテルをさらに5 cm程度挿
入する。

●女性の場合

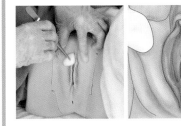

1) 利き手ではないほうの手で小陰唇をしっかり開き，外
尿道口を確認する。

POINT カテーテルを挿入するまで，陰部を把持し
ている手は離さないようにする。

2) 利き手で消毒綿球を持ち，小陰唇の内側を腹側から背
側に向かって左右・中心（外尿道口）の順に消毒する。
鑷子で行ってもよい。

POINT むくみや汚染度の状況をみて中央からでも
よい。左右の順はどちらでもよい。

理由・根拠 尿道口からの感染予防を徹底するため，
消毒綿球は1回ごとに必ず交換する。汚染状況に応じ
て綿球を3個以上使用する。外尿道口が最も清潔な状
態になるよう消毒回数は調整する。

3）カテーテルの先端から 4〜5 cm 程度の部分を利き手の母指と示指で持ち，潤滑剤を塗布する。

4）腹圧がかからないように，患者に口呼吸するように声をかける。

5）尿道の走行に沿って，カテーテルをゆっくりと 4〜6 cm 挿入する。

> **POINT** 女性の尿道はやや背側に向かっているため，尿道口からやや下向きに挿入するとよい。

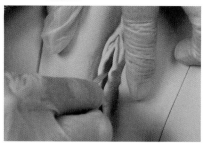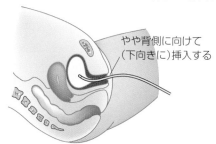

やや背側に向けて
（下向きに）挿入する

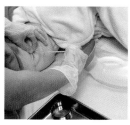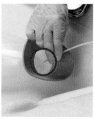

▶尿の排出

10 尿の流出がみられたらカテーテルの後端を尿器に入れ，尿を完全に排出させる。

> **留意点** 逆行性感染の予防のため，カテーテルの後端が尿器内にたまった尿の中に入らないように注意する。

11 尿の流出が弱まったら，カテーテルを少し引き，固定していた位置をかえながら尿を完全に排出させる。

> **POINT** 陰部に触れていた側の手背を用いて膀胱部を軽く圧迫し，尿の排出を促してもよい。

▶カテーテルの抜去

12 尿の流出が終わったらカテーテルをゆっくりと抜去する。滅菌手袋を外し，ビニール袋に破棄する。

13 患者にケアが終了したことを伝え，寝衣や掛け物を整える。

14 カーテンを開け，ベッド周囲の環境をもとに戻す。適宜，換気を行う。

15 退室してもらっていた同室者や面会者にケアが終了したことを告げる。

あとかたづけと記録・報告

1 導尿実施後の尿の量や性状を観察する。患者に気分不快や残尿感の有無などを確認し，必要時，医師や看護師に報告する。

2 使用した物品は施設の規定に従って洗浄・消毒し，所定の場所にかたづける。

3 手指衛生を行い，記録をする。

④ 持続的導尿

目的● おもに，継続する尿閉や尿失禁などの排尿障害への対処，手術後の厳密な尿量測定などの目的で実施する（111 ページ，**表 1-16**）。

必要物品

①滅菌済膀胱内留置カテーテル 14〜18 Fr（患者の状態に合わせたサイズを準備する），②蓄尿バッグ，③滅菌トレイまたは滅菌処置シーツ，④鑷子，⑤消毒綿球，⑥滅菌ガーゼ，⑦潤滑剤，⑧滅菌蒸留水（10 mL）入り注射器，⑨滅菌手袋，⑩ビニールエプロン，⑪処置用シーツ，⑫固定用テープ，⑬ごみ袋，⑭タオルケット，⑮バスタオル，⑯膿盆

【必要時】尿検体容器

▶一時的導尿に準ずる。

▶一時的導尿に準ずる。
▶カテーテル留置後は，カテーテルのねじれ・屈曲・閉塞の有無や，挿入部（外尿道口）の違和感や発赤などに注意して観察する。

▶本人であることの確認，準備と陰部の露出

1　一時的導尿の手順 1 ～ 6 に準じて患者の体位を整え，ビニールエプロンを装着する。

2　滅菌トレイや滅菌シーツを用いて清潔区域をつくり，蓄尿バッグや膀胱内留置カテーテルを清潔区域内に準備する。必要物品を作業しやすいように配置し，滅菌手袋を装着する。

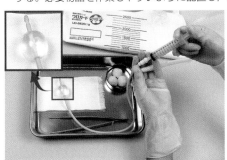

3　膀胱内留置カテーテルに滅菌蒸留水を注入して，バルーンが正常にふくらむことを確認する。確認後は蒸留水を抜いておく。

4　患者に声をかけ，陰部を露出する。

▶消毒とカテーテルの挿入

5　一時的導尿と同様の方法で外尿道口を消毒し，カテーテルを挿入する。

6　尿の流出が確認されたらバルーン部分を膀胱内に確実に到達させるため，さらに 2～3 cm 挿入する。

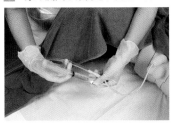
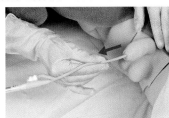

7　滅菌蒸留水を注入し，バルーンをふくらませる。カテーテルを少し引き，抜けないことを確認したら，カテーテルを 1～2 cm 挿入する。

理由・根拠 バルーンが膀胱出口（内尿道口）を圧迫しないようにゆとりをもたせるため。

8　カテーテルをテープで固定する。男性は，陰茎を頭側へ向け，カテーテルに少しゆとりを持たせて下腹部に固定する。女性は，下腹部または大腿部の内側に固定する。

理由・根拠 男性の場合，尿道が S 字状に屈曲しているため，陰茎を下向きにするとカテーテルの閉塞や尿道の損傷をおこしやすい。女性の場合は，腟や肛門からの汚染を防ぐため。

POINT テープかぶれの有無についてあらかじめ情報を収集し，患者に適したテープで固定する。長期間に及ぶ場合は適宜テープの位置をかえ，皮膚の清拭を行う。

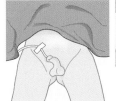
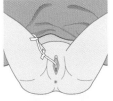

a. 男性の場合　　b. 女性の場合

9　滅菌手袋を外し，ベッドサイドに蓄尿バッグをとりつける。

　　留意点　カテーテルにねじれや屈曲がないことを確認し，蓄尿バッグが膀胱より低くなるように固定する。また，蓄尿バッグが床につかないように注意する。

10　患者にケアが終了したことを伝え，寝衣や掛け物を整える。

11　カーテンを開け，ベッド周囲の環境をもとに戻す。

12　退室してもらっていた同室者や面会者にケアが終了したことを告げる。

あとかたづけと記録・報告

1　持続的導尿の実施後の尿の量や性状を観察する。患者に気分不快や疼痛，残尿感などがないかを確認し，必要時，医師や看護師に報告する。また，尿道カテーテルの閉塞や抜去などが疑われる場合はただちに報告する。

2　使用した物品は施設の規定に従って洗浄・消毒し，所定の場所にかたづける。

3　手指衛生を行い，記録をする。使用したカテーテルのサイズやバルーン内の蒸留水の量なども記録する。

まとめ

- 導尿には一時的導尿と持続的導尿がある。
- 尿路感染症などの感染予防のため，無菌操作が必要である。
- 導尿は患者にとって身体的・精神的な苦痛が大きいため，プライバシーに十分配慮した対応が必要である。

復習問題

❶ 〔　〕内の正しい語に丸をつけなさい。

①持続的導尿に用いる〔ネラトンカテーテル・フォーリーカテーテル〕には側管があり，側管は〔尿の流出・蒸留水の注入〕に使用する。

❷ 次の文章の空欄を埋めなさい。

▶導尿で用いられるカテーテルの太さは，一時的導尿では〔①　　〜　　〕Fr，持続的導尿では〔②　　〜　　〕Fr が選択されることが多い。

▶導尿の際，カテーテルは尿道の長さをややこえる程度挿入する。成人女性の尿道は約 4 cm であるため挿入は〔③　　　　〕cm とし，男性の尿道は 16 〜 20 cm であるため挿入は〔④　　　　〕cm とする。

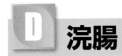

浣腸

1 浣腸とその目的

浣腸の意義　排泄は環境や食生活の変化の影響を受けやすい。とくに入院患者は療養生活上のストレスや運動不足などが重なり，便秘になりがちである。看護師は，患者ができるだけ自然排便できるように促すことが重要であるが，体力の低下した患者や高齢者では，腸管内で停滞した便の排出に困難を伴うケースが少なくない。過度の便秘は腹部膨満や食欲不振をまねいたり，無理に努責することで血圧の上昇を引きおこす可能性がある。このような場合，医師の指示のもと，浣腸により排便を促す。

　浣腸とは，一般的には肛門から腸管内に管（カテーテル）を挿入し，薬液を注入して排便を促すことをさす。広義には，治療薬や手術，検査の前処置としての薬剤投与など，さまざまな目的のものが含まれる。

看護師の役割　浣腸には，血圧の変動や直腸壁の損傷の危険があり，看護師には正確な知識と的確な技術が求められる。また，浣腸は肛門部を露出し，強制的に薬液を体内に注入するため，患者にとっては羞恥心や不快感が伴いやすい。看護師は患者の苦痛に配慮し，できるだけ安全・安楽に浣腸が実施され，その目的が果たされるよう，適切に援助することが重要である。

おもな浣腸の　医療施設で行われる浣腸にはおもに，排便や排ガスを目的としたものと，
種類と目的　検査薬（造影剤）の投与を目的としたものがある（◯表 2-8）。

◯表 2-8　おもな浣腸の種類と目的

浣腸の種類		目的・特徴
排泄の促進	排便（催下）浣腸	大腸内の便の排泄を促すもの。代表的なものに，直腸内に浣腸液を注入する 50% グリセリン浣腸と，腸管の検査や手術前の腸内洗浄を目的とした高圧浣腸がある。 **(1)50% グリセリン浣腸**：グリセリンの浸透圧により，腸粘膜から腸管内へ水分が移動し，便を軟化させることで排便を促す。 **(2)高圧浣腸**：重力を利用して 1,000～1,500 mL の浣腸液を S 状結腸よりも上部へ注入するもの。近年では内服薬を用いることが多く，ほとんど実施されない。
	駆風浣腸	ガスの貯留による腹部膨満を緩和するため，肛門からカテーテルを挿入し，排ガスを促すもの。
検査前処置 （造影剤の投与）	バリウム浣腸	腸管の狭窄や通過障害などを X 線撮影で検査するため，肛門から腸管内へ造影剤（バリウム）を投与するもの。

② グリセリン浣腸の基礎知識

①**実施前の確認**　浣腸は，肛門から直腸内にカテーテルを挿入する。したがって，肛門とその周囲および直腸内に疾患や炎症がないかをあらかじめ情報収集し，浣腸が安全に実施できることを確認しておくことが重要である。

②**プライバシーへの配慮**　排泄は本来，他者に見られることなくすませたい行為である。しかし，浣腸は肛門部を露出し，薬剤によって強制的に排便を促すものであり，患者にとって身体的・精神的な苦痛が大きい。治療上の理由でやむをえず浣腸を実施する場合は，患者にその目的や方法を事前に説明し，同意を得ておくことが重要である。また，実施の際は不必要な露出を避け，プライバシーに十分に配慮する必要がある。

③**浣腸実施時の体位**　浣腸実施の際は，患者の体位を左側臥位または左シムス位にする（◎図2-13-a）。これらの体位は，看護師から患者の肛門が見やすく，カテーテルが挿入しやすい。また，腸の走行を考えると，下行結腸が肛門よりも下側に位置するようになるため，直腸→S状結腸→下行結腸へと浣腸液がスムーズに流れ込む。さらに，患者の膝を曲げ，口呼吸をしてもらうことで腹圧がかからずに浣腸液を注入できる。

立位や座位でのカテーテルの挿入は直腸穿孔のおそれがあり，危険であるため，行ってはいけない（◎図2-13-b）。立位保持や歩行ができる患者であっても，必ずベッドに横になってもらって実施する。

④**浣腸液の温度**　浣腸液の温度が高すぎると，熱傷により腸粘膜を損傷するおそれがある。一方で，温度が低すぎると，腸粘膜の毛細血管の収縮によって血圧が上昇し，危険である。ヒトの直腸温はおよそ 37.0〜38.0℃ であるため，安全性を考えて，浣腸液はせめて人肌程度にあたためて用いるとよい。

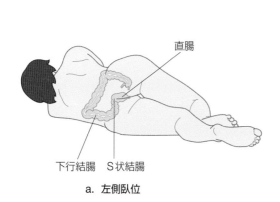

直腸

下行結腸　S状結腸

a. 左側臥位

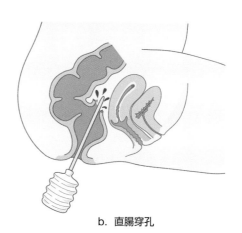

b. 直腸穿孔

◎ 図 2-13　浣腸実施時の体位

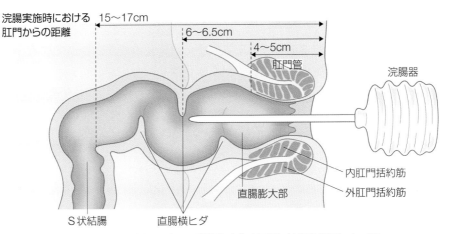

浣腸実施時における
肛門からの距離　15〜17cm

6〜6.5cm

4〜5cm

肛門管

浣腸器

内肛門括約筋

外肛門括約筋

直腸膨大部

S状結腸　直腸横ヒダ

上の図は直腸の解剖図であり，浣腸を実施する際には便や腹圧によって，
肛門管から直腸横ヒダまでの距離は短くなっている。

◯ 図 2-14　肛門・直腸の構造と浣腸

⑤カテーテル挿入の長さ　通常，成人の肛門管の長さは 4〜5 cm である
ため，これをこえる長さを挿入する必要がある（◯ 図 2-14）。ただし，カテー
テルの挿入が 6 cm をこえると直腸壁や直腸横ヒダを損傷する危険がある。
したがって，カテーテルの挿入は肛門管を大幅にこえない 5 cm 程度にとど
めることが重要である。

⑥浣腸液の注入速度と保留時間　浣腸液が急激に流入すると，直腸内圧が
高まり，気分不快が生じるおそれがある。また，直腸内圧の急激な上昇によ
り便意がもよおされるが，注入したばかりの浣腸液だけが排泄されてしまう
ため，目的とする排便の効果が得られない。浣腸液の注入は，患者の表情や
訴えを確認しながら，3 秒間で 10 mL（60 mL の場合，18 秒）を目安にゆっく
りと行う。

> Column
>
> ### グリセリン浣腸の適切な温度は？
>
> 　グリセリン浣腸液の温度は直腸温よりやや高めの 40〜42℃ 程度が推奨されてき
> た。しかし，人によって温度感覚は異なり，その正確な調整はむずかしいとされてい
> る。近年，日本看護技術学会が中心となって，浣腸液の適切な温度について検討して
> いる。ラットを用いた実験では，本書に掲載されている温度より低くても直腸粘膜へ
> の刺激性の問題はないとされている。しかし，実験対象はラットであり，また低温の
> 浣腸液の注入による不快感などを考えると，患者に用いる際には人肌程度にあたため
> ることを推奨する。

③ グリセリン浣腸の実施

目的● おもに下腹部の検査の前処置または排便困難がある患者に対して，直腸内にグリセリン液を注入して便を軟化させ，排便反射をおこし，排便を促す。

①ディスポーザブルグリセリン浣腸器(60〜120 mL)，②ピッチャー(45℃ 程度の湯を入れておく)，③ペアンまたは無鉤鉗子(カテーテルに逆流防止弁がついている浣腸器の場合は不要)，④膿盆，⑤ガーゼ，⑥潤滑剤(オリブ油など)，⑦手袋，⑧ビニールエプロン，⑨処置用シーツ，⑩トイレットペーパー，⑪ゴミ袋，⑫タオルケット
【床上排泄を行う場合】便器・尿器・便器カバーまたはおむつ，手ふき用おしぼりまたは手浴用品一式
【陰部洗浄を行う場合】陰部洗浄用具一式

事前準備

▶患者にグリセリン浣腸の目的や方法について説明し，了承を得る。
▶可能であれば，事前に排尿をすませておくように説明する。
▶**浣腸器の準備**
1) 浣腸器をピッチャーの湯の中に入れ，あたためておく(◎ 図a)。環境の影響によるが60 mLの浣腸器の場合，45℃ の湯に5分程度浸すと40℃ 程度になることを目安にする。
2) 浣腸器のキャップを外して栓を開け，空気を抜いてペアンでとめる(◎ 図b)。ストッパーがある場合は5 cmの位置にセットする(◎ 図c)。

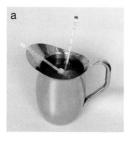
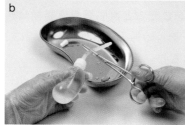
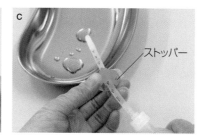

ストッパー

▶物品が他者の目にふれないよう配慮し，患者のもとへ運ぶ。
▶カーテンを閉め，プライバシーを確保する。同室者や面会者に，可能な範囲で病室への入室を控えてもらうように伝える。
▶室温を確認し，22〜24℃ を目安として，寒くないように調節する。
▶作業しやすいようにベッドまわりを整理整頓する。

観察事項

▶バイタルサインの変動や気分不快の有無
▶排便状況，便の硬さ・性状，腸蠕動音，腹痛・残便感・排便困難感などの有無
▶肛門・肛門周囲の疾患や皮膚トラブルの有無
▶トイレまでの移動や排泄セルフケアの能力
▶浣腸実施時の体位

手順

▶**本人であることの確認**
1 患者本人に氏名をフルネームで名のってもらい，本人確認をする。

▶**肛門部の露出とカテーテル挿入の準備**

2 排泄物で汚染されないように，寝具を扇子折りにして足もとまで下げ，患者にタオルケットを掛ける。

3 腰部から殿部にかけて身体の下に処置用シーツを広げて敷き，下着をおろす。上着は排泄物で汚染されないように腰の上までしっかりまくり上げる。

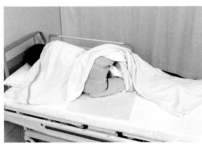

4 患者に左側臥位または左シムス位になってもらい，肛門部のみを露出するようにする。

POINT 患者は羞恥心から身体に力が入りやすい。側臥位ではできるだけ膝を大きく曲げ，リラックスするよう声をかける。

5 手袋とビニールエプロンを装着する。

6 グリセリン浣腸器を看護師の前腕の内側にあて，浣腸液が熱すぎないことを確認する。

7 カテーテルの先端から5cmまでの部分に潤滑剤を塗布する。

事故防止 リドカインゼリーはショック症状を引きおこすおそれがあるため用いない。

8 便器やトイレットペーパーは，すぐに使えるように殿部の近くに配置する。

9 患者に，おなかの力を抜き，口で呼吸するように説明する。

理由・根拠 肛門括約筋を弛緩させるため。

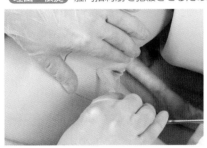

▶**浣腸の実施**

10 カテーテルを利き手に持ち，反対の手で軽く殿部を開くようにして，肛門部がよく見えるようにする。

11 肛門から臍の方向に向けて，カテーテルを挿入する。患者の呼吸に合わせて，直腸壁に沿うようにゆっくり挿入する。

POINT カテーテル挿入中は患者に，「ハァ，ハァーと呼吸しましょう」と声をかけるとよい。

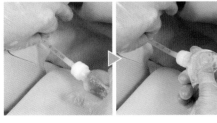

12 5cm挿入したら肛門部分のカテーテルを把持する。ペアンを外し，これ以上挿入しないようにしっかり固定する。

13 浣腸液をゆっくり注入する。

POINT 患者に声をかけ，苦痛の表情がないかを確認しながら注入する。

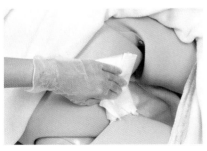

14 注入が終了したらカテーテルを静かに抜去する。トイレットペーパーで肛門部を軽く押さえる。便秘の患者の場合，なるべく排出をがまんしてから排便するように説明する[1]。

事故防止 血液の付着がある場合は，直腸穿孔のおそれがあるため，ただちに報告する。

1）重度の直腸性便秘の場合，浣腸後，すぐに排便すると，浣腸液だけが排泄されることが多い。必要以上のがまんは苦痛を与えるため不必要であるが，便の軟化・潤滑作用を促すには，可能な範囲でがまんしてもらうことが望ましい。

15 患者の状態に合わせて排泄の援助を行う。患者が歩行できる場合はトイレまで誘導する。床上排泄の場合は便器やおむつをあて，排便しやすいように体勢を整える。排泄後は，必要に応じて陰部洗浄や手浴を実施する（床上排泄・おむつ交換の手順に準ずる，⊃ 115，121 ページ）。

16 終了後，カーテンを開け，ベッド周囲の環境をもとに戻す。

17 換気が必要な場合は窓を開ける。退室してもらっていた同室者や面会者にはケアが終了したことを告げる。

あとかたづけと記録・報告

1 浣腸の実施後，排泄された便の量や性状を観察する。患者に腹痛や気分不快，残便感の有無などを確認し，必要時，医師や看護師に報告する。

2 使用した物品は施設の規定に従って洗浄・消毒し，所定の場所にかたづける。

3 手指衛生を行い，記録をする。

まとめ

- 医療施設で行われる浣腸はおもに，排便や排ガスを目的としたものと，検査薬（造影剤）の投与を目的としたものがある。
- 浣腸は患者にとって身体的・精神的な苦痛が大きいため，プライバシーに十分配慮した対応が必要である。
- 浣腸液を注入する際は患者の表情や訴えを確認しながら，3秒間で10 mL の速度を目安とする。

復習問題

❶〔　〕内の正しい語に丸をつけなさい。

①浣腸を実施する際は，患者の体位を〔左側臥位または左シムス位・右側臥位または右シムス位〕とする。

②カテーテルを挿入する長さは，およそ〔5 cm・10 cm〕とする。

❷ 次の文章の空欄を埋めなさい。

▶50％ グリセリン浣腸は，グリセリンの浸透圧により，腸粘膜から腸管内に〔①　　　　〕が移動し，便を軟化させることで排便を促す。

▶浣腸の実施後，カテーテルを抜去した際に血液が付着していた場合は〔②　　　　〕の可能性を考えて，ただちに報告する。

E ストーマケア

1 ストーマとその目的

ストーマとは● ストーマとは，人工的に腹壁^{ふくへき}につくられた腸管または尿管の排出口である（⤷図 2-15）。本来，便は腸管を通って肛門から，尿は尿管を通って膀胱にたまり，尿道口から排泄されるが，腸管や膀胱の摘出などによって，排泄経路が閉ざされてしまうことがある。その際，排泄物を体外に出せるようにストーマが造設される。

ストーマと装具● ストーマには，肛門や尿道とは違って括約筋^{かつやくきん}がないため，そのままでは便や尿が流れ出してしまう。そこで，ストーマを造設した患者は，ストーマ全体をおおう形の装具を着用する。装具内の排泄物は適宜，外に出す必要がある。また，装具自体も 1 日〜数日おきに適切に交換する必要がある。装具は，患者の疾患やストーマの形状，体型，ライフスタイルなどに合わせて選択される。

ストーマを造設した患者の生活● ストーマを造設したことによる食事の制限はない。暴飲・暴食を避け，バランスのよい食生活を心がけるように指導する。また，入浴も可能である。装具を外して浴槽につかっても，湯が腸管内に入ることはない。排泄物の流出が気になる場合は，装具を装着したままでの入浴もできる。外出も控える必要はない。毎日の適度な運動は，健康の維持，腸蠕動^{ぜんどう}運動の正常化などの利点がある。

看護師の役割● 患者にとってストーマ造設は，ボディイメージの修正を迫られることである。また，患者はストーマと排泄物の管理をしつつ社会生活を送らなければならない。看護師は，患者がセルフケアを行えないときには患者にかわってストーマの管理を行う。それとともに，患者がストーマを受け入れられるように促し，患者自身がストーマや排泄物，装具の管理を行えるように援助する。

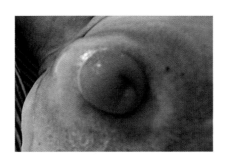

⤷ 図 2-15　消化管ストーマの外観

② ストーマの基礎知識

ストーマの種類● 　ストーマは，造設される器官によって，便の排泄口となる**消化管ストーマ**と，尿の排泄口となる**尿路ストーマ**に大別される（○表2-9）。

ストーマ装具● 　ストーマ装具は，排泄物をためる**ストーマ袋**と，それを腹部に固定するための<ruby>面板<rt>めんいた</rt></ruby>で構成されている。面板は，おもに皮膚を保護する成分（皮膚保護剤）でつくられている。

　ストーマ袋と面板が一体となっている単品系装具と，ストーマ袋と面板が別になっている二品系装具がある（○図2-16）。単品系装具は装具交換が簡便であり，またストーマ袋と面板が薄いため，装着時の違和感が少ない。ただし，ストーマ袋を交換したいときは装具すべてを交換する必要がある。一方，二品系装具は面板を身体につけたたままで，外出や入浴などの状況に合わせてストーマ袋のみを交換することができる。しかし，ストーマ袋が面板から

○表2-9　ストーマの種類と特徴

ストーマの種類		特徴
消化管ストーマ	結腸ストーマ　　回腸ストーマ 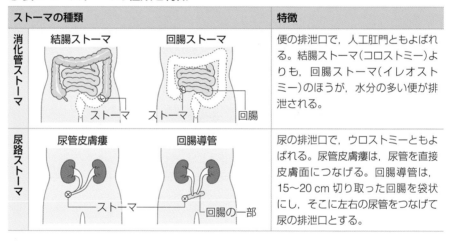	便の排泄口で，人工肛門ともよばれる。結腸ストーマ（コロストミー）よりも，回腸ストーマ（イレオストミー）のほうが，水分の多い便が排泄される。
尿路ストーマ	尿管皮膚瘻　　回腸導管 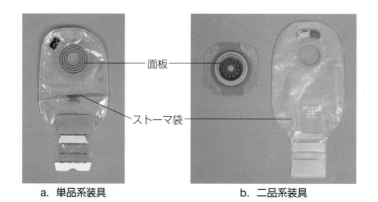	尿の排泄口で，ウロストミーともよばれる。尿管皮膚瘻は，尿管を直接皮膚面につなげる。回腸導管は，15〜20 cm 切り取った回腸を袋状にし，そこに左右の尿管をつなげて尿の排泄口とする。

　　　　a. 単品系装具　　　　　　　　　b. 二品系装具

○図2-16　ストーマ装具

外れるおそれがあるため，その点に気をつける必要がある。

③ 排泄物の処理

袋の中に排泄物が 1/3～1/2 ほどたまったら，内容物を出す必要がある。ここでは，安定した状態の結腸ストーマをもつ患者に，看護師がトイレ以外の場所で便を処理する場合の手順を説明する。

目的● 排泄物の処理の目的には，①排泄物の予期せぬもれを防ぎ，患者の自尊心をまもること，②排泄物が皮膚に付着することによる皮膚のトラブルを予防すること，③排泄物の重みを排除し，外見を整えることの3つがある。

必要物品

①汚物容器，②トイレットペーパーまたはティッシュペーパー，③手袋，④ビニールエプロン，⑤マスク，⑥ビニール袋，⑦防水シーツ，⑧バスタオル
【必要時】消臭スプレーなど

事前準備

▶患者に排泄物の処理を行うことを説明し，同意を得る。
▶同室にほかの患者がいる部屋ではなく，個室や処置室，個室トイレなどで実施することが望ましい。やむをえず多床室で行う場合は，カーテンを閉め，プライバシーを確保する。同室者や面会者に，可能な範囲で病室への入室を控えてもらうように伝える。
▶装具は製品によって構造が異なるため，あらかじめその製品の構造を把握し，ストーマ袋の着脱方法，排出口の展開方法やたたみ方などを確認しておく。
▶防水シーツを敷き，患者の体位を整える。看護師が排泄物の処理を行う場合は，仰臥位とする。患者が少しでもケアに参加できる場合は，座位やファウラー位などの患者自身が腹部を見られる体位をとる。
　理由・根拠 患者の参加を促すために，本人に見える位置で行う。患者が実際に処置を行うことができなくても，内容物やストーマ袋の処理の確認などについて，できる範囲で参加してもらう。
▶トイレットペーパーを適当な長さに切り取り，使いやすいようにたたむ。
▶手指衛生を行い，ビニールエプロン，マスク，手袋を装着する。
　事故防止 標準予防策をまもる。

手順

▶ストーマ袋の露出
① 掛け物を腰くらいまで下げ，よごれがつかないようにバスタオルを用いる。
② ストーマ袋が露出するように上着の裾を十分に引き上げる。

▶排泄物の処理
③ ストーマ袋の排出口を汚物容器の内側にあてる。
　POINT トイレで行う場合は，便器内に便が落ちるように排出口を向ける。

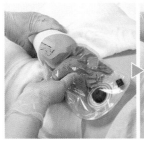
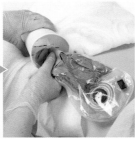

4 ストーマ袋のとめ具を外し，便を袋から容器に
しぼり出す。

5 排出口をあらかじめ用意しておいたトイレット
ペーパーでふく。

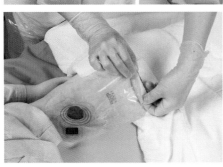

6 排出口をたたみ，とめ具でとめる。

▶**ケアの終了**

7 患者の衣服を整える。

8 適宜，換気を行い，必要時，消臭スプレーなどを使用する。
退室してもらっていた同室者や面会者にはケアが終了したこ
とを告げる。

あとかたづけと記録

1 便の性状や量などを観察する。

2 便はトイレに流し，便を入れた容器やPPEなどは施設の規定に従い，すみやかに処理する。

3 手指衛生を行い，記録をする。

④ ストーマ装具の交換

目的●　ストーマ装具を交換する目的には，①排泄物のもれを防ぎ，自尊心をまも
ること，②ストーマの異常の早期発見を行うこと，③ストーマ周囲の皮膚ト
ラブルの予防を行うことの3つがある。

　　　患者のストーマ装具の交換をどのように援助するかは，単に患者の身体的
状況だけでなく，患者が心理的にストーマをどの程度受け入れているかに
よってもかわってくる。患者がストーマを受容しきれていない場合は，最終
的に受け入れ，自己管理を行えるようにはたらきかけていく。

留意点●　ストーマおよびストーマ周囲の皮膚のケアは，強い刺激を与えず，ていね
いにやさしく行うことが基本である。患者に合った装具の選択や，日常生活
上の注意点の指導については，適宜，皮膚・排泄ケア認定看護師などの助言
を受ける。ストーマの状態が落ち着いている場合は，入浴時に装具交換を行
うこともできる。

　　　ここでは，安定した状態の結腸ストーマをもつ患者のストーマ装具（単品
系装具）を，看護師が病室内で交換する場合の手順について説明する。

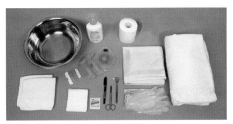
a．必要物品

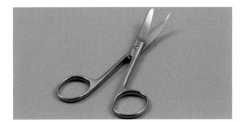
b．ストーマケア用はさみ

◯ 図2-17　ストーマ装具の交換に用いる物品

必要物品

◯ 図2-17のように用意する。

①ストーマ装具（患者に合った装具を選択する），②油性ペン，③はさみまたはストーマケア用はさみ，④ストーマゲージ（ノギスや定規でも代用可能），⑤石けん，⑥リムーバー，⑦ベースン（微温湯を入れておく），⑧不織布ガーゼ，⑨タオル，⑩バスタオル，⑪防水シーツ，⑫ビニール袋，⑬ティッシュペーパーまたはトイレットペーパー，⑭手袋，⑮ビニールエプロン，⑯マスク

事前準備

▶排泄物の処理の手順に準ずる（◯ 169ページ）。

（留意点）食事をすると腸蠕動運動が活発になり，交換中にストーマから排泄物が出やすくなるため，食後は装具交換を避ける。

手順

▶ストーマ袋の露出

1　掛け物を腰くらいまで下げ，よごれがつかないようにバスタオルを用いる。

2　上着の裾を引き上げるなどして，ストーマ周囲を露出させる。装具をすぐに廃棄できるように，ストーマ袋の隣にビニール袋の口を広げて配置する。

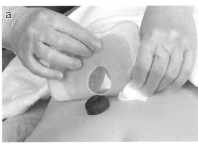

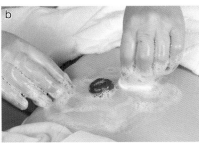

▶面板とストーマ袋の取り外し

3　周囲の皮膚を押さえつつ，面板を上方からゆっくりとはがしていく（◯ 図a）。無理にはがさず，必要であればリムーバーを使用する。

4　面板とストーマ袋をはがしたあと，ストーマや周囲の皮膚に便が付着している場合は，トイレットペーパーまたはティッシュペーパーでやさしくふきとる。

5　不織布ガーゼに石けんと微温湯をとって泡だて，ストーマとストーマ周囲の皮膚を洗浄する（◯ 図b）。ごしごしこすらず，たっぷりの泡でやさしく洗う。ストーマと皮膚の境もよく洗う。

6　新しい不織布ガーゼを微温湯に浸して軽くしぼり，石けん分を残さないようにきれいにふきとる。

7　水分を不織布ガーゼもしくはタオルで押しぶきする。

（理由・根拠）水分が皮膚に多く残っていると面板がはがれやすくなるため。

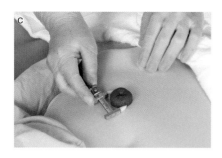

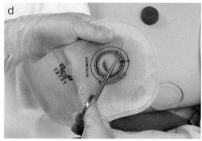

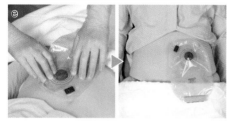

▶**面板とストーマ袋の装着**

8　ストーマの色や大きさ，浮腫・出血などの有無，ストーマ周囲の皮膚トラブルの有無，面板の皮膚保護剤の溶解の程度などを観察する。

　POINT　良好な消化管ストーマは，ストーマ自体の血色がよく，浮腫や出血はなく，皮膚から1〜2 cm 突出しており，ストーマ周囲の皮膚にもトラブルがない。

　理由・根拠　面板の皮膚保護剤の溶解の程度が大きい場合，装具交換の頻度や種類の変更が必要になる可能性があるため。

9　ストーマゲージでストーマの大きさを測定する（◐図 c）。

10　面板にストーマの大きさを油性ペンで描き，ストーマケア用はさみでそれよりも2 mm 程度大きくカットする（◐図 d）。はじめから孔が空いている装具の場合は，ストーマとサイズが合っているかどうか確認する。

　理由・根拠　面板の孔がストーマよりも大きすぎると，排泄物がストーマ周囲の皮膚に付着し，皮膚トラブルの原因となるため。逆に小さすぎると，ストーマが面板でこすれて傷ついたり，排泄物のもれの原因となったりする。

11　皮膚を十分に進展させ，しわがないように装具を貼用する（◐図 e）。面板をしっかりとまんべんなく密着させる。

12　ストーマ袋の排出口を，その製品に合わせた方法で処理し，閉じる。

13　患者の衣服を整える。

14　適宜，換気を行う。退室してもらっていた同室者や面会者にはケアが終了したことを告げる。

あとかたづけと記録・報告

1　取り外したストーマ袋と中の便は，施設の規定に従い，すみやかに処理する。

2　PPE を外し，手指衛生を行う。

3　ストーマ，ストーマ周囲の皮膚の状況，面板の皮膚保護剤の溶解の程度，便の状態などを医師や看護師に報告し，記録を行う。

●参考文献
1）日本ストーマ・排泄リハビリテーション学会，日本大腸肛門病学会編：消化管ストーマ造設の手引き．文光堂，2014.
2）松浦信子・山田陽子：快適！ストーマ生活，第2版．医学書院，2019.

まとめ

- ストーマとは，人工的に腹壁につくられた腸管または尿管の排出口である。便の排泄口となる消化管ストーマと，尿の排泄口となる尿路ストーマに大別される。
- 看護師は，患者がセルフケアを行えないときには患者にかわってストーマを管理する。それとともに，患者がストーマを受け入れっれるように促し，患者自身がストーマや排泄物，装具の管理を行えるように援助する。
- 装具には，ストーマ袋と面板が一体となっている単品系装具と，別になっている二品系装具がある。

復習問題

❶ 〔　〕内の正しい語に丸をつけなさい。

①ストーマを造設したことによる食事の制限は〔ある・ない〕。

②ストーマを造設した患者に入浴の制限は〔ある・ない〕。

❷ 次の文章の空欄を埋めなさい。

▶ストーマ装具は，排泄物をためておく〔①　　　　〕と，それを腹部に固定するための〔②　　　　〕で構成されている。

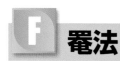

罨法

1 罨法の意義と看護

私たちは，寒い日に湯たんぽやカイロを使ったり，熱があるときに氷枕や冷却ジェルシートを使ったりする。このように，身体の一部をあたためたり冷やしたりすることで，皮膚を通して血管や筋肉，神経などに温度刺激を作用させ，症状の緩和や精神的安定をはかる技術を**罨法**という。

罨法の目的● 罨法は，手術後の体温管理や筋緊張の緩和などの，患者のさまざまな症状や苦痛の緩和を目的として行われる。また，療養中の患者からの要望により，安楽を目的として用いることもしばしばある。

援助の要点● 温度刺激は，皮膚を介して血流量や体温に影響を及ぼす。そのため，罨法実施中はバイタルサインの変動をきたしやすい。また，熱傷や凍傷といった組織の損傷の危険もある。看護師は，温度刺激が身体にどのように作用するのかを正しく理解し，適切な使用方法のもとで援助することが重要である。

2 罨法の基礎知識

罨法の種類● 罨法には温罨法と冷罨法の2種類がある。さらに，乾いた状態の乾性罨法と，湿った状態の湿性罨法に分けられる（◯表2-10）。使用したい部位と目的を考慮し，適切な物品を用いることが重要である（◯図2-18）。

留意点・禁忌● 意識障害や麻痺がある患者に用いる場合，また，高齢者や小児など，言語によるコミュニケーションが困難な患者や，皮下組織の少ない患者に用いる

◯表2-10　罨法の種類と目的

種類			作用	おもな適応と目的
温罨法	乾性	湯たんぽ，電気あんか，電気毛布，カイロ，熱気浴	●温熱刺激により，血液があたたまる。 ●血管が拡張し，血液循環が促進される。 ●血液循環が促進されることで細胞の代謝が上がる。 ●副交感神経が活発になり，腸蠕動が亢進する。	●身体の保温 ●病床の保温 ●急性期を過ぎた炎症部位の治癒の促進 ●慢性疼痛の緩和 ●排便・排ガスの促進 ●安楽，リラックス
	湿性	温湿布，温パップ，部分温浴，ホットパック		
冷罨法	乾性	氷枕，氷嚢，氷頸，CMC製品*（アイスノン®，冷却ジェルなど）	●寒冷刺激により，血液が冷やされることで体温が低下する。 ●血管が収縮する。 ●血液循環が抑制されることで細胞の代謝が下がる。 ●感覚神経の活動を抑制する。	●体温の下降 ●損傷部位の出血や炎症の抑制 ●瘙痒感の抑制 ●急性疼痛の緩和 ●鎮静
	湿性	冷湿布，冷パップ		

＊ カルボキシメチルセルロース製品の略。

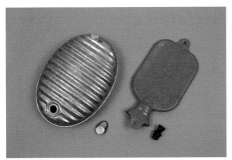

a. 湯たんぽ（金属製・ゴム製）

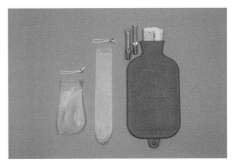

b. 氷囊・氷頸・氷枕

◯ 図 2-18　罨法の物品

　場合には，熱傷（ねっしょう）や凍傷（とうしょう）の危険があるため，厳重な管理のもとで実施することが重要である。

　罨法には禁忌もあるので，事前に情報を収集する。出血傾向や急性炎症がある場合は，症状を悪化させるおそれがあるため，温罨法を実施してはならない。また，悪寒戦慄（おかんせんりつ）や循環障害がある場合には，冷罨法は禁忌である。

③ 温罨法

　温罨法として，ここでは湯たんぽと温湿布について述べる。そのほかの器具を用いた手順・留意点は，電気あんかは湯たんぽ，ホットパックは温湿布に準ずる。

① 湯たんぽ

目的●　湯たんぽは寝床内温度を上昇させ，おもに保温や疲労回復などの安楽の目的で実施する。

必要物品

①湯たんぽ（ゴム製または金属製），②湯たんぽカバー，③湯入りピッチャー（ゴム製湯たんぽの場合 60℃，金属製湯たんぽの場合 80℃ の湯を入れておく），④湯温計，⑤タオル

事前準備

▸観察事項を確認し，実施に問題がないことを確認しておく。
▸患者に温罨法の目的や方法を説明し，了承を得ておく。
▸必要物品を用意し，湯たんぽ，栓（せん），カバーにそれぞれ亀裂（きれつ）や破損がないか点検を行う。ピッチャーで湯たんぽに 1/3 程度の湯を入れ，栓をしてから逆さにし，湯がもれてこないことを確認する（◯ 図 a）。
▸湯たんぽの種類に応じて，湯の温度を調整する。
　POINT ゴム製湯たんぽは熱で劣化しやすいため 60℃ の，金属製湯たんぽは 80℃ の湯を準備する。

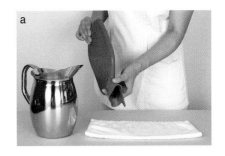

a

観察事項

▶バイタルサインの変動

▶意識障害や認知能力に問題がないこと

▶四肢冷感の有無（ある場合は部位），感覚障害や麻痺の有無（ある場合は程度）

▶使用部位の皮膚の状態

▶使用器具・付属物品の破損やもれの有無

手順

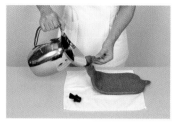

1 湯たんぽに湯を入れる。ゴム製湯たんぽの場合は湯たんぽの1/2〜2/3程度，金属製湯たんぽの場合は注入口いっぱいまで湯を入れる。

POINT 事前の点検で湯たんぽ内を湯であたためると，湯温の低下防止につながる。

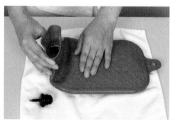

2 ゴム製湯たんぽは湯たんぽの口を上に向け，湯たんぽ内の空気を抜く。

理由・根拠 湯たんぽ内に空気が入っていると，熱が伝わりにくくなるため。必ず空気を抜いてから栓をする。

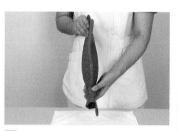

3 しっかりと栓をしめ，表面や口部分に付着している水分をふきとる。再度湯たんぽを逆さにして，もれがないことを確認する。

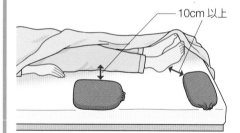

10cm以上

4 湯たんぽカバーで湯たんぽをしっかりおおい，患者のベッドサイドへ運ぶ。

5 低温熱傷を防ぐため，湯たんぽに直接触れないように患者に説明する。湯たんぽは，身体のあたためたい部位から10cm以上離れた安定した場所に置く。身長が高く，足もとに置けない場合はその周辺に置く。

事故防止 万が一，栓が外れても熱傷をおこさないように，湯たんぽの向きを工夫する。

6 湯たんぽから湯がもれたり，不具合があった場合はただちにナースコールで知らせるように説明する。

7 湯たんぽの使用中は患者の反応や皮膚の状態，皮膚表面のあたたかさなどを適宜観察する。同時に，湯がもれていないこと，カバーが外れていないこと，熱すぎないこと，冷めていないことなどを確認し，必要に応じて湯たんぽの交換・除去を行う。

あとかたづけと記録・報告

1 患者のバイタルサインの変化や気分不快の有無，皮膚の損傷の有無などを確認する。必要時，医師や看護師に報告する。

2 使用後の湯たんぽは，本体を逆さにしてハンガーなどに掛ける。内部の水分を完全に除去し，乾燥させてから所定の場所に収納する。

3 記録をする。

② 温湿布

目的● 温湿布は，腹痛の緩和や四肢の炎症部位の症状の緩和などのために，身体各部を直接保温したい場合に用いる。

①湿布用タオル 1〜2 枚，②温湿布カバー（ビニール布または油紙），③ベースン（60〜80℃ の湯を入れておく），④湯温計，⑤厚手のゴム手袋，⑥バスタオル，⑦皮膚保護剤（ワセリン・オリブ油など），⑧ビニール袋

▶湯たんぽの手順に準じる。
▶患者の了承を得たあと，必要物品を準備する。

▶湯たんぽの観察事項に準じる。とくに温湿布を用いる部位の症状の変化は必ず観察する。

1　厚手のゴム手袋をして，60〜80℃ の湯を入れたベースンにタオルを浸し，かたくしぼる。
　POINT 看護師の熱傷予防のため，通常のディスポーザブルのゴム手袋を用いる場合は，2 枚重ねて使用するとよい。
2　使用したい大きさにタオルを広げ，すばやくビニール袋に入れて患者のもとへ運ぶ。
3　カーテンを閉める。プライバシーに配慮しながら温湿布をあてる部位を露出する。
4　皮膚の損傷がないことを確認する。必要時，皮膚保護剤を薄く塗布する。

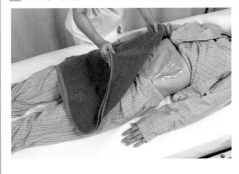

5　ビニール袋からタオルを出して水蒸気を逃がす。皮膚にあてるタオルの表面温度は 43〜45℃ 程度を目安とし，看護師の前腕内側で温度を確認してからゆっくりとあてる。
　留意点 実施前に患者に触ってもらい，温度を確認してもらうとより安全であり，患者の好みも考慮できる。
6　タオルをビニール布や油紙でおおい，寝衣がぬれないようにその上にバスタオルを掛け，寝衣・寝具を整える。
　理由・根拠 タオルの温度低下を防ぐため。ぬれたタオルは外気に触れると急激に冷える。
7　温湿布は 15〜20 分で温度が下がるため，適宜新しいものに交換する。
　事故防止 患者の要望を考慮しつつ，つねに皮膚の状態を観察し，熱傷をおこさないように注意をはらう。

1　使用した物品をかたづける。
2　湯たんぽの手順に準じて患者の観察・記録を行う。必要時，医師や看護師に報告する。

4 冷罨法

冷罨法として，ここでは氷枕と氷嚢について述べる。CMC製品を用いる場合の手順・留意点は氷枕や氷嚢に準ずる。

1 氷枕

目的● 氷枕は，おもに発熱時の身体の冷却や気分不快を緩和する目的で後頭部に用いる。解熱の目的より，安楽を目的に患者から要望されることが多い。

必要物品

①氷枕，②とめがね2本，③氷（くるみ大または1cm大クラッシュアイス，氷枕の容量の1/2〜2/3程度の量），④ピッチャー（水を入れておく），⑤氷すくい，⑥ベースンまたはざる，⑦漏斗，⑧タオル，⑨氷枕カバー

事前準備

▶観察事項を確認し，実施に問題がないことを確認しておく。
▶患者に冷罨法の目的や方法について説明し，了承を得ておく。
▶必要物品を準備し，氷枕・とめがね・カバーにそれぞれゆるみや破損がないか点検を行う。ピッチャーで氷枕に1/3程度の水を入れ，とめがねをして逆さにし，水がもれてこないことを確認しておく。

観察事項

▶バイタルサインの変動
▶意識障害や認知能力に問題がないこと
▶悪寒戦慄や四肢冷感の有無（ある場合はその程度），感覚障害や麻痺の有無（ある場合はその程度）
▶使用部位の皮膚の状態
▶氷枕および付属物品の破損ともれの有無

手順

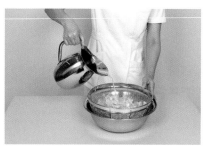

1 くるみ大の氷をベースンまたはざるに入れて水をかけ，氷の角をとる。クラッシュサイズの氷をそのまま用いてもよい。

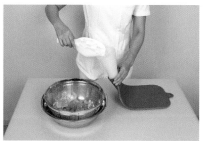

2 氷を氷枕の容量の1/2〜2/3まで入れる。さらに，200mL程度の水を加え，氷による氷枕の凹凸を少なくする。
POINT 氷枕は患者の要望で用いることもある。氷の量や大きさ，水の量などは患者の好みも十分考慮しながら準備をするとよい。

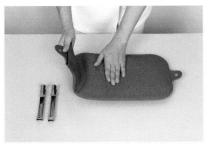

3 氷枕の口を上に向け，氷枕内の空気を抜いてから，とめがねをかける。

（理由・根拠）空気が入っていると熱が伝わりにくくなり，冷却効果が下がるため。

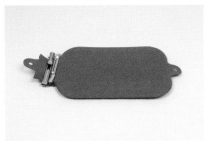

4 とめがねはストッパー部分を上に向けてとめる。外れたときに備えて，2本を互い違いの向きにしてとめる。

（理由・根拠）ストッパー部分を上に向けるほうが圧迫されたときに外れにくいため。また，上に向けるほうがストッパーの状態の観察をしやすい。

5 表面や口部分に付着している水分をふきとり，再度氷枕を逆さにして，もれがないか確認する。

6 氷枕カバーで氷枕をしっかりおおい，患者のベッドサイドへ運ぶ。

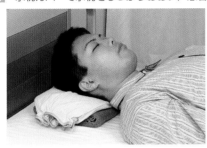

7 とめがねのストッパーが上向きになるようにし，とめがねが患者にあたらないように左右の向きを考慮して氷枕を置く。また，氷枕が患者の肩に触れると冷感を感じやすいので，位置に注意する。

8 氷枕から水がもれたり不具合があった場合は，ただちにナースコールで知らせるように説明する。

9 氷枕貼用中は，患者のバイタルサインや皮膚の色の変化，感覚の変化などを適宜観察する。同時に，氷枕がもれていないこと，カバーが外れていないこと，氷がとけてぬるくなっていないことなどを確認し，必要に応じて氷枕の交換・除去を行う。

（留意点）再び熱が上昇する際は悪寒戦慄を生じるため，体温が高くても氷枕を中止し，保温の準備をする。

Ｎote

CMC 製品

　近年では冷罨法用具として，CMC 製品が頻繁に用いられている。内容物としてゲル化剤が入っており，温度の持続時間が長く，繰り返し使用することができる。

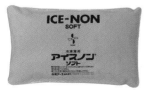

a．枕用

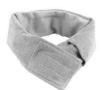

b．首もと用

（写真提供：白元アース株式会社）

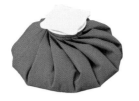

a. ねじぶた式氷嚢

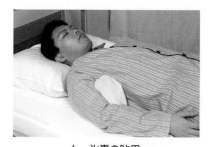

b. 氷嚢の貼用

（写真提供〔a〕：アズワン株式会社）

◯図2-19　氷嚢

あとかたづけと記録・報告

1 患者のバイタルサインの変化や気分不快の有無，皮膚色や損傷の有無などを確認する。必要時，医師や看護師に報告する。

2 使用後の氷枕は本体を逆さにしてハンガーなどにかける。内部の水分を完全に除去し，乾燥させてから所定の場所に収納する。

3 記録をする。

❷ 氷嚢

目的●　氷嚢は，おもに炎症部位における疼痛や腫脹などの症状の緩和や，発熱時の身体の冷却の目的で用いられる。氷枕に比べて小型で柔軟性があり，局所の冷却に適している。

近年ではねじぶた式の氷嚢が製品化されているほか，臨床現場ではビニール袋に氷と水を入れた氷嚢を手づくりすることもある（◯図2-19-a）。

使用方法●　作成手順や留意点は氷枕に準ずる。一般的にはクラッシュサイズの氷をこぶし大程度入れ，すきまを埋めるように水を入れて作成する。

氷枕と同様に，空気を抜き，表面の水分を十分にふきとり，カバーやガーゼなどで保護して用いる（◯図2-19-b）。用いる部位や炎症の範囲などを考慮して作成するとよい。

まとめ

- 罨法とは，皮膚を通して血管や筋肉，神経などに温度刺激を作用させ，症状の緩和や精神的安定をはかる技術である。
- 看護師は，温度刺激が身体にどのように作用するのかを正しく理解し，適切な使用方法のもとで援助することが重要である。
- 罨法にはからだをあたためる温罨法と，冷やす冷罨法がある。使用したい部位と目的を考慮し，適切な物品を用いることが重要である。

復習問題

❶ 次の文章の空欄を埋めなさい。

▶湯たんぽの準備における適切な湯温は，ゴム製湯たんぽの場合は〔①　　　〕℃，金属製湯たんぽの場合は〔②　　　〕℃ である。使用時は低温熱傷を防ぐため，身体から〔③　　　〕cm 以上離れた場所に置く。

▶湯たんぽや氷枕をつくる際は，熱が伝わりやすいように，〔④　　　〕を抜くことが重要である。

❷ 〔　〕内の正しい語に丸をつけなさい。

①温罨法によって血管は〔拡張・収縮〕し，血液循環が〔促進・抑制〕される。それによって細胞の代謝が〔上がる・下がる〕。

②冷罨法の適応や目的には，〔排便，排ガスの促進・瘙痒感の抑制〕や，〔急性疼痛・慢性疼痛〕の緩和がある。

G 吸入

1 吸入とその目的

吸入とは，気体や，微粒子にした薬物を，吸気とともに経鼻または経口的に気道に作用させる治療法である。その目的は，酸素の供給，分泌物の排出の促進，上気道粘膜の消炎，鎮咳，気道 狭 窄の治療などである。

看護師の役割● 薬液の吸入は，医師の指示のもとに行われる薬物療法の一種である。そのため，看護師は使用する薬物についての知識をもち，医師の指示に基づいて，適切な方法で実施することが必要となる。また，実施前から実施後にわたって患者の状態を観察し，医師に報告する。患者には，正しい方法で吸入ができるように，呼吸の仕方や器具の使用方法を伝え，安全で安楽に吸入を行えるように援助する。

また，酸素の吸入も医師の指示で行われる。看護師は，指示内容をしっかりと確認し，指示どおりに吸入を行うことが必要である。酸素の吸入を要する患者には，息苦しさなどの身体的苦痛だけでなく，不安や恐怖感といった心理的苦痛がある。さらに酸素吸入に用いるマスクの違和感などのさまざまな苦痛が生じることを考慮し，患者の安全・安楽につながるように適切な援助を行っていく必要がある。

2 吸入の基礎知識

1 吸入の種類

吸入には，気道の局所に作用させる蒸気吸入と噴霧吸入，全身に作用させる目的の酸素吸入と吸入麻酔がある。

■蒸気吸入と噴霧吸入

目的● 蒸気吸入と噴霧吸入は，水や薬液などを浮遊粒子(エアロゾル)として吸入することで，気道内の加湿や，消炎・去痰・排痰などを目的として行われる。

蒸気吸入は古くから行われてきた吸入法である。蒸気吸入器を用いて，液体を気化させ，薬物と水蒸気を咽頭および喉頭に作用させる方法である。

噴霧吸入は，ネブライザー(噴霧器)を用いて薬液を霧状にして，上気道から肺胞にまで到達させる方法である。粒子の大きさによって，到達する部位が異なる(○図2-20)。

適応● 喘息や慢性閉塞性肺疾患(COPD)などの呼吸器疾患患者，痰が多い患者，手術前後の呼吸管理が必要な患者，気管挿管中の患者などに適応となる。

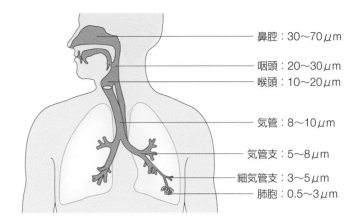

鼻腔：30～70μm
咽頭：20～30μm
喉頭：10～20μm
気管：8～10μm
気管支：5～8μm
細気管支：3～5μm
肺胞：0.5～3μm

○図2-20　エアロゾルの粒径と沈着部位

■**酸素吸入**

目的●　肺からの酸素の取り込みが不十分となるなどで，動脈血中の酸素分圧が減少した状態を低酸素血症という。低酸素血症では，細胞のエネルギー代謝が障害された状態になる。低酸素血症に対し，吸入気体中の酸素濃度を空気の酸素濃度（約21％）よりも高めて，適量の酸素を投与する治療法が酸素吸入療法である。

　吸入する気体の酸素濃度を高めることによって，組織への酸素供給量を増やし，呼吸筋や心筋の負担を軽減させる。

適応●　次のような患者が酸素吸入の適応となる。

- 低酸素血症の患者（動脈血酸素分圧〔Pao_2〕が60 Torr〔mmHg〕以下，あるいは経皮的動脈血酸素飽和度〔Spo_2〕が90％以下，あるいはチアノーゼをみとめる場合）
- 心不全，心筋梗塞（こうそく）などの循環不全の患者
- 手術後などの低酸素血症の可能性が高い患者
- 重症の外傷患者
- 在宅療養中の慢性呼吸不全患者

安全上の留意点●　①**火災事故の防止**　酸素は，無臭かつ無色透明であり，空気よりも比重が重い気体である。そのため，機器などからもれても気づきにくいので，取り扱いには十分な注意が必要である。

　酸素自体は燃えないが，物質を燃焼させる性質（支燃性）があるため，取り扱いを誤ると火災や爆発などの重大事故をまねく。在宅療養では，患者の喫煙や，仏壇で線香に火をつけた際の火災事故が報告され，厚生労働省から注意が促されている。酸素を使用する場合は，使用する場所から2m以内ではタバコやライターなどの火気を使用しないこと，また，アルコールなどの引火性があるものや発火性のあるものをそばに置かないようにし，火災がお

こらないように十分な注意をする。

②**酸素濃度の調整**　酸素濃度の調整は医師の指示に従うことが原則である。調整を安易に行うと，CO_2 ナルコーシス（◯NOTE）や低酸素血症をおこす危険性があるため，看護師は勝手な判断で調整を行ってはいけない。看護師は，酸素吸入中の患者の呼吸状態や全身状態を観察し，異常がみられた場合にはただちに医師に報告し，医師の指示に従って酸素濃度の調整を行う。

❷ 吸入に用いる器具・設備

■薬液などの噴霧に用いる器具

①**ジェットネブライザー**　毛細管現象によって薬液を吸い上げ，高圧のジェット気流にのせて，エアロゾルを発生させる（◯図 2-21-a, 22）。粒子の大きさは圧力によって異なるが 5 μm 前後である。咽頭から気管支にまで到達する。

②**超音波ネブライザー**　超音波の振動で，薬液を 0.5〜5 μm の微細な粒子にする（◯図 2-21-b）。薬液を肺胞にまで到達させることができる。

③**定量噴霧式吸入器**　液化ガスと薬液の混合体を小さなボンベ式の容器に高圧で充填したものであり，2〜5 μm の粒子が 1 回に一定量ずつ噴霧され

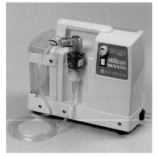
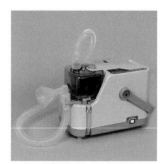
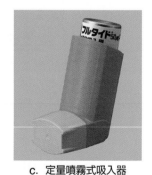

a. ジェットネブライザー　　　b. 超音波ネブライザー　　　c. 定量噴霧式吸入器

（写真提供〔c〕：グラクソ・スミスクライン株式会社）

◯ **図 2-21　噴霧吸入の器具**

> **N**ote
>
> ### CO_2 ナルコーシス（炭酸ガスナルコーシス）
>
> 　高炭酸ガス血症により，中枢神経障害や意識障害が出現した状態を CO_2 ナルコーシスという。慢性呼吸不全のように，低酸素血症の状態によって受容器が刺激されることで換気が保たれているところに，急に高濃度の酸素を投与されると，低酸素血症は改善されるが，受容器への刺激がなくなるために呼吸抑制が出現する。呼吸数の減少によって，二酸化炭素の排出が不十分となり，その結果，動脈血二酸化炭素分圧（$PaCO_2$）が急上昇する。

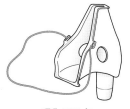
a. 吸入マスク

b. マウスピース

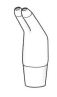
c. ノーズピース

⟳ 図 2-22　ネブライザー吸入に用いるアタッチメント

るように調整されている(⟳ 図 2-21-c)。気管支拡張薬や喘息治療薬などの投与に用いられる(⟳ 242 ページ)。

■酸素を供給する器具・設備
　酸素吸入は，中央配管方式の場合と，酸素ボンベを使用する場合，空気中の酸素を分離して使う酸素濃縮器を使用する場合がある。

　①**中央配管方式**　液化酸素タンクもしくは酸素ボンベ室から，供給用配管を通して，各病室の壁にあるアウトレット(供給口)へと酸素が供給される(⟳ 図 2-23)。手術室や集中治療室(ICU)では，アウトレットを天井に設置する方式が普及している。使用する場合には，酸素流量計と加湿器，滅菌蒸留水が必要となる。

　②**酸素ボンベ**　病院内での移動の際などに用いられる。酸素ボンベは，通常 14.7 MPa[1]の高圧で酸素が充塡されており，色は高圧ガス保安法により黒

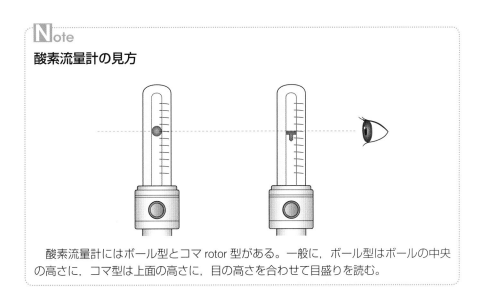

Note
酸素流量計の見方

　酸素流量計にはボール型とコマ rotor 型がある。一般に，ボール型はボールの中央の高さに，コマ型は上面の高さに，目の高さを合わせて目盛りを読む。

1) Pa(パスカル)は圧力の単位。1 MPa＝1,000,000 Pa である。なお，14.7 MPa は，150 kgf/cm² (大気圧の約 150 倍)となる。

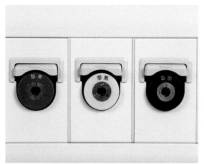

a. アウトレット（供給口）

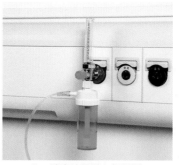

b. 酸素流量計と加湿器

◗ 図2-23　中央配管方式の設備

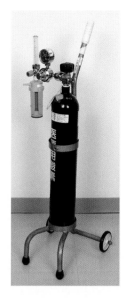

◗ 図2-24　酸素ボンベ

色と定められている（◗図2-24）。病棟では500Lのボンベが最も多く使用されている。使用する際には，酸素調節器（酸素圧力計と酸素流量計），加湿器，滅菌蒸留水が必要となる。

　③**酸素濃縮器**　空気を取り込み，酸素濃度を高めて排出する医療機器である。慢性呼吸不全患者などの在宅酸素療法に用いられ，吸着型と膜型がある。供給される酸素の濃度は，吸着型は90%程度，膜型は40%程度で，5〜6L/分の酸素を供給する。

Advanced

酸素ボンベの使用可能時間

　500Lの酸素ボンベ（14.7MPa充塡）で圧力計が5MPaを示しているとき，毎分2Lの酸素を投与すると，あと何分使用できるだろうか。

　まずは，酸素ボンベにどれくらいの量の酸素が入っているかを計算する。ボンベ内の酸素の量は内圧に比例するため，使用時の内圧（5MPa）と満充塡時の内圧（14.7MPa）の比を満充塡時の酸素量（500L）にかけることで残量がわかる。

$$酸素残量（L）＝\frac{5（MPa）}{14.7（MPa）}×500（L）＝170（L）$$

これを毎分2L使用する場合，使用可能時間は次のように求められる。

$$使用可能時間（分）＝170（L）÷2（L/分）＝85（分）$$

　ただし，吸入の実施にあたっては，ボンベが空になる時間を目安にするのではなく，余裕をもって使用することが大切である。

■酸素吸入のための器具

　酸素吸入には，鼻カニューレやフェイスマスク，ベンチュリーマスク，酸素テントなどが用いられる（◯表2-11）。

◯ **表2-11　酸素吸入のための器具**

種類	特徴と注意点
鼻カニューレ	● 両鼻腔にカニューレを1cmほど挿入して使用する。 ● 取り扱いが簡便で，装着したまま食事や会話ができ，不快感や動作制限は比較的少ない。 ● 鼻閉があると効果がないため，使用前に鼻閉の有無を確認する。 ● 酸素濃度は約40%まで投与可能。酸素流量の上限は6L/分であり，それ以上に上げても，濃度の上昇は期待できない。 ● 取り外しが簡便であるが，外れやすいのでサイズをきちんと合わせるとともに，外れないように注意する。
フェイスマスク	● 鼻カニューレよりも高濃度の酸素を投与することができる（酸素濃度60%まで）。 ● 顔面とマスクをしっかりと密着させないと酸素がすきまからもれることがある。圧迫感があり，食事や会話は困難である。 ● 酸素流量5L/分以下では，呼気がマスク内に滞留し，マスク内にたまった呼気を再呼吸してしまうため，それ以上の流量で使用する。
ベンチュリーマスク	● 正確な吸入酸素濃度を設定できる。 ● 指示された酸素濃度に適するダイリューター（酸素濃度調節管）を選択して装着することで酸素濃度を調節する。ダイリューターの種類には，24%，28%，31%，35%，40%，50%のものがある。
リザーバー付マスク	● 酸素をためることのできるリザーバーバッグがついており，酸素チューブとバッグの両方から酸素を吸入する。酸素濃度60%以上の高濃度で投与できる。 ● マスクにたまった呼気の二酸化炭素を吸い込まないように，酸素流量を6L/分以上にする。 ● 高濃度の酸素を投与することによるCO_2ナルコーシスに注意が必要である。
酸素テント	● 上半身，頭部，または全身をテントでおおい，酸素を投与する。 ● 小児など，酸素マスクや鼻カニューレを使用できない患者に使用される。 ● マスクのような圧迫感はないが，外部との隔絶感から不安を生じることもあることを考慮する。 ● テントの裾から酸素がもれてしまうと，酸素濃度が低下するため，酸素のもれを最小限にするように注意する。

ダイリューター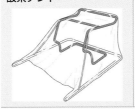

③ 噴霧吸入（薬液噴霧）

ここでは，ネブライザーを用いた薬液の投与を目的とした噴霧吸入の方法について解説する。

必要物品

①処方箋，②ネブライザー，③ネブライザー用回路，④吸入用マウスピースまたはマスク，⑤吸入用薬剤，⑥薬剤吸引用の注射針と注射器，⑦蒸留水，⑧タオル，⑨含嗽用コップ，⑩ガーグルベースン，⑪ディスポーザブル手袋

POINT 吸入用の薬剤を吸引する注射器は，注射用と間違えないように，注射用とは内筒の色が異なるものを使用する。

事前準備

▶本人確認を行い，禁忌薬剤，アレルギーの既往などを確認する。患者の呼吸状態，呼吸音，喀痰の粘稠度・量，痰の喀出困難に対する自覚症状，全身状態の観察を行う。

▶患者に，医師から説明された内容を再確認しながら，噴霧吸入の必要性と実施について説明し，了承を得る。また，必要に応じて吸入の方法を説明し，患者が自身でできるように指導する。

▶手指衛生を行い，手袋をつける。患者自身が行う場合も，手洗いの必要性と方法について伝え，実施を促す。

▶必要物品を用意し，ネブライザーの作動の確認を行う。ネブライザーとコンプレッサーを接続し，電源を入れて噴霧の状態を確認する。

留意点 準備にあたっては6R（正しい薬・目的・用量・用法・時間・患者）を確認する（◎231ページ）。薬液は3回（薬剤・薬液を手にとるとき，容器から出すとき，投与するとき）確認し，薬液およびその量を指示どおりにネブライザーに注入する。

手順

▶吸入を実施する前の準備

1 患者の体位を整える。体位は座位または半座位が望ましいが，無理な場合には頭部を少し挙上した仰臥位もしくは側臥位で実施する。

理由・根拠 上体を挙上すると横隔膜が下がり，深呼吸しやすくなるため。

2 ネブライザーは患者の頭部よりも低い位置に置く。

理由・根拠 高い位置に置くと，薬液が口に流れ込むおそれがあるため。

▶吸入の実施

3 ネブライザーを作動させる。

　1）患者には，口を軽く開くようにしてもらい，マウスピースは軽くくわえるか，口から2～3cm離して保持してもらう。患者がマウスピースを持てない場合は，看護師が保持するか，固定具を使用して適切な位置に固定する。

　2）噴霧量や風量を観察し，適切かどうかを確認する。

理由・根拠 噴霧量や風量が大きすぎると，むせてしまい効果的に吸入できないため。

4 吸入を行う。呼吸はゆっくりと行い，可能であれば，吸息時の終末に2～3秒とめるようにする。

POINT できるだけリラックスした呼吸が行えるように，体位や環境を整える。

5 吸入の途中で咳き込んだり，苦痛が生じた場合は，適宜，休憩をしながら実施するように伝える。必要があれば，背部や胸部をさするなどして援助する。

6 　口内にたまった薬液や痰は，ティッシュペーパーかガーグルベースンに吐き出すように伝える。

　　留意点 　患者がすぐに排痰できるように，ティッシュペーパーやガーグルベースンを手もとに置いておく。

7 　吸入中の呼吸状態や顔色などを観察する。

　　留意点 　呼吸困難や吐きけが生じたときはただちに吸入を中止する。

▶吸入の終了

8 　薬液がなくなったら電源を切る。

9 　患者の含嗽と排痰を援助する。

　　理由・根拠 　口腔内に残った吸入薬を嚥下しないようにするため。

10 　患者の体位，環境を整える。

11 　排痰の有無，痰の量や性状，喀出のしやすさなどを確認する。また，吸入後の呼吸状態，全身状態，アレルギー反応などの副作用の有無について観察する。

あとかたづけと記録・報告

1 　使用した物品をかたづける。それぞれ所定の消毒方法で消毒する。

2 　手袋を外して手指衛生を行い，記録・報告をする。

4 酸素吸入

　　ここでは，酸素ボンベと中央配管方式の場合の酸素吸入の基本的な援助について解説する。吸入器具として鼻カニューレを用いた手順を示す。

必要物品

【酸素ボンベの場合】
①酸素ボンベ，②酸素ボンベ用酸素調整器(流量計と圧力計)，③架台，④スパナ，⑤加湿器，⑥滅菌蒸留水，⑦吸入用具(鼻カニューレ)

【中央配管方式の場合】
①酸素流量計，②加湿器，③滅菌蒸留水(ディスポーザブルの滅菌水パックを用いることも多い)，④吸入用具(鼻カニューレ)

事前準備

【酸素ボンベの場合】

▶黒色の塗装や医療用酸素の刻印から，酸素ボンベであることを確認する。

▶酸素吸入の目的と方法について，医師から説明を受けていることを確認し，必要があれば再度説明を行い，了承を得る。

▶**物品の準備**

1) 酸素ボンベを酸素ボンベ用架台に設置する。

2) スパナを使用して，酸素ボンベに酸素ボンベ用酸素調整器を取りつける。

3) 加湿器に滅菌蒸留水を入れ，流量計に接続する。

　　理由・根拠 　上気道粘膜の乾燥を防ぐため。

　　留意点 　『酸素療法マニュアル』(2017年)では，鼻カニューレの場合，酸素流量3L/分以下では加湿する必要がないとされている。

4) 流量計が「0」の状態で，酸素ボンベのバルブをゆっくりと開き，内圧計で酸素の残量を確認する。

事故防止 残量と流量をもとに，どのくらいの時間使用できるかを計算し，移動中に酸素ボンベが空になる事故を防止する。

5) 流量計の調整つまみを開放し，流量計が正常に作動することを確認する。流量計の接続部付近からのもれがないか確認する。

6) 酸素ボンベのバルブを閉めて，圧力計が「0」になったら，流量計を閉める。

【中央配管方式の場合】

▶災害やトラブルで酸素供給が停止した場合の対処法を確認しておく。

▶酸素吸入の目的と方法について，医師から説明を受けていることを確認し，必要があれば再度説明を行い，了承を得る。

▶**物品の準備**

1) 加湿器に滅菌蒸留水を入れ，酸素流量計に接続する。

2) 中央配管の酸素のアウトレットの栓を外す。

3) 酸素流量計のアダプターをアウトレットに「カチッ」と音がするまで差し込み，固定されていることを確認する。

4) 酸素流量計を開き，酸素が流れていることを確認する。

5) 酸素が流れていることが確認できたら，流量計を閉める。

手順

▶**酸素の流れの確認**

1 鼻カニューレを酸素の吹き出し口に接続する。流量計を少し開き，酸素が流れていることを確認し，いったん酸素をとめる。

▶**酸素吸入の実施**

2 鼻カニューレを両鼻腔に差し込み，耳介にかけ，アダプターの位置を調整して固定する。

POINT 頰部でカニューレが浮く場合は，絆創膏で固定する。

3 酸素の流量を少しずつ上げ，指示された流量にする。

4 患者に違和感や苦痛がないかを確認し，以下の注意点を再度説明する。

● 鼻呼吸をすること。

● 違和感があるときはすぐに連絡すること。

● 流量計は操作しないこと。

5 鼻カニューレの長さは，患者の行動範囲を考慮し，必要に応じて延長する。

6 酸素吸入中は，呼吸状態や循環状態に留意し，異常の早期発見に努める。訪室のたびに以下の観察のポイントを確認する。

● 酸素濃度・流量は指示通りになっているか。

● 接続部の外れ，チューブの圧迫・屈曲がみられないか。

● チューブ内に水滴があれば適宜取り除く。取り除けなければ交換する。

● 加湿時は，加湿器内の水量が十分にあることを確認する。

あとかたづけと記録・報告

1 吸入がすんだら，酸素流量計の流量調整つまみを閉め，鼻カニューレを外す。

留意点 絆創膏で固定していた場合はていねいに外し，粘着によるよごれを取り除き，必要に応じて清拭する。

2 吸入器具を外したあとの生活について患者に説明を行い，患者の状態をしばらく観察する。息苦しさなどの自覚症状がある場合は，呼吸状態を確認し，医師に報告する。

3 カニューレは所定の消毒方法で消毒をする。

4 加湿器を外し，蒸留水を捨てる。加湿器を所定の消毒方法で消毒する。

5 酸素ボンベのバルブを閉めてから流量調整つまみを開け，流量計に残っている酸素を流出させ，圧力計が「0」になったら流量調整つまみを閉める。

6 使用物品を各施設で定められた方法に従い，洗浄・消毒する。

7 手袋を外し，手指衛生を行う。

8 呼吸状態，SpO_2，呼吸音，咳嗽・チアノーゼの有無，全身状態などを観察・記録する。

●参考文献
1）川島みどり監修：ビジュアル基礎看護技術ガイド．照林社，2007.
2）竹尾惠子監修：看護技術プラクティス，第4版．学研メディカル秀潤社，2019.
3）日本呼吸ケア・リハビリテーション学会酸素療法マニュアル作成委員会・日本呼吸器学会肺生理専門委員会編：酸素療法マニュアル．メディカルレビュー社，2017.
4）任和子・秋山智弥編：根拠と事故防止からみた基礎・臨床看護技術，第2版．医学書院，2017.
5）深井喜代子編：基礎看護技術II（新体系看護学全書），第4版．メヂカルフレンド社，2017.
6）深井喜代子・前田ひとみ編：基礎看護学テキスト，改訂第2版．南江堂，2015.
7）藤野彰子・長谷部佳子監修：看護技術ベーシックス，第2版．サイオ出版，2017.

まとめ

- 吸入とは，気体や，微粒子にした薬物を，吸気とともに経鼻または経口的に気道に作用させる治療法である。その目的は，①酸素の供給，②分泌物の排出の促進，③上気道粘膜の消炎，④鎮咳，⑤気道狭窄の治療などである。
- 看護師は，患者が正しい方法で，安全・安楽に吸入できるように援助する。
- 蒸気吸入と噴霧吸入は，水や薬液などを浮遊粒子（エアロゾル）として吸入する療法である。
- 酸素療法では，火災事故の防止と酸素濃度の調整に留意する。
- 酸素吸入には，鼻カニューレやフェイスマスク，ベンチュリーマスク，酸素テントなどが用いられる。

復習問題

❶〔 〕内の正しい語に丸をつけなさい。

①ネブライザー（噴霧器）を用いた噴霧吸入では，5～8 μmの粒子は〔気管支・肺胞〕に届き，0.5～3 μmの粒子は〔気管支・肺胞〕に届く。

②酸素吸入に用いる酸素ボンベの色は〔黒色・緑色〕である。

❷ 次の問いに答えなさい。

① 500 Lの酸素ボンベ（14.7 MPa充塡）の圧力計が5 MPaを示している。このボンベで毎分2 Lで酸素投与を行う場合，使用可能時間は何分か。

答〔　　　　　　　〕

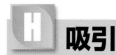

吸引

1 吸引とその目的

吸引とは●　なんらかの原因で身体内(体腔内・管腔臓器内・結合組織内など)に分泌物，滲出液，血液，膿，ガスなどがたまることがある。それらは身体にさまざまな障害や症状を引きおこす原因となる。**吸引**とは，そのような分泌物などを，圧力差や重力を用いて体外に排出することである。

吸引の種類●　吸引には，気道内の分泌物を排出させる**一時的吸引**と，体腔や器官内に貯留した血液や体液などを体外に排出させる**持続的吸引**がある。ここでは，一時的吸引として鼻腔・口腔内吸引および気管内吸引を，持続的吸引として胸腔ドレナージを解説する。

目的●　一時的吸引と持続的吸引は異なる目的で用いられる。

　①**一時的吸引の目的**　分泌物を吸引することによって気道を浄化し，気道閉塞の予防，肺換気の改善，無気肺や肺炎などの呼吸器合併症の予防を目的とする。気道の分泌物の量が多く，粘稠度が高いことや，咳嗽反射が低下していることなどにより，口腔内・鼻腔内・気管内にたまった分泌物の自力での排出が困難な場合に実施する。

　②**持続的吸引(胸腔ドレナージ)の目的**　胸膜腔内(臓側胸膜と壁側胸膜の間)に胸水や膿，血液，空気などが貯留すると，肺が圧迫されて容積が小さくなる。すると，患者には胸の違和感や痛み，息苦しさなどの症状が出現する。このような状態に対して，ドレーンを挿入し一定期間低圧をかけて貯留物を体外に排出することで，呼吸状態の改善をはかる。

看護師の役割●　一時的吸引は，気道の浄化をはかることによって，呼吸を確保し，患者の生命を維持する重要な処置である。しかし，患者にとっては手技による苦痛が大きい。また，方法を誤れば窒息などの命にかかわる事故もおこりうる。看護師は，呼吸困難のある患者の心身ともに苦痛な状況を理解し，正確な知識と技術を身につける必要がある。

　持続的吸引(胸腔ドレナージ)は医師によって実施される。患者にとっては，身体的な痛みに加え，恐怖や不安の強い処置である。そのため，看護師は，ドレーン挿入時に医師を的確に介助するとともに，ドレーン挿入中の的確な観察と患者への声かけ，日常生活のこまやかな支援や心理的サポートなどを行う。

注意事項●　気管内吸引には絶対的な禁忌はないが，⮕**表2-12**に示すような場合には，十分な注意のもとに，あるいは医師の監督のもとに，慎重に気管内吸引を行うことが推奨される。

◯ 表2-12　気管内吸引に注意を要する場合

- 低酸素血症
- 出血傾向，気管内出血
- 心機能低下，心不全
- 頭蓋内圧亢進状態
- 気道の過敏性が亢進し，吸引刺激で気管支痙攣がおこ<ruby>痙攣<rt>けいれん</rt></ruby>りやすい状態
- 吸引刺激により容易に不整脈が出る状態
- 吸引刺激により病態悪化の可能性がある場合
- 気管からの分泌物が原因となり，重篤な感染症を媒介するおそれがある場合

（日本呼吸療法医学会：気管吸引ガイドライン2013，2013
をもとに作成）

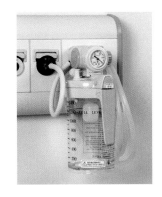

◯ 図2-25　吸引用アウトレットに接続した吸引器

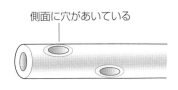

側面に穴があいている

a. 先端の形状

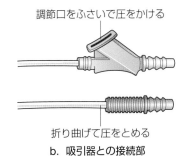

調節口をふさいで圧をかける

折り曲げて圧をとめる

b. 吸引器との接続部

◯ 図2-26　吸引カテーテルの構造

② 吸引の基礎知識

■一時的吸引に用いる器具・設備

　病院には，中央配管方式によって，各病室のベッドに吸引装置が設置してあることが多い。吸引用アウトレットに，吸引びんと吸引圧調整装置がセットになった吸引器を設置し，チューブに接続して吸引を行う（◯図2-25）。また，ポータブル型の電動式吸引器や，災害時のような電源が確保できない場合に用いる手動式や足踏み式の吸引器もある。

吸引用の●
カテーテル

　吸引用のカテーテルは，吸引する部位に合わせて適切なサイズのものを選択する。サイズはFr（フレンチ）であらわされ，数字が大きくなるほど外径が大きい。鼻腔・口腔内吸引用カテーテルは12～14 Fr，気管内吸引用カテーテルは10～12 Frが用いられている。

　カテーテルは先端と側面に穴があいていて，気管壁に付着した分泌物が吸引されやすい構造になっている（◯図2-26-a）。カテーテルは接続部などの構造によって取り扱い方が異なるため，あらかじめ確認しておく（◯図2-26-b）。

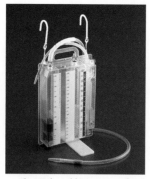
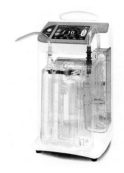

a. チェスト・ドレーン・バック　　　　b. メラサキューム

（写真提供〔a〕：SBカワスミ株式会社，〔b〕：泉工医科工業株式会社）

◎ 図 2-27　持続的吸引装置

■持続的吸引に用いる器具・設備

　持続的吸引に用いる器具・設備としては，おもに三連結式（排液室・水封室・吸引圧制御室）の吸引システムが使用されている。臨床では，排液室・水封室・吸引圧制御室を一体化したチェスト・ドレーン・バックや，メラサキューム®などの持続的吸引装置が使われることが多い（◎図 2-27）。

③　一時的吸引

①　鼻腔・口腔内吸引

　　　ここでは，折り曲げて圧をとめるタイプの吸引カテーテルを用いた手順を示す。

必要物品

①吸引器，②吸引びん，③吸引カテーテル（12〜14 Fr），④滅菌カップ（水道水を入れる），⑤アルコール綿，⑥膿盆，⑦ディスポーザブル手袋，⑧マスク，⑨ビニールエプロン，⑩聴診器，⑪パルスオキシメーター，⑫ガーグルベースン
【必要時】ゴーグル

事前準備

▶「観察事項」を確認し，吸引の必要性についてアセスメントを行う（◎195ページ）。

▶患者に吸引の目的と方法を説明し，同意を得る。

▶手指衛生を行う。使い捨ての手袋，ビニールエプロン，マスクを装着する。必要時はゴーグルも装着する。

▶物品の準備

1) 吸引びんに破損がないことを確認し，少量の水道水を入れる。

2) 吸引器に接続する。

3) 開閉バルブを「開」の方にまわして，吸引装置が正しく作動することを確認する。

4) 吸引チューブを指で押さえて閉塞させ，吸引圧を 20 kPa（150 mmHg）程度とする。26 kPa（200 mmHg）

をこえないようにダイヤルを調整する。

観察事項

▶鼻腔・口腔内の分泌物の有無

▶顔色・呼吸状態，呼吸音の状態

▶息苦しさやチアノーゼの有無

▶ SpO_2，血圧，心拍数などの全身状態

手順

▶吸引を実施する前の準備

1 患者の体位を仰臥位に整える。口腔内吸引の場合は，顔を横に向けて行う。

理由・根拠 吸引の刺激によって嘔吐がおきた場合に誤嚥を防ぐことができるため。

2 手袋を装着する。

3 吸引用のカテーテルと吸引器を接続する。

4 カテーテル接続部を折り曲げて閉塞させ，吸引圧がかからないようにする。そのまま，吸引器の開閉バルブを「開」にして，吸引圧を再確認する。

5 カテーテルで少量の水道水を吸引する。吸引状態を確認するとともに，カテーテルの表面を湿らせて挿入しやすくする。

6 患者に吸引を行うことを伝える。

▶吸引の実施

7 カテーテルを折り曲げて圧力をとめたまま，カテーテルの先端から 5 cm 程度の位置を持って，静かに口腔または鼻腔にカテーテルを挿入する（◎ **図 a**）。

POINT 鼻腔内吸引の場合，解剖像をイメージしながらカテーテルを挿入し，抵抗を感じたら下方向（咽頭の方向）に向けて挿入すると入りやすい（◎ **図 b**）。

理由・根拠 吸引圧がかかった状態で挿入すると，粘膜損傷のおそれがあるため。また，患者に不必要な苦痛を与えることを避ける。

事故防止 鼻腔粘膜は薄く，損傷しやすいため，カテーテルの挿入は慎重に行う。

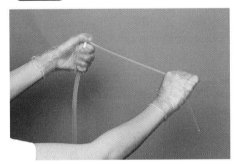

a. 吸引カテーテルの持ち方

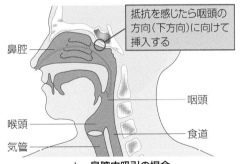

抵抗を感じたら咽頭の方向（下方向）に向けて挿入する

鼻腔
咽頭
喉頭
食道
気管

b. 鼻腔内吸引の場合

8 カテーテルを目的の位置（口腔内吸引は口腔から咽頭部，鼻腔内吸引は鼻腔入口から咽頭部までの約 15～20 cm）まで挿入したら，折り曲げていたカテーテルを開放して，カテーテルを回転させながら吸引を行う。1 回の吸引時間は 10 秒以内で行う。

留意点 口腔内吸引では，口蓋垂を刺激すると嘔吐反射を誘発するため，できるだけ口蓋垂を刺激しないように注意する。

事故防止 吸引中は患者の顔色や SpO_2 の変化を確認しながら行うこと。

9 カテーテルを抜きとったら，付着した分泌物をアルコール綿でふく。水道水を吸引し，カテーテル内腔を洗浄する。

理由・根拠 吸引した分泌物で周囲の環境を汚染しないため。また，カテーテルの内腔が分泌物によって閉塞

しないようにするために行う。

　留意点　カテーテルによる環境汚染や，吸引カテーテルの先端付近を持っていた側の手による汚染の拡散に十分に注意する。先端付近を持っていた手は汚染されているとみなし，吸引器のバルブなど，周囲の環境に触れる際には異なる手で行う。

10　患者をねぎらい，顔色や SpO_2，呼吸状態，分泌物の量や性状（色・粘稠度）などを確認する。

11　さらに吸引が必要な場合は，患者の呼吸状態が整ってから 5 ～ 10 を繰り返す。

あとかたづけと記録

1　吸引カテーテルの先端付近を持っていた手とは異なる手で，吸引圧を「0」に戻し，開閉バルブを「閉」にする。

2　吸引カテーテルを外し，手袋に吸引カテーテルを包んで破棄する。

3　呼吸音を聴診器で聴取し，分泌物の貯留状態を確認する。喘鳴，チアノーゼの有無，呼吸状態，SpO_2，バイタルサイン，患者の訴えなどを含めた全身状態を確認する。

4　流水と石けんで手洗いをする。

5　実施内容および観察事項について記録を行う。

② 気管内吸引

開放式吸引と●
閉鎖式吸引
　気管内吸引には**開放式吸引**と**閉鎖式吸引**がある。

　開放式吸引は人工呼吸回路の接続部のコネクターを人工気道から取り外し，気道を開放した状態で吸引カテーテルを気管チューブ内に挿入して行う吸引法である。

　閉鎖式吸引は，内面が滅菌されているビニールカバーで包まれた吸引カテーテルを用いる（◐図 2-28）。これを気管チューブや気管切開チューブに接続した状態で使用し，気道を大気に開放することなく人工気道にカテーテルを挿入して行う吸引法である。呼吸回路に固定した状態で吸引を行うため，吸引のたびに吸引カテーテルを着脱する必要がない。そのため，カテーテルは1日1回の交換ですむ。

留意点●　空気の通り道である気道は，喉頭にある声帯を境にして，上気道と下気道に分けられる。上気道には常在菌などが存在するが，下気道は基本的に無菌状態である。感染をおこさないために，気管内吸引では無菌操作を徹底して実施する必要がある（◐表 2-13）。

　低酸素血症を予防または最小限にとどめるため，気管内吸引の実施はカテーテルの挿入から 15 秒以内，陰圧吸引は 10 秒以内とし，可能な限り短時間で行う。

　ここでは，看護師 2 人で，人工呼吸器装着中の患者に開放式吸引を行う方法について解説する。

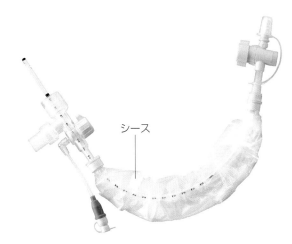

シース

ビニールカバーはシースとよばれ，内面が滅菌されている。吸引後は，吸引カテーテル先端のマーカー位置を確認すること。また，気管チューブ内に，吸引カテーテルを挿入したままにしておくと，気道抵抗が高くなる原因になる。

（写真提供：コヴィディエンジャパン株式会社）

◯ 図 2-28　閉鎖式吸引で用いられるカテーテルの例

◯ 表 2-13　気管内吸引時の感染予防

- 患者や患者に使用されている呼吸器具に触れる前後には，手袋を着用するかどうかにかかわらず手指衛生（手洗い，目に見える汚染がない場合は擦式アルコール消毒）を行う。
- いかなる患者の場合でも，気道内分泌物やそれが付着したものを扱う際には手袋を着用する。
- 患者の気道内分泌物で汚染されることが予想される際はガウンを着用し，汚染が生じたあとに別の患者のケアをする場合は，ガウンを交換する。

（日本呼吸療法医学会：気管吸引ガイドライン 2013，2013 をもとに作成）

必要物品

①吸引器，②吸引びん，③気管用吸引カテーテル（10～12 Fr），④鼻腔・口腔用の吸引カテーテル（12～14 Fr），⑤滅菌カップ（水道水を入れる），⑥滅菌カップ（滅菌精製水を入れる），⑦滅菌手袋，⑧ディスポーザブル手袋，⑨アルコール綿，⑩膿盆，⑪マスク，⑫ゴーグル，⑬ビニールエプロン，⑭聴診器，⑮パルスオキシメーター，⑯カフ圧測定器
【用手換気を行う場合】ジャクソン=リース回路またはバッグバルブマスク，酸素

事前準備

▶一時的吸引の「観察事項」に準じて，吸引の必要性についてアセスメントを行う（◯ 195 ページ）。

▶吸引の実施中にも SpO$_2$ や心電図モニタを確認できるようにしておく。

▶患者に吸引の目的と方法を説明し，同意を得る。苦しくなったときなどには「手をあげる」などのサインを決めておく。意識障害がある患者でも必ず声をかけてから行う。

▶◯ 表 2-13 に従って，標準予防策を遵守する。実施前に手洗いまたはアルコール擦式消毒薬による手指消毒を行ったあと，マスク，ビニールエプロン，手袋，必要時はゴーグルやフェイスシールドを装着する。

留意点
- 開放式吸引では，患者の咳嗽反射によって痰が飛散する場合がある。マスクとゴーグル，フェイスシールドを終始着用することが望ましい。
- 手袋は未滅菌の清潔な使い捨てのものでよいが，開放式吸引では滅菌手袋を使用する施設もある[1]。ここでは滅菌手袋を装着した方法を示す。

▶**物品の準備**

1) 吸引びんに水道水を少量入れて，吸引器に装着する。
2) 開閉バルブを「開」のほうにまわして，吸引装置が正しく作動することを確認する。

観察事項

▶鼻腔・口腔内吸引に準ずる（⤵ 195 ページ）。

手順

▶**気管内吸引を実施する前の準備**

1 患者の体位を仰臥位に整える。

2 カフ圧測定器で気管内チューブのカフ圧が適切であることを確認する。

　理由・根拠 咳嗽反射や頭頸部の動きにより，カフ上部にたまった分泌物が気道内に流れ込むことを防ぐため。

3 口腔・鼻腔内の分泌物およびカフ上部に貯留した液体を吸引する。

　理由・根拠 口腔や鼻腔を介して咽頭部に貯留した唾液などの分泌物やカフ上部に貯留した液体が気道内に流れ込むのを防ぐため。

4 吸引圧を 20 kPa（150 mmHg）[1]に調整する。

5 吸引を担当する看護師は滅菌手袋を装着する。

6 気管用カテーテルを無菌的に取り出し，吸引器に接続する。

7 カテーテル接続部を閉塞し，吸引圧が 20 kPa（150 mmHg）に調整されていることを再確認する。

8 滅菌精製水を少量吸引し，カテーテル内を湿らせる。

9 医師の指示に従って，酸素化をはかる。ここでは，換気担当の看護師が行う。

　POINT 酸素化には，①人工呼吸器の酸素濃度を上げる機能を用いる方法，②用手換気装置（ジャクソン=リース回路またはバッグバルブマスク）を用いる方法，③酸素療法中の患者では酸素流量を増やす方法がある。用手換気は，手技の未熟さによる弊害（換気不全，過剰な圧による肺損傷）があるため，十分なトレーニングが必要である。

　理由・根拠 吸引によって低酸素血症に陥るリスクを減らすため。状態が安定している場合は必ずしも必要ではない。

　事故防止 開放式吸引では一時的に人工呼吸器を外し，さらに気道内の酸素も吸引されることから，低酸素血症に陥るリスクがある。

▶**気管内吸引の実施**

10 換気担当の看護師は，人工呼吸器と気管内チューブとの接続を外す。

11 吸引担当の看護師は，カテーテルの接続部を折り曲げて閉塞させた状態で，利き手でカテーテルの先端から 5 cm 程度の位置を持つ。カテーテルの先端が気管分岐部にあたらない位置までやさしく挿入する。

　理由・根拠 吸引圧がかかった状態で挿入すると，粘膜損傷のおそれがあるため。また，患者に不必要な苦痛を与えることを避けるため。

　留意点 抵抗を感じた場合には，カテーテルを少し引き戻す。

12 吸引担当の看護師は，折り曲げていたカテーテルの接続部の圧を開放し，カテーテルを回転させながら吸引す

1）日本呼吸療法医学会：気管吸引ガイドライン 2013（成人で人工気道を有する患者のための）. 人工呼吸 30：75-91, 2013.

る。1回の吸引は 10 秒以内で行い，可能な限り短時間で実施する。

13　吸引後すぐに，換気担当の看護師は，気管内チューブに人工呼吸器を装着する。

14　吸引担当の看護師は，吸引後，カテーテルの外側に付着した分泌物をアルコール綿でふきとり，滅菌精製水を吸引してカテーテル内腔を洗浄する。

15　パルスオキシメーターで SpO_2 を測定し，呼吸状態の観察を行う。必要時は医師の指示内容に基づき，すみやかに酸素化を行う。循環動態(SpO_2，血圧，脈拍)を確認する。

16　再度吸引が必要な場合は，呼吸状態および循環動態(SpO_2，血圧，脈拍)が吸引前の状態に戻ったことを確認し，10～15を繰り返す。

　事故防止　呼吸状態および循環動態が回復したことを確認したうえで，再吸引を行うこと。吸引の繰り返しは患者への侵襲が大きいため，多くても 2～3 回にとどめること。

▶**吸引の終了**

17　吸引器のコックを締め，手袋に吸引カテーテルを包んで破棄する。

18　患者をねぎらい，顔色，バイタルサイン，SpO_2，呼吸状態，全身状態などを観察する。聴診で呼吸音を聴取し，吸引の効果を評価する。

19　吸引が終了したら，気管チューブが固定されていることと，カフ圧を確認する。人工呼吸器が正しく装着されていることを確認する。

20　分泌物の量，性状(色・粘稠度)などを確認する。

あとかたづけと記録

1　鼻腔・口腔内吸引に準じて機器をかたづける。気管内吸引で使用したカテーテルは 1 回ごとに破棄する。

2　手袋，マスク，エプロンを破棄する。

3　手指衛生を行う。

4　実施内容(吸引時間，回数)，観察内容(吸引された分泌物の量や性状，出血の有無，患者の状態)について記録を行う。

4　持続的吸引（胸腔ドレナージ）

　ここでは，吸引器に接続して使用する胸腔ドレーンバッグを用いた胸腔ドレナージについて解説する。

三連びん装置のしくみ　胸腔ドレーンバッグは，三連びん装置の原理に基づいたものである(◯図2-29)。

　三連びん装置は，気密された 3 つのびんがガラス管によって連結されたものである。胸腔(胸膜腔)内は陰圧であり，胸腔と体外が直接つながってしまうと胸腔内に空気が引き込まれて肺が虚脱してしまう。そのため，胸腔内につながったガラス管の一端を水封(ウォーターシール)することによって，体外から胸腔内への空気の侵入を防いでいる。胸腔内を陰圧に保ちながら，体内からは空気や滲出液を体外に排出させ，肺の膨張を促し，換気の改善をはかる。

　(1) 排液室：胸腔内に入ったドレーンから，重力によって，空気や滲出液を排出する。空気はガラス管を通じて隣の水封室内に吸引される。

　(2) 水封室：水封によって一方弁とし，胸腔と体外が直接交通することを防

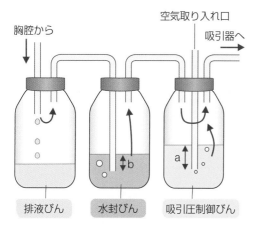

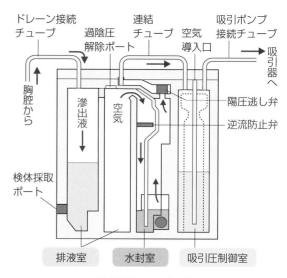

○ **図 2-29　胸腔ドレーンバッグのしくみ**

ぐ。水がなくなってしまうと，空気が胸腔内に入ってしまうため，必ず
先端が水中に入っていなければならない。

(3) 吸引圧制御室：吸引圧を調節するためのもの。吸引源の圧が胸腔内に直
接かかると肺損傷につながる。そのため，空気取り入れ口から空気を取
り込むことによって，過陰圧になるのを防ぎ，設定した吸引圧を維持す
る。空気取り入れ口をふさいではならない。胸腔内には$(a-b)cm\ H_2O$
の陰圧がかかる(○ **図 2-29-a**)。

■胸腔ドレーンの挿入と胸腔ドレナージ

ここでは，胸腔穿刺後(○ 283 ページ)の胸腔ドレナージ開始と胸腔ドレナー
ジ中の看護について説明する。

> **必要物品**
>
> ①吸引装置，②胸腔ドレーンバッグ(○ **図 2-29-b**，○ 194 ページ，**図 2-27**)，③吸引
> チューブ，④滅菌蒸留水，⑤注水用注射器，⑥注射針，⑦タイガン(○ **図 2-30**)，⑧医療用
> テープ，⑨ドレーン鉗子(無鉤鉗子)，⑩膿盆，⑪滅菌手袋，⑫滅菌鑷子，⑬ポビドンヨード
> 含浸綿棒，⑭Y字ガーゼ，⑮絆創膏

> **事前準備**
>
> ▶胸腔ドレーンバッグの準備を行う。
>   1) 水封室に滅菌蒸留水を必要量入れる。
>   2) 吸引圧制御室に医師の指示どおりの吸引圧になるように滅菌蒸留水を入れる。
>   3) 胸腔ドレーンバッグの気密性を確認する。

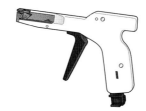

⊃ 図 2-30　タイガン

手順

1　胸腔穿刺（⊃283 ページ）の手順により，医師が胸腔穿刺を行う。

▶**ドレーンの挿入の介助**

2　医師が胸腔ドレーンを挿入する。挿入されたら，ドレーン鉗子で胸腔ドレーンをクランプする。看護師は医師の処置に合わせて，必要物品を無菌操作で渡す。

3　医師が，胸腔ドレーンを，胸腔ドレーンバッグの接続チューブに無菌的に接続する。

4　処置中は，患者の観察を継続して行う。SpO_2，顔色，呼吸状態，脈拍，冷汗，疼痛の程度などを確認する。

　事故防止　ドレーン挿入時には，出血性ショックや排液の多量流出などのリスクによるショックのおそれがある。患者の状態をしっかり観察し，異常の早期発見に努める。

　留意点　胸腔内は無菌状態であるため，ドレーン挿入時および管理中も無菌操作を徹底する。

▶**ドレナージの開始**

5　胸腔ドレーン，胸腔ドレーン接続チューブ，胸腔ドレーンバッグ，吸引装置が正しく接続されていることを確認する。

6　吸引源のスイッチを入れる。

7　胸腔ドレーンのクランプを解除する。

8　指示通りの吸引圧になっているかの確認を行う。

9　水封室の液面が呼吸に伴って上下に動くかどうかで，呼吸性移動を確認する。また，液面の気泡で空気もれ（エアリーク）の有無を確認する（⊃202 ページ）。

▶**胸腔ドレーンの固定の介助**

10　医師の縫合と消毒を無菌的に介助する。

11　ドレーンが抜けないように，カテーテル刺入部をY字ガーゼや絆創膏で固定し，チューブが動かないように体幹部にもテープで固定する。

12　胸腔ドレーンと胸腔ドレーンバッグの接続部をタイガンで固定する。

▶**患者の状態の確認**

13　患者をねぎらい，寝衣および体位を整えて，安静にさせる。

14　バイタルサイン，SpO_2，呼吸状態など，全身状態を観察する。

15　胸腔ドレーンの位置を確認するための胸部 X 線撮影（ポータブル撮影）の介助を行う。

あとかたづけと記録

1　使用物品を，各施設で決められた方法でかたづける。

2　手指衛生を行う。

3　挿入部位や胸腔ドレーンの太さ，挿入の長さ，吸引圧，患者の状態を記録する。

■胸腔ドレナージ中の看護

患者の観察●　胸腔ドレナージ中は，次の点に留意して患者を観察する。

(1) 全身状態の観察：バイタルサイン，呼吸状態，胸郭の動き，SpO_2，呼吸困難の有無，咳嗽の有無，刺入部の疼痛の程度を観察する。

(2) 胸腔ドレーン刺入部の観察：刺入部の創部の状態の観察(ドレーンが抜けていないか，感染徴候はないか)を行い，感染をおこさないように清潔を保つ。皮下気腫の有無と範囲を観察する。

器具の確認の●
留意点　器具を確認する際は次の点に留意する。

(1) ドレーン回路：胸腔ドレーン，接続チューブ，ドレーンバッグ，吸引装置が正しく接続されていることを確認する。カテーテル，接続チューブの屈曲やたるみ，閉塞がないことを確認する。

(2) 胸腔ドレーンバッグの位置：ドレーンバッグは逆行性感染を防ぐために，刺入部より低くする。それとともに，ドレーンバッグを転倒させないように固定する。

(3) 吸引圧：医師の指示通りであることを確認する。吸引圧は吸引源の圧ではなく，吸引圧制御室の水位で決まる。蒸留水は時間とともに蒸発するため，水量を観察し，必要時には補充する。

(4) 排液：排液を行っている場合には，定期的または随時に，排液量と性状を確認し，ドレーンバッグに量を記録する。血性の排液が多い場合には，ショック症状(急激な血圧低下，頻脈，酸素飽和度の低下，尿量の低下など)に注意しながら観察し，医師に報告する。

(5) 呼吸性移動の観察：水封室の液面が呼吸に合わせて上下に動くかどうか(呼吸性移動)を確認する。呼吸性移動がみられれば，ドレーンが閉塞せず適切に管理できている。呼吸性移動が観察できない場合は，ドレーンの閉塞やドレーンの先端部が肺や胸壁にあたっていることが原因として考えられる。観察のうえ，医師に報告する。

(6) エアリークの観察：エアリークとは，胸腔内にもれ出た空気が胸腔ドレーンから排出されたものである。排液を目的とする場合はほとんどみられない。エアリークの観察は水封室で行う。気胸による排気を目的とする場合は，エアリークがみられるのが通常であるが，治癒するにつれて徐々に減少していく。突然，エアリークが増加した場合は，病状の悪化，ドレーンとドレーンバッグの接続が不十分，ドレーンの位置の問題などが原因として考えられる。観察のうえ，医師に報告する。

患者への説明●　胸腔ドレナージを受ける患者には次のような説明が必要である。

(1) 排液が逆流するおそれがあるため，ドレーンバッグの位置が胸腔ドレーンの刺入部よりも高くならないように伝える。

(2) 接続チューブを曲げないように気をつけることを伝える。

(3) 疼痛や刺入部の違和感，呼吸困難などの自覚症状がみられたときには，

すぐに看護師に伝えてほしいことを説明する。

苦痛の緩和● 安静度によって患者の活動範囲は異なるが，患者には，つねにつながれているという感覚があり，苦痛を感じる。着がえやトイレなどのために看護師を呼ぶことを遠慮して，みずから動いてしまい，事故がおこることも予測される。そのため，日常生活におけるこまやかな支援と看護師側からの積極的なかかわり，心理的支援が必要である。

■胸腔ドレーンバッグの交換

必要物品

①ドレーン鉗子(2本)，②新しい胸腔ドレーンバッグ，③滅菌蒸留水，④注射器，⑤ポピドンヨード含浸綿棒，⑥手袋，⑦マスク，⑧エプロン，⑨ゴーグル

事前準備

▶胸腔ドレーンの挿入に準ずる。

手順

1 手指衛生を行う。手袋・マスク・エプロン・ゴーグルを装着する。
  理由・根拠 ボトルの交換時に排液が飛散することを防ぐため。
2 新しいドレーンバッグを準備する。設定圧を医師に確認し，水封室と吸引圧調整室に滅菌蒸留水を入れる。
  留意点 指示通りの吸引圧になっていることをほかの看護師と2人で確認する。
3 患者側のドレーン接続チューブを2か所クランプする。
  理由・根拠 逆行性感染を防ぐため，鉗子2本を使用して確実にクランプする。
4 吸引源のスイッチを切る。
5 古い排液ボトルを外す。
6 新しいボトルの吸引チューブと胸腔ドレーンチューブを接続する。
  留意点 接続する先端が周囲のものと接触しないように注意する。
7 吸引源の電源を入れ，水封室の水に泡が出なくなることを確認する。
8 胸腔ドレーンのチューブのクランプを解除し，ドレナージを再開する。
  留意点 水封室の気泡や呼吸性変動を観察し，ドレナージが正常に作動しているかどうかを確認する。
9 患者の呼吸状態，SpO_2，呼吸音，一般状態を観察する。

あとかたづけと記録

1 使用物品，排液ボトルは各施設で決められた方法でかたづける。
2 交換した時間，設定吸引圧，患者の状態などを記録する。

■胸腔ドレーンの抜去

胸腔ドレーンの抜去は医師が実施し，看護師は介助を行う。

手順

1 手指衛生を行い，手袋・マスク・ゴーグル・ガウンなどを装着する。

2 医師がカテーテルを抜去することを患者に伝える。

3 看護師は医師の処置に合わせて，必要物品を無菌操作で渡す。医師によって刺入部の消毒が行われ，その後，滅菌手袋をつけて，局所麻酔がなされる。

4 胸腔ドレーン，接続チューブをクランプする。

5 患者に呼吸をとめるように伝える。その間に医師が胸腔ドレーンをすばやく抜去し，縫合糸でふさぎ，消毒する。

6 患者をねぎらい，寝衣および体位を整える。

7 バイタルサイン，SpO_2，呼吸状態など，全身状態を観察する。

8 胸部X線撮影の介助を行う。胸腔ドレーンの抜去による肺の変化がないかが確認される。

あとかたづけと記録

1 使用物品は，各施設で決められた方法でかたづける。

2 手指衛生を行う。

3 創部の状態，患者の状態などを記録する。

●参考文献
1）川島みどり監修：ビジュアル基礎看護技術ガイド．照林社，2007．
2）竹尾惠子監修：看護技術プラクティス，第4版．学研メディカル秀潤社，2019．
3）任和子・秋山智弥編：根拠と事故防止からみた基礎・臨床看護技術，第2版．医学書院，2017．
4）深井喜代子編：基礎看護技術Ⅱ（新体系看護学全書），第4版．メヂカルフレンド社，2017．
5）深井喜代子・前田ひとみ編：基礎看護学テキスト，改訂第2版．南江堂，2015．
6）藤野彰子ほか編：看護技術ベーシックス，新訂版第2版．サイオ出版，2017．
7）髙岡勇子編：特集　これでナットク！　胸腔ドレーン管理．エキスパートナース 31(2)，2015．
8）住友ベークライト：チェスト・ドレーン・バック添付文書（第14版）．2018．
9）日本呼吸療法医学会気管吸引ガイドライン作成ワーキンググループ編：わかる！　できる！　気管吸引あんしん教育ガイド，メディカ出版，2011．

まとめ

• 吸引とは，身体内に貯留した分泌物，滲出液，血液，膿，ガスなどを，圧力差や重力を用いて体外に排出することである。

• 吸引には一時的吸引と持続的吸引がある。看護師は，一時的吸引では苦痛ができる限り少なく，安全で確実な吸引を実施する役割があり，持続的吸引では医師の介助だけでなく，患者の観察や日常生活のこまやかな支援，心理的サポートなどを行う。

• 一時的吸引を実施する際は全身状態や患者の表情，SpO_2 の値の変化などに留意する必要がある。

復習問題

❶〔 〕内の正しい語に丸をつけなさい。

①気道内の分泌物を排出される目的で行われるのは，〔一時的吸引・持続的吸引〕である。

②鼻腔・口腔内の一時的吸引を実施する際は，カテーテルを〔吸引圧がかかった状態で・吸引圧をとめた状態で〕挿入する。

③気管内吸引では，1回の吸引は〔10・60〕秒以内で行う。

④胸腔ドレナージ中の患者への説明として，排液の逆流を避けるため，ドレーンバッグの位置がドレーンの刺入部よりも〔高く・低く〕ならないように伝える。

⑤胸腔ドレーンバッグの水封室の水は，チューブの先端が水中に〔入る・入らない〕ように保つ。

褥瘡の予防

1 褥瘡予防の基礎知識

褥瘡とは●　褥瘡とは，創傷（◯214ページ）の一種であり，皮膚の同一部位に，持続的な圧迫，皮膚のずれ，摩擦力といった外力が加わり，皮膚や皮膚の下の深部組織が不可逆性の阻血性障害に陥った状態である（◯図2-31）。褥瘡は，創の深さでステージⅠ～Ⅳに分けられる（◯表2-14）。

　　ふだん私たちは，日中はベッドから離れて活動し，寝ているときも無意識に寝返りを打つ。そのため，体重が持続的に皮膚の同一部位にかかることは少ない。しかし，一日をベッド上で過ごす患者のなかには，寝返りを自力では打てなかったり，治療のために同じ姿勢をとり続けなければいけない人もいる。そのような場合，同一部位が圧迫され，褥瘡ができやすい。

褥瘡発生の●
メカニズム　褥瘡の発生には，さまざまな要因が関連する（◯図2-32）。褥瘡は，皮膚に圧力がかかることで発生するが，同じ程度の圧迫でも，栄養状態の低下や全

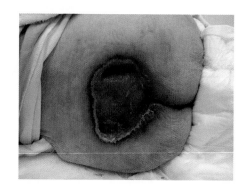

◯ 図2-31　褥瘡の創部

◯ 表2-14　NPUAP/EPUAP による褥瘡とその深達度の分類

DTI 疑い(sDTI)	ステージⅠ	ステージⅡ	ステージⅢ	ステージⅣ	判定不能
皮下軟部組織の損傷に起因する局限性の紫または栗色の皮膚変色，または血疱。	消退しない発赤	部分欠損（真皮までの損傷）	全層皮膚欠損（皮下組織までの損傷）	全層組織欠損（筋や骨を露出する損傷）	皮膚または組織の全層欠損。深さ不明。

NPUAP：米国褥瘡諮問委員会。
EPUAP：欧州褥瘡諮問委員会。
DTI：深部損傷褥瘡 deep tissue injury。皮下組織より深い組織の損傷が疑われる所見がある褥瘡。

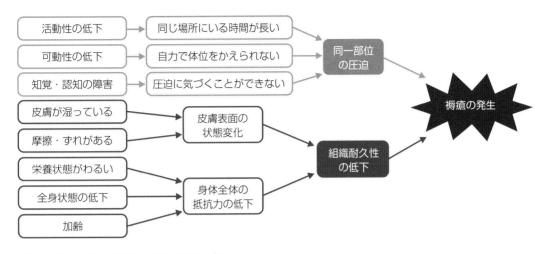

○ 図 2-32　褥瘡の要因と発生までの流れ

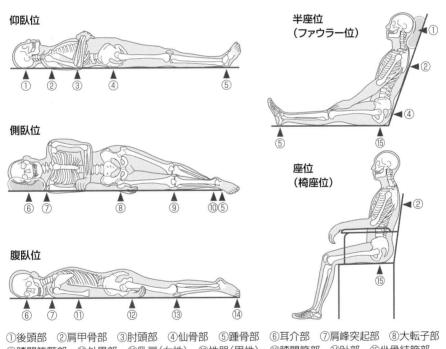

①後頭部　②肩甲骨部　③肘頭部　④仙骨部　⑤踵骨部　⑥耳介部　⑦肩峰突起部　⑧大転子部
⑨膝関節顆部　⑩外果部　⑪乳房(女性)　⑫性器(男性)　⑬膝関節部　⑭趾部　⑮坐骨結節部

○ 図 2-33　褥瘡の好発部位

　　　　　身状態の悪化があると，身体の抵抗力や恒常性維持機能が低下して，褥瘡
　　　　　が発生しやすくなる。さらに，皮膚表面が刺激にさらされていると，より一
　　　　　層，褥瘡ができやすい。
好発部位●　皮膚のほかの部位よりも突出した部位，とくに骨突出部位は，体重によっ
　　　　　て圧迫されやすく，褥瘡の好発部位となる(○図 2-33, 34)。骨突出部位は，

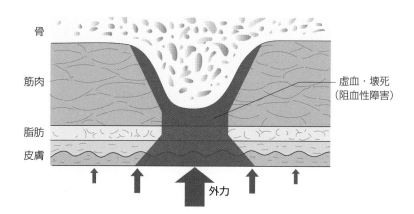

骨

筋肉

虚血・壊死
（阻血性障害）

脂肪

皮膚

外力

○図2-34　骨突出部位と褥瘡

やせや背中が丸まった円背など，患者の体型・姿勢によっても異なる。そのため，患者の身体をよく観察する必要がある。

2　褥瘡の予防とその目的

予防の意義●　褥瘡は，いったん発生すると治りにくい。また，疼痛が生じて患者のQOLを阻害してしまう。さらに，感染症などの合併症を引きおこすこともあるため，予防が肝心である。

看護師の役割●　褥瘡を予防するために，看護師は，患者の褥瘡発生リスクのアセスメントを行う。患者1人ひとりに合わせてアセスメントを行い，とくにどの部分に褥瘡発生リスクが生じているのかを把握し，予防を行う必要がある。

　アセスメントに基づき，日々のケアで褥瘡の原因・誘因を取り除く。ふだんから患者の全身を観察し，褥瘡がおきてしまった場合には，早期に発見して，治療を行えるようにする。

3　褥瘡を予防するための援助

　褥瘡の発生には，体圧や低栄養，循環障害などのさまざまな要因がかかわっている。そのため，褥瘡予防には，皮膚の圧迫を防ぐとともに，これまでほかの章で学んできた，さまざまな援助を組み合わせたケアが必要である。また，病院では，看護師だけではなく，医師や理学療法士，管理栄養士などの多職種が連携し，褥瘡の予防・治療に共同で取り組んでいる。

　ここからは，対象者の褥瘡発生リスクをアセスメントし，発生にかかわる危険因子を軽減する目的で，看護師が主体となって行う援助を説明する。

1　リスクアセスメント

　患者にどのくらい褥瘡発生リスクがあるのか，どのようなリスク要因をもっているのかを調べて，有効な対策をたてるために，リスクアセスメント

ツールを使用する。リスクアセスメントツールには，OH スケールやブレーデンスケールなど，さまざまなものが開発されている。

ブレーデンスケールは，知覚の認知，湿潤，活動性，可動性，栄養状態，摩擦とずれの観察・評価項目について1点から4点(摩擦とずれのみ3点)の点数で判定を行う。合計点数が低いほど褥瘡のリスクが高い(⊃図2-35)。

ただし，ブレーデンスケールには，全身状態の低下や加齢のような点数化されない要因があることに注意が必要である。

❷ 圧迫の軽減

■体位変換

長時間同じ体位でいると，同一部位に体重がかかり，褥瘡が発生しやすくなる。そのため，ベッド上での体位変換が自力で十分に行えない患者に対しては，看護師が体位変換を行う必要がある(⊃28 ページ)。

また，体位変換の際は患者の身体をベッド上で介助するため，患者の皮膚にはずれや摩擦が生じる。よって，介助グローブやスライディングシートなどのずれや摩擦を軽減する用具を使用することがより望ましい。

体位変換の頻度● 体位変換の頻度は，患者の全身状態をアセスメントして決めるが，使用するマットレスの性能によっても異なり，たとえば高齢者では，体圧分散マットレスを使用し，4時間をこえない範囲での体位変換が推奨されている[1]。患者の全身状態と，使用可能なマットレスに応じて，体位変換のスケジュールは調整される。

褥瘡を予防する●
ための姿勢 体位変換後の姿勢は，枕・クッションなどを用いて，体重を広い面で支えるようにする。とくに⊃図2-33 で示した褥瘡好発部位への圧迫を少なくし，安定したポジショニングを行う(⊃図2-36-a)。

るい痩[2]のない患者は30度側臥位をとり，体重が腸骨や仙骨などの骨突出部にかからないようにする(⊃図2-36-b)。座位をとる際は，大腿後部の広い面で体重を支えられるように，体幹と大腿，大腿と下腿，下腿と床面がそれぞれ90度になるように座る(⊃図2-36-c)。また，患者をファウラー位にする際は，ギャッチアップによって患者の皮膚には斜面にそってずれる力が加わるため，背抜き・足抜きを行い，皮膚にかかる力を解消する(⊃28 ページ)。姿勢がくずれると，骨突出部への圧迫やずれが生じやすくなる。

しかし，患者の体型はさまざまであり，るい痩のある患者や骨格に変形のある患者では必ずしもこれらの姿勢・体位が効果的であるとはいいきれない。その患者の骨格や体型に合わせたポジショニングを行っていく。

1）日本褥瘡学会編：褥瘡予防・管理ガイドライン，第5版．照林社，2022.
2）おもに筋や脂肪組織の減少によって，体重が著しく減少した状態。

患者氏名：＿＿＿＿＿＿　　評価者氏名：＿＿＿＿＿＿　　評価年月日：＿＿＿＿＿＿

知覚の認知 圧迫による不快感に対して適切に対応できる能力	**1. まったく知覚なし** 痛みに対する反応（うめく，避ける，つかむなど）なし。この反応は，意識レベルの低下や鎮痛による。あるいはからだのおおよそ全体にわたり痛覚の障害がある。	**2. 重度の障害あり** 痛みにのみ反応する。不快感を伝えるときには，うめくことや身の置き場なく動くことしかできない。あるいは，知覚障害があり，からだの1/2以上にわたり痛みや不快感の感じ方が完全ではない。	**3. 軽度の障害あり** 呼びかけに反応する。しかし，不快感や体位変換のニードを伝えることが，いつもできるとは限らない。あるいは，いくぶん知覚障害があり，四肢の1，2本において痛みや不快感の感じ方が完全ではない部位がある。	**4. 障害なし** 呼びかけに反応する。知覚欠損はなく，痛みや不快感を訴えることができる。	
湿潤 皮膚が湿潤にさらされる程度	**1. つねに湿っている** 皮膚は汗や尿などのために，ほとんどいつも湿っている。患者を移動したり，体位変換するごとに湿気がみとめられる。	**2. たいてい湿っている** 皮膚はいつもではないが，しばしば湿っている。各勤務時間中に少なくとも1回は寝衣寝具を交換しなければならない。	**3. ときどき湿っている** 皮膚はときどき湿っている。定期的な交換以外に，1日1回程度，寝衣寝具を追加して交換する必要がある。	**4. めったに湿っていない** 皮膚は通常乾燥している。定期的に寝衣寝具を交換すればよい。	
活動性 行動の範囲	**1. 臥床** 寝たきりの状態である。	**2. 座位可能** ほとんど，またはまったく歩けない。自力で体重を支えられなかったり，椅子や車椅子に座るときは，介助が必要であったりする。	**3. ときどき歩行可能** 介助の有無にかかわらず，日中ときどき歩くが，非常に短い距離に限られる。各勤務時間中にほとんどの時間を床上で過ごす。	**4. 歩行可能** 起きている間は少なくとも1日2回は部屋の外を歩く。そして少なくとも2時間に1回は室内を歩く。	
可動性 体位をかえたり整えたりできる能力	**1. まったく体動なし** 介助なしでは，体幹または四肢を少しも動かさない。	**2. 非常に限られる** ときどき体幹または四肢を少し動かす。しかし，しばしば自力で動かしたり，または有効な（圧迫を除去するような）体動はしない。	**3. やや限られる** 少しの動きではあるが，しばしば自力で体幹または四肢を動かす。	**4. 自由に体動する** 介助なしで頻回にかつ適切な（体位をかえるような）体動をする。	
栄養状態 ふだんの食事摂取状況	**1. 不良** けっして全量摂取しない。めったに出された食事の1/3以上を食べない。タンパク質・乳製品は1日2皿（カップ）分の摂取である。水分摂取が不足している。消化態栄養剤（半消化態，経腸栄養剤）の補充はない。あるいは，絶食であったり，透明な流動食（お茶，ジュースなど）なら摂取したりする。または，末梢点滴を5日間以上続けている。	**2. やや不良** めったに全量摂取しない。ふだんは出された食事の約1/2しか食べない。タンパク質・乳製品は1日3皿（カップ）分の摂取である。ときどき消化態栄養剤（半消化態，経腸栄養剤）を摂取することもある。あるいは，流動食や経管栄養を受けているが，その量は1日必要摂取量以下である。	**3. 良好** たいていは1日3回以上食事をし，1食につき半分以上は食べる。タンパク質・乳製品を1日4皿（カップ）分摂取する。ときどき食事を拒否することもあるが，すすめれば通常補食する。あるいは，栄養的におおよそ整った経管栄養や高カロリー輸液を受けている。	**4. 非常に良好** 毎食おおよそ食べる。通常はタンパク質・乳製品は1日4皿（カップ）分以上摂取する。ときどき間食（おやつ）を食べる。補食する必要はない。	
摩擦とずれ	**1. 問題あり** 移動のためには，中等度から最大限の介助を要する。シーツでこすれずにからだを移動することは不可能である。しばしば床上や椅子の上でずり落ち，全面介助で何度ももとの位置に戻すことが必要となる。けいれん（痙攣），拘縮，振戦は持続的に摩擦を引きおこす。	**2. 潜在的に問題あり** 弱々しく動く。または最小限の介助が必要である。移動時皮膚は，ある程度シーツや椅子，抑制帯，補助具などにこすれている可能性がある。たいがいの時間は，椅子や床上で比較的よい体位を保つことができる。	**3. 問題なし** 自力で椅子や床上を動き，移動中十分にからだを支える筋力を備えている。いつでも，椅子や床上でよい体位を保つことができる。		
				Total	（点）

*©Braden and Bergstrom, 1988　訳：真田弘美（東京大学大学院医学系研究科）/ 大岡みち子（North West Community Hospital, IL. U.S.A.）

⟳ 図2-35　**褥瘡発生予測スケール（日本語版ブレーデンスケール）**

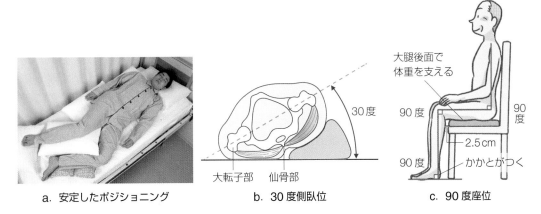

大腿後面で
体重を支える

30度

大転子部　仙骨部

90度　　　　90度

2.5cm

90度　　かかとがつく

a. 安定したポジショニング　　　　b. 30度側臥位　　　　c. 90度座位

○ 図2-36　褥瘡予防のための姿勢

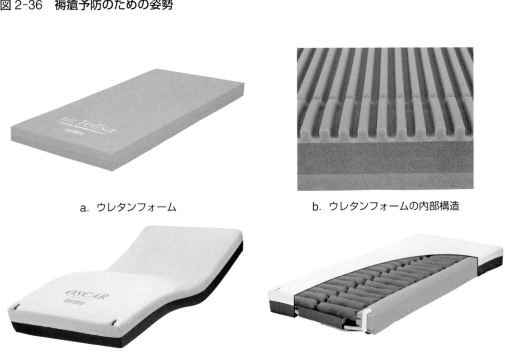

a. ウレタンフォーム　　　　　　　b. ウレタンフォームの内部構造

c. エアマットレス　　　　　　　d. エアマットレスの内部構造

（写真提供：株式会社モルテン）

○ 図2-37　体圧分散マットレス

■体圧分散マットレス

　褥瘡発生リスクが高い患者には，体圧分散マットレスを使用することがすすめられている[1]（○ 図2-37）。体圧分散マットレスの選択に際しては，褥瘡発生リスクや患者の好み，ケア環境なども考慮に入れる必要がある。適宜，

1）日本褥瘡学会編：前掲書.

看護師（皮膚・排泄ケア認定看護師など）や医師に相談する。

③ スキンケア

皮膚が汗や尿，便などで湿っていると，少しのずれや摩擦でも皮膚損傷がおこりやすくなる。そのため，清潔ケアによって，余計な水分は取り除く（⏵67ページ，第1章 F節「清潔の援助」）。

また，とくに排泄物で湿っている場合は，排泄物に含まれる消化酵素や細菌の影響により皮膚のバリア機能がそこなわれやすい。尿・便失禁の予防と，失禁時は保清をしっかり行う（⏵125ページ）。必要時は，皮膚の保護のためのクリームなどを使用する。

④ 寝たきりの防止

安静度に制限がない患者であれば，離床を促す援助を早期から行う。離床までの期間が長ければ，拘縮や筋萎縮などがおこり，褥瘡発生リスクを高めてしまう。必要に応じて，理学療法士や作業療法士などの助言を得る（⏵24ページ，第1章 C節「活動の援助」）。

⑤ 栄養管理

患者の栄養状態を観察する。栄養状態がわるければ，褥瘡の発生や，すでにできてしまった褥瘡の回復の遅延につながる。経口摂取ができる患者であれば，食事量が増えるように援助・介助を行い，経口摂取以外の栄養補給法を使用している患者であれば，医師に報告・相談を行う（⏵97ページ，第1章 G節「食事と食生活の援助」，137ページ，第2章 B節「栄養補給法」）。

④ 褥瘡発生時の対応

早期発見●　褥瘡を早く治癒させるためには，早期に発見し，ケアをすることが重要である。軽度の褥瘡のうちに発見し，対策をとることで，悪化を防ぎ，回復のための治療を受けられるようにする。

日常のケアでの●　看護師は清潔ケアや排泄介助など，さまざまな場面で患者の皮膚を見る機
観察　会がある。早期発見のために，清拭や陰部洗浄などの日常のケアを行う際は同時に皮膚の観察も行い，発赤や表皮の剝離などの異常がないかを確認する。

褥瘡好発部位に皮膚が赤くなっている状態を見つけた場合，一時的な発赤なのか，ステージⅠの褥瘡のおそれがある消退しない発赤なのかを見分ける必要がある。

指押し法での●　赤くなっている部位を，示指で軽く3秒ほど圧迫し，圧迫した部位が白く
異常の確認　変化するかどうかを確認する（指押し法）。押したときに白く変化し，離すと再び赤くなる場合は，一時的な発赤と考える。圧迫しても皮膚が赤い状態であれば，褥瘡のおそれがある。消退しない発赤を見つけた場合は，看護師や

医師に報告し，ただちに圧迫やずれの除去をするなど対策をとる。褥瘡は予防が大事だが，できてしまった場合は，ステージⅠのうちに発見して介入することが患者のQOLをまもる。

褥瘡評価ツール●　褥瘡発生時は，部位や大きさ・深さ，滲出液の有無などを観察し，看護師や医師に報告して，対応していく。褥瘡の評価ツールとして，日本褥瘡学会が作成した「DESIGN-R®2020」がある。これは，褥瘡の深さ，滲出液，大きさ，炎症・感染，肉芽組織，壊死組織，ポケットの状態をそれぞれ点数化したものである。深さ以外の項目を足した合計点数が高いほど重症と考える。

●参考文献
1）EPUAPほか著，真田弘美・宮地良樹監訳：褥瘡の予防と治療 クイックリファレンスガイド，第2版日本語版．メンリッケヘルスケア，2014
2）日本褥瘡学会編：褥瘡予防・管理ガイドライン，第5版．照林社．2022.
3）真田弘美ほか編：進化を続ける！　褥瘡・創傷治療・ケアアップデート．照林社，2016.
4）日本褥瘡学会編：在宅褥瘡予防・治療ガイドブック，第3版．照林社，2015.
5）日本褥瘡学会編：改定DESIGN-R®2020コンセンサス・ドキュメント．照林社，2020.

まとめ

- 褥瘡とは，皮膚の同一部位に，持続的な圧迫，皮膚のずれ，摩擦力といった外力が加わり，皮膚や皮膚の下の深部組織が不可逆性の阻血性障害に陥った状態である。
- 褥瘡は，皮膚の他の部位よりも突出した部位，とくに骨突出部位にできやすい。
- 看護師は，リスクアセスメント，圧迫の軽減，スキンケア，寝たきりの防止，栄養管理などに他職種と連携して取り組む必要がある。

復習問題

❶〔　〕内の正しい語に丸をつけなさい。

①同一部位の継続した圧迫を軽減するため，通常のマットレスでは基本的に〔2時間・4時間〕以内の体位変換を行う。

②るい瘦のない患者において，体重が腸骨や仙骨などの骨突出部位にかからないようにするためにとる姿勢は〔仰臥位・側臥位・30度側臥位・ファウラー位〕である。

❷ 次の問いに答えなさい。

①以下の図において，褥瘡の好発部位とされる箇所に▲印を書き込みなさい。

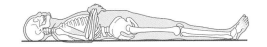

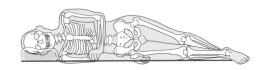

創傷の処置・ケア

1 創傷の処置・ケアとその目的

1 創傷とは

　創傷とは，いわゆる傷やけがのことであり，外部からの力によって，皮膚や粘膜などの身体組織が損傷を受けた状態のことである。鋭利な刃物などで生じる開放性の損傷を「創」，鈍器による打撲などで生じる非開放性の損傷を「傷」といい，両者をあわせて創傷とよぶ。創傷には擦過傷・切創・裂創・褥瘡などとさまざまな種類がある。

2 創傷の処置・ケアにおける看護師の役割

　看護師が手術創，褥瘡，糖尿病足病変などの創傷の処置・ケアに携わる機会は多い。創傷は，痛みなどの身体的苦痛を伴うだけでなく，心理・社会面にも影響を与える。たとえば，創傷による外観の変化は，患者の自尊心を低下させ，社会生活において他者との接触を控える行動につながることがある。

看護師の役割●　看護師には，損傷した組織の回復を促進し，患者の QOL を高める役割がある。創傷をよく観察して，正常な修復の過程をたどっているかどうかを評価し，創傷の種類や修復の段階に応じた局所的な処置・ケアを実施することが求められる。それとともに，栄養状態や循環などの患者の全身状態を把握し，創傷の治癒を妨げる因子を除去していくことが重要である。

2 創傷の基礎知識

1 創傷治癒過程

　創傷が形成されてから治るまでの過程を**創傷治癒過程**という。基本的なしくみは身体のほとんどの臓器や組織で共通しているが，ここではわかりやすい例として皮膚をとりあげる。

　皮膚は表皮・真皮・皮下組織の3層からなる（◎68ページ，図1-24）。皮膚の表面をおおう表皮は，平べったい細胞が重なった重層扁平上皮である。表皮の一番下の基底層にある細胞（基底細胞）が分裂することで，新しい上皮がつくられる。

■再生治癒と瘢痕治癒

　真皮の浅い層までの欠損の場合，皮膚は損傷前とかわらない状態に回復する。これを**再生治癒**という（◎図2-38-a）。創辺縁（創傷周囲の表皮）と毛包に

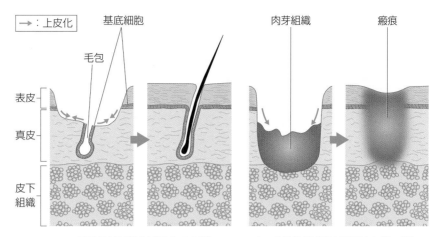

a. 再生治癒（真皮浅層までの創）　　b. 瘢痕治癒（真皮深層より深い創）

○ 図 2-38　再生治癒と瘢痕治癒

　ある基底細胞が細胞分裂して増殖し，新しい上皮によって損傷部がおおわれる**上皮化**がおこる。再生治癒では傷あと（**瘢痕**）は残らない。
　一方，真皮の深層や皮下組織，筋肉などにおよぶ深い欠損の場合，見た目に瘢痕を残した状態で治癒する。これを**瘢痕治癒**という（○ 図 2-38-b）。まず欠損部に**肉芽組織**[1]が形成され，それが収縮して創が縮小し，残った部分が上皮化して治癒する。毛包などの付属器は再生されないため，完全にもとの皮膚には戻らない。

■創傷治癒の 4 段階

　瘢痕治癒にいたる創傷の治癒過程は，一般的に，止血期・炎症期・増殖期・成熟期の 4 段階に分けられる（○ 図 2-39）。
　①**止血期（受傷直後～数時間）**　損傷によって破れた血管に血小板が集まってかたまりを形成すると同時に，血漿中にあるフィブリノゲンが活性化されてフィブリンとなり止血する。
　②**炎症期（受傷後数時間～3 日程度）**　血小板や傷害された組織から放出される物質により，創傷部位に白血球（おもに好中球），マクロファージなどの免疫細胞が集まる。壊死組織や細菌を貪食して創を清浄化する。
　③**増殖期（受傷後 3 日程度～数週間）**　表面にできた痂皮（かさぶた）の下に肉芽組織が形成され，損傷部を埋める。また，肉芽組織全体が収縮し，創が収縮する。創辺縁の基底細胞が増殖し，上皮化が進む。
　④**成熟期（数週間～数年間）**　創の閉鎖のために形成された瘢痕がより強固

1）組織の修復過程でつくられる毛細血管に富む組織をさす。赤くてやわらかい盛り上がった組織として観察される。

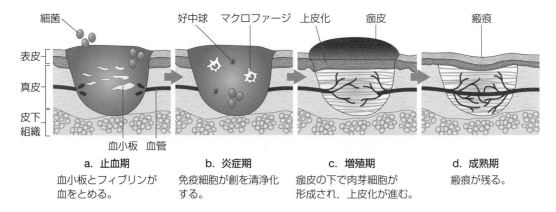

細菌　　好中球　マクロファージ　上皮化　痂皮　　瘢痕

表皮
真皮
皮下
組織

血小板　血管

a. 止血期	b. 炎症期	c. 増殖期	d. 成熟期
血小板とフィブリンが血をとめる。	免疫細胞が創を清浄化する。	痂皮の下で肉芽細胞が形成され，上皮化が進む。	瘢痕が残る。

◇ 図 2-39　創傷治癒過程

になる。

■急性創傷と慢性創傷

　止血期・炎症期・増殖期・成熟期の過程を経て順調に治癒するものを**急性創傷**という。しかし，糖尿病や低栄養などの創傷治癒に影響する疾患や因子，創部の感染や壊死組織などがあると，治りにくい**慢性創傷**となる。

❷ 創傷の治癒形態

　創傷の治癒形態は，一次治癒・二次治癒・三次治癒(遅延一次治癒)に分類される(◇ 図 2-40)。

■一次治癒

　一次治癒とは，創縁どうしを縫合し，治癒させる方法である。手術創や鋭利な刃物で切開された皮膚は，組織の欠損が少ない。感染などが生じない場合には，組織の修復はすみやかで，大きな瘢痕を残すことなく治癒する。

■二次治癒

　二次治癒とは，縫合せず，創を開放したまま治癒させる方法である。組織の欠損が大きい場合や，感染などにより壊死組織が生じた場合に行う。欠損部が肉芽組織で修復される必要があるため，治癒に時間を要する。

■三次治癒(遅延一次治癒)

　三次治癒(遅延一次治癒)とは，感染した創や，閉鎖が困難な創に対し，一定期間創を開放し，創が清浄化したあとに縫合して治癒させる方法である。

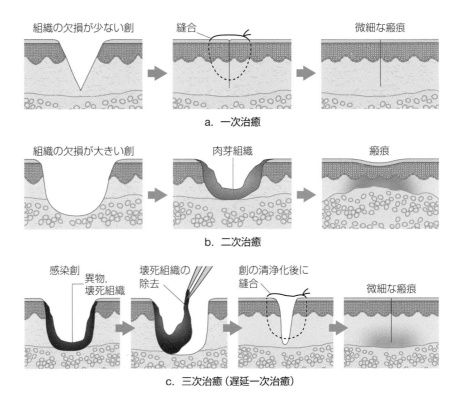

a. 一次治癒

組織の欠損が少ない創　　縫合　　微細な瘢痕

b. 二次治癒

組織の欠損が大きい創　　肉芽組織　　瘢痕

c. 三次治癒（遅延一次治癒）

感染創　異物，壊死組織　　壊死組織の除去　　創の清浄化後に縫合　　微細な瘢痕

◯ 図 2-40　創傷の治癒形態

③ 創傷の処置・ケアの方法

創傷治癒には，創の深さなどの局所状態と，疾患・使用薬剤・栄養状態などの全身状態が影響する。創傷治癒に適した条件を整えるために，局所的な処置・ケアにおいては，創部の環境調整と，創および創周囲の洗浄と保護が重要である。

① 創部の環境調整

■創面環境調整

創傷治癒を妨げる因子を取り除き，治りにくい状況を是正するために，創面環境を整えることを**創面環境調整**という。これには，壊死組織の除去，感染・炎症の制御，滲出液のコントロール，創辺縁の管理がある。

①**壊死組織の除去**　創部に壊死組織があると細菌繁殖の温床となり，上皮化も阻害されるため，治癒が進まない。そのため，壊死組織の除去（デブリードマン）を行う。

②**感染・炎症の制御**　創部に感染がある場合には，切開・排膿，抗菌薬の投与などを行う。

③**滲出液のコントロール**　外用薬やドレッシング材を用いて過剰な滲出液を取り除いたり，創面の乾燥を防いだりする（➡221ページ）。

④**創辺縁の管理**　創辺縁の上皮化が遅延した創を切除したり，ポケット[1]を切開したりする。

■湿潤環境下療法

20世紀半ばごろまで，創傷は乾燥させて治すのが基本とされていた。しかし，現在は創傷治癒を促進するために，創部の湿潤環境を保つことが推奨されている。このような考え方を**湿潤環境下療法**という。

創部の滲出液には創傷治癒のために必要なさまざまな因子が豊富に含まれる。そのため，滲出液が保持された湿潤環境下では，良好な肉芽組織が形成され，創表面における上皮化もすみやかにおこる。創部が乾燥すると，表面に痂皮が形成されて上皮化を阻害するため，創傷治癒が遅延する。

湿潤環境下療法は，感染を伴う創には行わないことが原則であり，前述の創面環境調整の実施が前提となる。

② 創および創周囲の洗浄と保護

創傷の処置は医師とともに，もしくは医師の指示に基づき看護師が実施する。看護師が実施する創傷の処置には，手術創・ドレーン創・褥瘡の処置などがある。ここでは，とくに看護師が実施する機会の多い，感染を伴わない褥瘡（仙骨部）を例に，創および創周囲の洗浄と保護について説明する。

なお，明らかに感染徴候を認める場合は，消毒薬による創部の消毒を行ってもよい。しかし，そうでない場合は，生理食塩水または水道水を用いた洗浄のみで十分である[2]。

目的●　創および創周囲には，滲出液，汗，排泄物などが付着している。創洗浄の目的は，これらを除去することで炎症や感染を予防し，創傷治癒過程を促進させることである。

必要物品

①弱酸性の洗浄剤，②37〜38℃程度に温めた生理食塩水と洗浄用ノズル，または水道水を入れた洗浄ボトル，③紙おむつなどの吸水パッド，④防水シーツ，⑤バスタオル，⑥ガーゼ（洗浄用・ふきとり用），⑦創保護に必要な医療用テープ・ドレッシング材（または外用薬・ガーゼ），⑧PPE（手袋・マスク・エプロン），⑨ごみ袋
【必要時】記録用のカメラ，メジャーまたは定規
POINT　滲出液が多い創や，感染した創などのドレッシング材が使用できない創にガーゼを用いる。滲出液が少ない場合は，ガーゼでは創が乾燥し湿潤環境を保持できないため，ドレッシング材を用いて創傷治癒に最適な湿潤環境を維持する（➡221ページ）。

1）皮膚欠損部の下に広がる空間のこと。
2）日本褥瘡学会教育委員会ガイドライン改訂委員会：褥瘡予防・管理ガイドライン，第4版．日本褥瘡学会誌17(4)：487-557，2015．

▶患者に創傷処置の目的・方法を説明し，了承を得る。

▶前回の創傷処置の記録を見て，創の状態と処置内容を確認する。

▶衛生学的手洗いを実施し，必要物品を準備する。

観察事項

▶創の状態：大きさ，深さ，滲出液の量・色・におい，肉芽組織の色・形状，壊死組織の有無，ポケットの有無など

▶創周囲の状態：発赤・腫脹・熱感・疼痛の有無，水疱などの皮膚障害の有無など

手順

1 PPE（手袋・マスク・エプロン）を装着する。

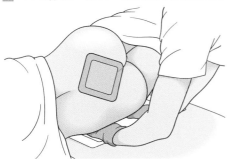

2 患者の体位を安楽かつ処置をしやすいように整える。

POINT バスタオルを用いて不要な露出がないように配慮して創部を露出する。

3 創部の下に防水シーツを敷き，その上に紙おむつなどの吸水パッドを敷く。

4 前回の処置で貼付されたガーゼや固定用テープ，ドレッシング材をゆっくりとはがす。

POINT ガーゼが乾燥して創傷にくっついている場合は，剝離によって創傷を損傷させる危険性がある。生理食塩水または水道水で湿らせながら除去する。

5 ガーゼに洗浄剤をとり，生理食塩水または微温湯で湿らせてよく泡だてる。

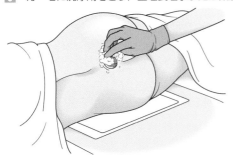

6 皮膚を微温湯で軽くぬらし，泡をのせてやさしく洗浄する。ガーゼを用いる場合は，強くこすらないように注意する。

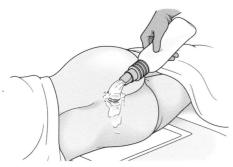

7 生理食塩水または微温湯で，洗浄剤が残らないように創および創周囲を十分に洗い流す。

8 清潔なガーゼで創および創周囲の水分を軽く押さえぶきし，観察する。必要時，患者に同意を得たうえで，写真をとる。

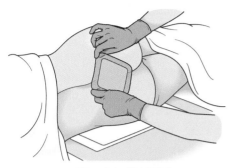

a.　ドレッシング材の場合

創辺縁より2〜3cm外側までおおえる大きさとする。

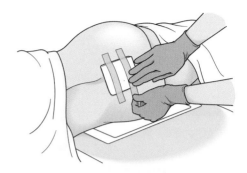

b.　外用薬の場合

外用薬はガーゼに適量を出してから，または創に直接外用薬を塗布してからガーゼで保護し，医療用テープで固定する。

⮕ 図2-41　創の保護

9　創の状態に応じてドレッシング材または外用薬で創を保護する（⮕ 図2-41）。

10　終了したことを患者に伝え，寝衣や体位を整える。

あとかたづけと記録・報告

1　使用した物品は施設の規定に従って洗浄・消毒し，所定の場所にかたづける。

2　記録・報告をする。

まとめ

- 看護師には，損傷した組織の回復を促進し，患者のQOLを高める役割がある。
- 創傷が形成されてから治るまでの過程を創傷治癒過程という。一般的に，①止血期，②炎症期，③増殖期，④成熟期の4段階に分けられる。
- 創傷治癒を促進するために，創部の湿潤環境を保つことが推奨されている。このような考え方を湿潤環境下療法という。

復習問題

❶〔　〕内の正しい語に丸をつけなさい。

①真皮の深層に達する創傷の治癒過程では，欠損部を〔肉芽・瘢痕〕がおおい，見た目に〔肉芽・瘢痕〕を残した状態で治癒する。

②滲出液が多い創や，感染した創などには〔ドレッシング材・ガーゼ〕を用いる。滲出液が少ない場合は，〔ドレッシング材・ガーゼ〕を用いて湿潤環境を維持する。

K 包帯法

1 包帯法とその目的

包帯法の目的●　包帯法とは，創傷や疾病の治療のために，包帯を患者の身体に装着することである。包帯法の目的には，**被覆**，**圧迫**，**支持**，**固定**がある（◯表 2-15）[1]。包帯法を行うための包帯材料には，広義には創部を直接おおうドレッシング材（創傷被覆材）も含まれる。そのため，ここでは，巻軸包帯に代表される従来の包帯に加えて，近年普及してきたドレッシング材についても述べる。

看護師の役割●　包帯法を行う際には，目的を明確にし，目的にかなった包帯の種類と方法を選択する必要がある。また，実施前，実施中，実施後を通して，包帯部位の観察を行い，異常の早期発見に努める。

2 包帯法の基礎知識

1 包帯材料の種類

包帯材料には，さまざまな種類がある（◯表 2-16，図 2-42）。おもに体表面の創部を直接おおう**ドレッシング材**と，体表面に大きな創傷のない部位やドレッシング材の上をおおって使用される**巻軸包帯・筒状包帯・布帛包帯**などに分けられる。それぞれ適切な使用方法があり，用途に合わないものを使用すると，回復を阻害してしまうこともあるため，その特徴と使用方法を熟知しなければならない。包帯材料の選択にあたっては，医師や看護師に相談し，その指示に従う。

包帯材料のなかでも，とくにドレッシング材の進歩は目ざましい。現在では，創部を清潔かつ適度な湿潤環境に保つことで，創傷治癒が促進されることがわかっており，これを湿潤環境下療法とよぶ（◯218 ページ）。湿潤環境下療法を行うことができるさまざまなドレッシング材が開発され，広く普及しつつある。医療従事者はつねに知識を更新し，患者に合わせたものを正しく

◯表 2-15　包帯法の目的

被覆	患部をおおい，病原体や物理的・化学的刺激から保護する。創部を見えないようにすることで安心感を得る。
圧迫	圧迫によって止血したり，浮腫を軽減する。
支持	貼付した薬剤や創部に使用したドレッシング材，副子などを支持する。
固定	骨折や脱臼あるいは術後の患部を固定し，安静を保つ。

1）包帯は，浮腫の軽減など，創傷以外の目的にも使われる。

● 表2-16　包帯材料の種類・用途

巻軸包帯	非伸縮包帯	綿でできている。多目的だが，伸縮性がなくゆるみやすい。
	伸縮包帯	適度な伸縮性があり，関節部でも巻きやすい。
	弾性包帯	骨折・脱臼・捻挫などの際の固定や，浮腫・下肢静脈瘤予防に使用される。
	自着包帯（自着性包帯）	包帯同士がくっつく(自着する)ことにより，ずれやゆるみがおこりにくい。
筒状包帯	ネット包帯	伸縮性のあるネットが筒状になっている。貼付した薬剤やドレッシング材を保護・支持する。
布帛包帯	三角巾	応急処置に使用されるほか，上肢の骨折・脱臼時の固定などに用いる。
	腹帯	腹部の手術後などに創部の保護に用いる。
	丁字帯（T字帯）	手術時などに下着のかわりに用いる。
粘着包帯（医療用テープ）		テープ基材の片面に粘着剤を塗布したもの。さまざまな材質，種類がある。ガーゼやほかの包帯，カテーテルなどの固定に用いる。
ドレッシング材		● 図2-42

(写真提供〔a，b〕：日本衛材株式会社，〔c〕：オオサキメディカル株式会社)

a．ガーゼ
綿の繊維をあらく織ったもの。安価で使いやすい。不織布ガーゼもある。

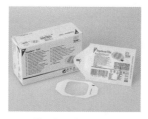

b．ポリウレタンフィルム
透明で創部の観察ができる。外部からの細菌や水分の侵入を防ぐ。吸水性はないが，ある程度は水蒸気を拡散する。

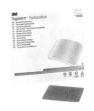

c．ハイドロコロイド
ある程度の量の滲出液を吸収することができる。創面を低酸素状態に保つことにより，血管新生を促進させる。

(写真提供〔a〕：オオサキメディカル株式会社，〔b，c〕：スリーエム ジャパン株式会社)

● 図2-42　ドレッシング材(創傷被覆材)

使用できるようにならなければならない。

② 実施の原則

包帯法の実施にあたっては，以下の原則をまもる。

①**循環障害を予防する**　包帯法によって必要以上の圧迫がかかると，施行部位や施行部位の末梢に循環障害をきたしてしまうことがある。包帯法を行うときは，必ず適切な方法で行い，巻いたあとも圧迫感やしびれ，末梢冷感，浮腫の有無を観察する。

②**感染を予防する**　つねに清潔な包帯材料を使用する。また，包帯を巻く身体の部位や周囲を清潔に保つことも必要である。包帯の交換などの際は，創部の感染徴候(腫 脹・発赤・熱感・疼痛)と滲出物の状態(色・量・におい)を観察する。

③**運動障害を予防する**　関節を固定する際は原則として良肢位を保つ。患部の固定は確実に行わなければならないが，一方で創部や創部周辺の過度な安静による廃用性の変化は防がなければならない。

④**安楽をまもる**　包帯法の処置時は，治療上の制限をまもりつつ，なるべく患者の安楽な体位が保たれるようにする。患者の精神的安楽を保ち，療養意欲を低下させないために，外観も美しく整える。

③ 包帯法の実施

① 巻軸包帯

巻軸包帯は，狭義の包帯を代表する帯状の包帯である。巻かれた形で保管されている。巻軸包帯の各部位の名称を 図 2-43 に示す。

目的　巻軸包帯を実施する目的は，患部の状況によって異なる(221 ページ)。

巻き方　巻軸包帯は，帯頭を利き手に持ち，帯頭が帯身の上に乗るようにして，皮膚から離さずに身体の表面を転がすように巻く(図 2-44)。皮膚から離して

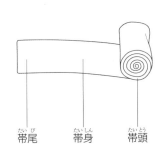

帯尾　帯身　帯頭

 図 2-43　包帯の部位の名称

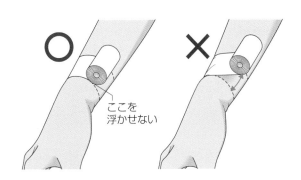

ここを浮かせない

 図 2-44　包帯の巻き方

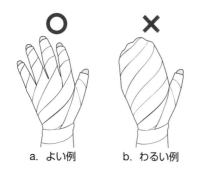

a. よい例　　b. わるい例

○ 図 2-45　皮膚の2面が接する場合の巻き方

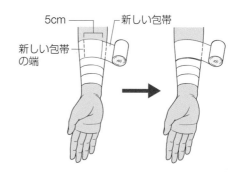

5cm　　新しい包帯

新しい包帯の端

○ 図 2-46　包帯のつなぎ方

巻くと，包帯が引っぱられて締めつけがきつくなる。循環障害などを防ぐために，基本的には末梢から中枢へ巻いていく。

皮膚の2面が接した状態のままで包帯を巻くと，発汗による皮膚トラブルや，感染がおこりやすくなる。手指などの隣接した2面は，別々に巻くか，間にガーゼなどをはさむ（○ 図 2-45）。

つなぎ方● 　途中で包帯の長さが足りなくなった場合，巻き終わった包帯の下に新しい包帯を5cm 程度重ねて巻いていく（○ 図 2-46）。

とめ方● 　必要な部位に巻き終わったら，創部の上を避けてとめる。とめる部分よりも1cm ほど包帯を長く残してはさみで切り，1cm 程度内側に折り曲げて粘着包帯（医療用テープ）などでとめる。

必要物品

①包帯（巻く部位や用途に合わせた種類・太さを選択する），②はさみ，③包帯どめの粘着包帯（医療用テープ），④手袋，⑤ビニールエプロン，⑥マスク

事前準備

▶手指衛生を行い，ビニールエプロン，マスク，手袋を装着する。

事故防止 標準予防策を守る。

▶患部・患肢を安定させ，安楽な体位をとる。必要時，オーバーベッドテーブルや足台などを使用し，姿勢を安定させる。

観察事項

▶創部の観察（腫張・発赤・熱感・疼痛などの範囲や程度，滲出物の色・量・においなど）

▶創部に感染や，循環障害，運動障害がおこっていないこと

▶患者の安楽が保たれていること（○ 223 ページ，「実施の原則」）

手順

▶環行帯

環行帯は，同じ部位を環状に巻く方法である。包帯がゆるんだり，ずれたりすることを防ぐために，後述するらせん帯や折転帯，亀甲帯などの巻きはじめ，巻き終わりにも使用する。

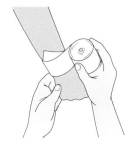 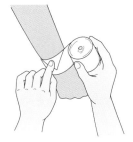 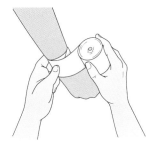

1 巻き始めは帯尾を少し斜めにあて，1周巻く。

2 はみ出した帯尾の三角の部分を折り曲げる。

3 折り曲げた三角の部位の上から，同じ部位に重ねて巻く。

4 とめる部分よりも1cmほど包帯を長く残して切り，内側に折り返してとめる。

▶らせん帯

らせん帯は，包帯の一部を重ねながら，らせん状に巻く方法である。

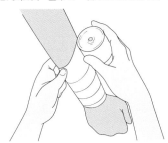

1 巻きはじめに環行帯を行う。

2 末梢から中枢へ向けて，包帯を 1/2～1/3 重ねて巻いていく。包帯はゆるみなく等間隔に巻き，しわがないようにする。

〔理由・根拠〕 巻きむらやしわがあると，ほどけやすくなったり，疼痛や褥瘡の原因になるため。

3 必要な部分まで巻いたら，環行帯を巻いてとめる。

▶折転帯

折転帯は，包帯を身体に沿わせるために折り返して巻く方法である。下腿などの身体の太さに変化がある部位に用いる。

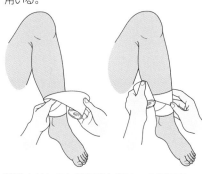 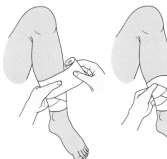 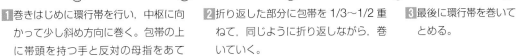 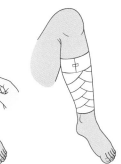

1 巻きはじめに環行帯を行い，中枢に向かって少し斜め方向に巻く。包帯の上に帯頭を持つ手と反対の母指をあてがって，そこを支点にして折り返す。

2 折り返した部分に包帯を 1/3～1/2 重ねて，同じように折り返しながら，巻いていく。

3 最後に環行帯を巻いてとめる。

▶亀甲帯

亀甲帯は，肘や膝などの屈伸する部位や踵をおおう場合に用いる。関節中央部から巻き始める離開亀甲帯と，関節周辺から中央部に寄せて巻く集合亀甲帯がある（◎ **図2-47**）。ここでは，肘関節に離開亀甲帯を行う手順を説明する。

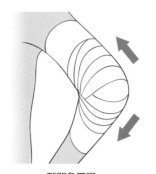

a. 離開亀甲帯
中心から巻きはじめる。

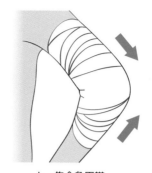

b. 集合亀甲帯
関節の上下に交互に巻き，中心でとめる。

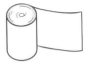

青：包帯の上端
赤：包帯の下端

○ 図2-47　亀甲帯

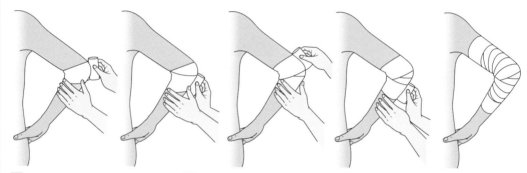

1 患肢を安定させた体位をとり，中心となる屈曲部から環行帯で巻きはじめる。

2 上下交互に1/2～1/3ずつずらしながら巻いていく。その際，包帯を関節の屈側の一点で交差させる。

3 最後に環行帯を巻いて，包帯をとめる。

▶ **麦穂帯**
ばくすい
麦穂帯は，身体の太さに変化がある部位に用いたり，関節の被覆・固定に用いられる。

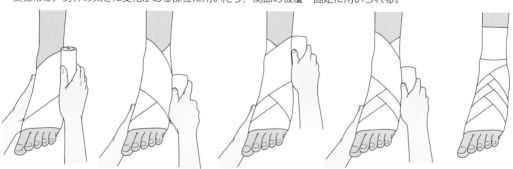

1 環行帯を行って巻きはじめる。

2 包帯を肌に沿わせ，8の字を描くように巻いていく。このとき，包帯は折り返さずに，1/2～2/3重ねて巻き上げていく。

3 最後に環行帯を巻いてとめる。

② 粘着包帯（医療用テープ）

粘着包帯（医療用テープ）には，低刺激テープや防水性テープなど，さまざまな製品がある。患者の皮膚状態やアレルギーの既往，用途に合わせてテープを選択する。

留意点● 皮膚の同じ部位に長期間貼付（ちょうふ）することは避け，かぶれや水疱形成（すいほう），皮膚剝離（はくり）に注意する。

テープでの固定● 厚みのあるガーゼなどを粘着包帯（医療用テープ）で固定する際には，十分な長さに切ったテープでガーゼをくるむように固定する（◎図2-48）。引っぱるように貼付すると，水疱や皮膚剝離の原因になる。

③ 三角巾

三角巾（さんかくきん）は布帛包帯（ふはく）の一種で，形状は直角三角形である（◎図2-49）。臨床では，提肘三角巾（ていちゅう）としてよく用いられ，災害時には応急処置に使用される。

結び方● 三角巾の端は固定のためにしっかりと結ぶが，緊急時にはすぐにほどけなければならない。結び方には本結びが適している（◎図2-50）。

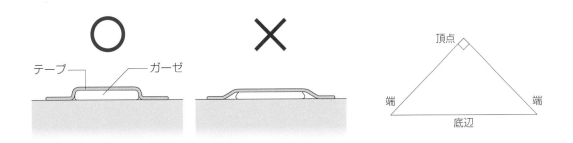

◎図2-48　医療用テープでの固定の仕方

◎図2-49　三角巾の部位の名称

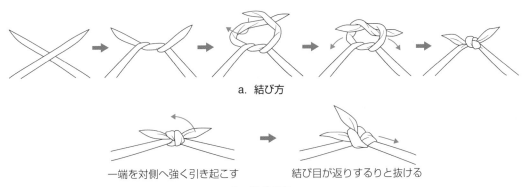

a. 結び方

一端を対側へ強く引き起こす　　結び目が返りするりと抜ける

b. ほどき方

◎図2-50　三角巾の結び方とほどき方

提肘三角巾●　肩関節や上腕，前腕，肘関節に受傷した場合に，患部の安静・保護のために三角巾を用いる方法である。患部の状態によるが，おもに支持や固定の目的で使われる（◯221ページ，**表2-15**）。上肢の受傷時のほか，脳血管疾患による麻痺側の保護のために使用されることもある。

事前準備

▶三角巾を用意し，巻軸包帯の場合に準じて患者の姿勢を安定させる。

観察事項

▶「実施の原則」（◯223ページ）に準ずる。ゆるすぎたり，きつすぎたりしていないかどうかを確認する。

手順

▶**首の後ろで結ぶ場合**

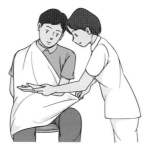

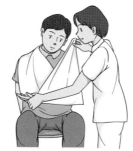

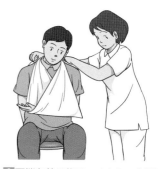

1 三角巾に患側の腕をのせるようにして，片端が健側の肩に，頂点が患側の肘の後ろにくるように掛ける。
　POINT 三角巾の底辺は体幹と平行になるようにする。

2 肩に掛かっていないほうの端を，患側前腕をおおうように折り上げ，患側の肩の上方まで持ってくる。

3 両端を首の後ろへまわし，肘関節の角度が90度よりもやや小さくなるように調節して結ぶ。
4 患側の肘部分は，三角巾の頂点を結んで整える。

▶**健側の腋下を通して結ぶ場合**

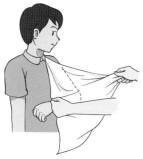

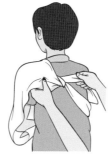

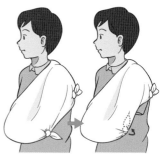

1 患側の腕に三角巾を掛ける。片端を患側の肩に掛け，頂点が肘の延長線上にくるようにあてる。

2 患側の前腕を包み込むように三角巾を折り返す。折り返した端は健側の腋下を通し，背中にまわす。
3 患側の肩に掛けていた端と，健側の腋下を通した端を結ぶ。

4 三角巾の頂点側の布を患者の身体に合わせて，結んで内側に折り返し，処理する。

まとめ

- 包帯法とは，創傷や疾病の治療のために，包帯を患者の身体に装着することである。
- 包帯材料は，おもに体表面の創部を直接おおうドレッシング材と，体表面に大きな創傷のない部位やドレッシング材の上をおおって使用される巻軸包帯・筒状包帯・布帛包帯などにわけられる。
- 包帯法の実施の原則は，①循環障害の予防，②感染の予防，③運動障害の予防，④安楽を守ることである。
- 巻軸包帯の巻き方には，環行帯，らせん帯，折転帯，亀甲帯，麦穂帯などがある。

復習問題

❶ 〔 〕内の正しい語に丸をつけなさい。

①応急処置に使用されるほか，上肢の骨折・脱臼時の固定などに用いられる包帯は〔伸縮包帯・三角巾・粘着包帯（医療用テープ）〕である。

②包帯を巻く際は，循環障害などを防ぐため，基本的には〔中枢から末梢へ・末梢から中枢へ〕巻いていく。

❷ 次の問いに答えなさい。

①包帯の巻き方で正しいのはどちらか。

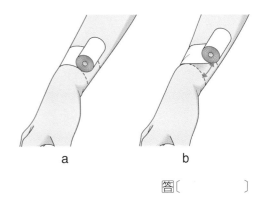

a   b

答〔 　　　 〕

②粘着包帯（医療用テープ）でのガーゼの固定の仕方で適切なのはどちらか。

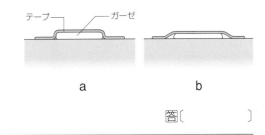

a   b

答〔 　　　 〕

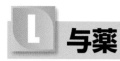

与薬

1 与薬とその目的

　なんらかの症状がある人や患者に薬物を投与することを**与薬**という。与薬は，医師や歯科医師，またはその指示のもと，看護師や患者本人によって行われる。薬物による影響は，ときに患者の命に直接かかわることも多い。そのため，与薬行為や患者への指導を行う看護師の責任は重い。看護師は薬剤について，その種類や量，使用方法について十分理解したうえで，薬剤を安全に管理して，患者に事故がおこらないように徹底する必要がある。

事故防止の義務●　医療事故を防ぐために，医療者には**結果予見義務**と**結果回避義務**がある[1]。すなわち，これから行われる医療行為がどのような結果を生じるかを予測し，事故を回避しなければならない。与薬においては，誤った与薬（誤薬）がおこる危険を前もって認識し，誤薬を回避・防止する義務がある。また，万一，副作用などがあらわれたときは，適切な対応を早急に行わなければならない。

看護師の役割●　与薬における看護師の役割は以下のとおりである。

　①医師の処方箋を確認し，患者の状態をふまえて正確に与薬する　看護師には，薬が効果的にはたらくように，対象者に薬を確実に投与する役割がある。薬物療法では，医師によって処方箋[2]が作成される。医師に指示された薬の効果を正しく理解し，現在の患者の状況に合った指示なのか疑問がある場合には，必ず医師または薬剤師に確認を行わなければならない。そのうえで，正しい方法で，正確に患者に薬を投与する。

　②異常の早期発見に努め，早急に医師に報告し，対応する　与薬中・与薬後は患者に異常がおこっていないかどうかを観察する。なんらかの異常を発見したら，すみやかに医師に状況を報告し，その後の対応について指示を受ける。

　③日常生活を過ごしやすくなるように環境を整える　薬物療法では，吐きけや嘔吐，倦怠感，感染しやすくなるなどの副作用があらわれる場合がある。これらの副作用は採光や臭気などの環境要因によって増悪することもある。看護師には，このような副作用をできるだけ少なくし，治療の効果が最大限になるような日常生活が送れるように，環境を整える役割がある。

　④薬に対する主体的な取り組みを支援する　医師からの指示などの規則を患者が正しくまもることを**コンプライアンス**という。また，患者自身が治療

1）結果予見義務は結果がまだ発生しないうちに先を見通して知るべき義務，結果回避義務は結果の発生が不都合な事態にならないようにするべき義務である。
2）処方箋は，調剤や注射などの内容によって，医療職への「指示書」とよばれることもある。

方針の決定に積極的に参加し，その決定に従うことを**アドヒアランス**という。看護師には，薬の効果を最大限に得るために，患者のコンプライアンスをできるだけ高めていく役割がある。患者が主体的に薬の服用ができるように，アドヒアランスが高まるようにかかわることも看護師の役割である。

② 与薬の基礎知識

① 与薬時の留意事項

与薬においても，ほかの診療の補助と同様に，患者への事前の説明と同意，フルネームとネームバンドの確認による患者取り違えの防止などが重要となる。これら以外にも，次のような留意事項があげられる。

①正しい与薬（6 つの Right）を確認する　看護師が対象者に対して安全に与薬を実施するために，6 つの Right（6R）について必ず確認し，実施する必要がある（➡表 2-17）。なお，この 6 つのほかに，正しい日付（Right Day）や，正しい手技（Right Technique）を加える考え方もある。

② 6 つの Right について 3 回確認する　準備している薬が，処方箋（指示書）に記載された対象者，日時，薬剤，用法，用量について正しいことを 3 回以上確認する。その際には，薬剤がどのような目的で処方され，対象者の薬物療法に合っているのかを理解していることも必要となる。

1 回目：保管場所から薬剤を取り出すとき
2 回目：手にとった容器から薬剤を取り出すとき
3 回目：薬剤を保管場所に戻すとき

③ 1 患者 1 トレイで準備・実施を行う　誤ってほかの人の薬を投与しないように，薬剤の準備は原則として「1 患者 1 トレイ」で行う。

② 薬剤の保管

薬剤の保管方法●　薬剤は，製品ごとに保管方法や使用期限が決められている。保管温度については，薬剤の表示を確認して，薬剤が変性しないように日本薬局方[1]で規

⊃ 表 2-17　与薬における 6 つの Right

① Right Patient（正しい患者）	④ Right Dose（正しい用量）
② Right Drug（正しい薬）	⑤ Right Route（正しい用法）
③ Right Purpose（正しい目的）	⑥ Right Time（正しい時間）

（厚生労働省：新人看護職員研修ガイドライン（技術指導の例）〈http://www.mhlw.go.jp/stf/seisakunitsuite/bunya/iryou/oshirase/dl/130308-2.pdf〉〈参照 2021-01-29〉による）

1）日本薬局方：医薬品，医療機器等の品質，有効性及び安全性の確保等に関する法律により，医薬品の性状および品質の適正をはかるため，厚生労働大臣が薬事・食品衛生審議会の意見を聞いて定めた医薬品の規格基準書。

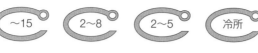

薬剤の貯蔵温度の指示マークの例

表示の具体的な温度	
標準温度	20℃
常温	15～25℃
室温	1～30℃
冷所	1～15℃

◯ 図2-51　薬剤の貯蔵温度表示

◯ 表2-18　麻薬・毒薬・劇薬の表示および保管方法

	麻薬	毒薬	劇薬
規定する法律	麻薬及び向精神薬取締法	医薬品，医療機器等の品質，有効性及び安全性の確保等に関する法律	
容器等の表示について	その容器および容器の直接の被包に丸枠に「麻」の記号を記載。	その直接の容器または直接の被包に，黒地に白枠，白字をもって，その品名および「毒」の文字を記載。	その直接の容器または直接の被包に，白地に赤枠，赤字をもって，その品名および「劇」の文字を記載。
	㊺フェンタニル	毒 シスプラチン	劇 ニトログリセリン
保管方法	●鍵をかけた堅固な設備に保管しなければならない。●管理は医師・歯科医師・獣医師・薬剤師で，都道府県知事の免許を得た麻薬管理者が行う。	●ほかの薬物と区別して貯蔵・陳列する。●施錠して管理する。	●ほかの薬物と区別して貯蔵・陳列する。

定された温度の場所に保管する（◯図2-51）。

　なかには光によって変性するため，遮光して保管しなければならない薬剤もある。各薬剤の医薬品添付文書に記載されている保管方法を確認して，薬剤を安全に保管する必要がある。

麻薬・毒薬・劇薬 ● 麻薬・毒薬・劇薬は，それぞれ法律で表示や保管・管理についての取り決めがなされている。ほかの医薬品と区別して厳重に取り扱うことが定められている（◯表2-18）。

③ 薬物の投与経路と代謝

　薬物は投与されたのち，体内に**吸収**されて，血液の流れに乗って身体各部に**分布**し，その作用を発揮する（◯図2-52）。血液中の薬物は，おもに肝臓で水溶性物質に**代謝**されて，最終的に尿や胆汁中に**排泄**される。この一連のプロセスを薬物動態[1]という。

1）薬物動態に関しては『新看護学2　栄養　薬理』を参照のこと。

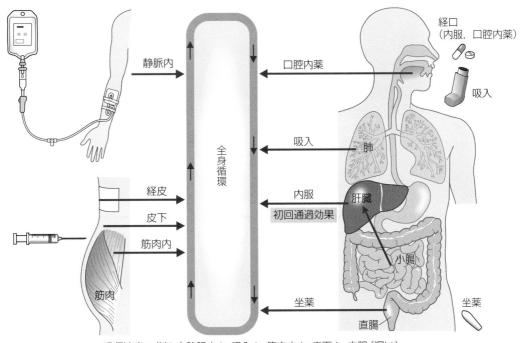

吸収速度：（速い）静脈内＞吸入＞筋肉内＞皮下＞内服（遅い）
持続時間：（短い）静脈内＜吸入＜筋肉内＜皮下＜内服（長い）

⟳ 図 2-52　薬物の投与経路と分布

初回通過効果●　薬物の投与経路のうち，小腸から吸収される経路は，薬物が全身を循環する前に肝臓で代謝を受ける。これを**初回通過効果**という。代謝によって薬物の量が減少するため，同じ投与量であっても，小腸から吸収される場合とそうでない場合では，からだの中に入って利用される割合が異なることを理解しておく必要がある。

与薬方法の種類●　与薬は，注射によるものとそれ以外によるものとの2つに大きく分けられる（⟳ 表 2-19）。

❸ 与薬の援助（注射を除く）

❶ 経口薬（内服薬・口腔内薬など）

　経口薬のうち，内服薬は，食物中の栄養素と同じ経路で，消化管（おもに小腸）から吸収されるため，対象者が食物を摂取することができればこの与薬方法を選択できる。痛みを伴わず，対象者自身で実施しやすい方法であり，広く用いられている。内服薬は腸から吸収され，初回通過効果を受ける。口腔内薬の舌下錠やバッカル錠は口腔粘膜から直接血中へ吸収される。

○表2-19　与薬方法の種類（薬価基準収載品目に基づく分類）

注射以外による与薬	内用薬	内服薬	食物と同じ経路で消化管から吸収。
		口腔内薬（舌下錠・バッカル錠）	口腔内で溶解させて口腔粘膜から血中に直接吸収。
	外用薬	口腔内薬（トローチ）	口腔内で徐々に溶解させて口腔・咽頭の粘膜に作用。
		坐薬	直腸や腟から吸収。
		外皮用薬	皮膚から吸収。
		吸入薬	口や鼻から吸入し，気道および肺から吸収。
		点眼薬	眼から吸収。
		点鼻薬	鼻粘膜から吸収。
		点耳薬	耳から吸収。
注射による与薬	皮下注射		皮膚と筋肉の間の皮下組織に薬液を注入。
	筋肉内注射		皮下組織下にある筋肉に薬液を注入。
	皮内注射		表皮と真皮の間に薬液を注入（抗原抗体反応検査で実施）。
	静脈内注射		静脈内に薬液を注入。
	点滴静脈内注射		持続的に静脈内に薬液を注入。

■経口与薬の基礎知識

経口薬の形状●　経口薬の形状は，①錠剤，②粉剤，③液剤に大きく分けられる（○表2-20）。

与薬時間●　内服薬の服用間隔は，一般に食事時間を基準に決められている。○表2-21に与薬時間の目安を示す。

経口与薬時の●
留意事項　次の点に留意して，安全かつ確実に与薬をする。

①誤嚥を予防する体位　高齢者や誤嚥しやすい対象者の場合には，嚥下をしやすい座位や半座位で与薬する。意識のない患者には内服での与薬はしない。

②内服時の水　一般にコップ1杯程度の水またはぬるま湯で服用する。

③内服しやすい工夫　飲みにくい薬は舌の中央やや奥に入れると味を感じにくい。刺激が強く飲みにくい粉剤はオブラートなどを用いる（○図2-53）。

④自己管理にするかどうかの判断　薬を対象者自身が管理するか看護師が管理するかは，対象者の認知状態に合わせて判断する。

⑤飲み忘れへの対応　なんらかの理由で薬を飲み忘れた場合は，患者に2回分をまとめて飲まないように伝えて待ってもらい，医師に報告して，対応方法を確認する。

■経口与薬の実施

目的●　食事ができる場合に消化管から薬剤を吸収させる。あるいは，緊急時などに口腔粘膜から血中へ直接吸収される与薬に用いられる。

● 表 2-20　経口薬（内服薬・口腔内薬など）の形状（剤型）

錠剤：一定の形状の固形の薬剤	素錠（裸錠）	薬剤を成形したもの（内服薬）。
	カプセル剤	粉剤や液剤をカプセルに入れたもの（内服薬）。
	口腔内崩壊錠（OD錠）	口腔内で唾液または少量の水にとけることにより，飲みやすくした錠剤（内服薬）。水なしで飲める。
	チュアブル錠	かみ砕いて飲む錠剤（内服薬）。
	舌下錠	舌の下ですみやかにとかして，口腔粘膜から吸収させる錠剤（口腔内薬）。
	バッカル錠	頬と歯ぐきの間で徐々にとかして，有効成分を口腔粘膜からゆっくり吸収させる錠剤（口腔内薬）。
	トローチ剤	口腔内でゆっくりとかして，口腔・咽頭などに作用させる錠剤（外用薬）。
粉剤：細かい粒子状の薬剤	散剤	さらさらした粉状の薬剤。
	顆粒剤	散剤よりも粒子が大きい薬剤。
	ドライシロップ剤	水を加えるとシロップ剤となる粒状または粉末状の薬剤。
液剤：液状の薬剤	水剤	薬物を水にとかしたもの。
	シロップ剤	糖類または甘味剤を含む液状の薬剤。
	懸濁剤	有効成分の粒子が均質に分散した液状の薬剤。

錠剤の写真：素錠　カプセル剤　トローチ剤

粉剤の写真：散剤　顆粒剤

液剤の写真：シロップ剤

● 表 2-21　与薬時間の表現と目安

起床時	起きてすぐ
食前	食事の30分から1時間前
食直前	食事のすぐ前
食直後	食事のすぐあと
食後	食後30分以内
食間	食後2時間程度経過後
頓用（頓服）	症状が出たとき（不定期）

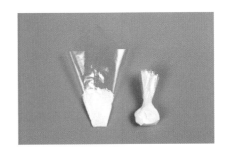

● 図 2-53　オブラートに包んだ粉剤

必要物品

①処方箋（指示書），②薬剤配付車または内服薬用トレイ，③指示薬
【水剤の場合】薬杯　【必要時】吸い飲み，ワゴン

事前準備

▶処方箋を確認しながら，指示薬と必要物品を準備する。

▶これまでの薬に対するアレルギーの有無を記録から確認する。

(事故防止) アレルギーがある場合には医師に報告し，薬剤の使用を再検討してもらう。

▶薬の確認を3回行う。

1回目：薬袋から指示薬を取り出すとき

2回目：薬剤を包装から取り出すとき

3回目：薬剤の包装を廃棄するとき

観察事項

▶**実施前**：嚥下状態の確認

(留意点) 高齢者の場合，加齢のために胃の噴門部の括約筋がゆるんでおり，逆流をおこしやすい。内服時は座位や半座位にするなど，内服時の体位に配慮する。また，嚥下ができない場合には，別の与薬方法を検討する。

▶**実施中**：薬剤をすべて服用できていること

▶**実施後**：口腔内に薬剤が残っていないこと

(留意点) 飲んだつもりでも，口腔内に薬剤が残っている場合がある。内服後は必ず開口してもらい，薬剤が残っていないことの確認を行う。

手順

▶**実施する前の確認**

1　対象者に薬剤の効果と副作用，服用方法について説明し，与薬の同意を得る。

2　薬剤に対するアレルギーの有無を本人から確認する。

3　誤嚥の危険がないか確認し，必要時には誤嚥を予防するため体位を整える。

4　投与直前にも，処方箋と指示薬を確認する。

(事故防止) 処方された薬剤に疑問があれば，必ず医師や薬剤師に問い合わせを行う。

5　対象者にフルネームを名のってもらい，ネームバンドを確認する。

6　対象者が内服可能な状況・状態かどうかを確認する。対象者が検査前処置の絶食などで内服できない場合や，吐きけや嘔吐，腹痛などがある場合は，医師に確認する。

▶**薬剤の内服**

7　薬剤を内服してもらう（口腔内薬は口の中でとかす）。必要時，包装の開封を手伝う。

● **錠剤・カプセル剤の場合**

舌の中央にのせて，水を飲んでもらう。固形で飲めない場合には，顆粒剤などに変更できないか，医師や薬剤師に相談する。

● **散剤・顆粒剤の場合**

薬包紙に包まれている場合，薬包紙の口側をはさみなどで切り落とし，薬剤を口に入れやすくする（◐ **図 2-54**）。必要時，オブラートを用いる（◐ **図 2-53**）。

1）袋状のオブラート：薬剤を入れ，丸めるようにして，最後に表面を水で湿らせる。

2）円形のオブラート：薬剤をオブラートの中央にのせて包んで閉じ，最後に表面を水で湿らせる。そのほか，小皿を利用する方法もある。小皿に入れた水に円形オブラートを浮かせて，その上に薬剤をのせ，つまようじ1～2本を用いてオブラートの端をすばやく中央に寄せて包み込み，小皿の水ごと薬を飲む。

3）ゼリー状やペースト状のオブラート：大きめのスプーンにオブラートをとり，薬剤を包み込んで飲み込む。

● **舌下錠・バッカル錠の場合**

(留意点) 飲んだりかんだりしないように対象者に伝える。

1）**舌下錠**：舌下があれている場合は，舌下中央近くでなるべくあれていないところに錠剤を入れる。舌下に薬がしっかり入ったことを，目視で確認する（◐ **図 2-55-a**）。

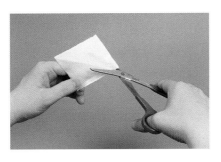

薬剤が薬包紙に入っている場合は,
はさみなどで開封する。

● 図 2-54　散剤・顆粒剤の服用

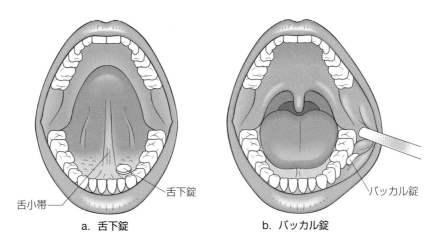

舌小帯

舌下錠

a. 舌下錠

バッカル錠

b. バッカル錠

● 図 2-55　舌下錠とバッカル錠の服用位置

> POINT 口の中が乾燥しているときは,水で舌を湿らせておくと吸収がよくなる。

　2) **バッカル錠**：頬と歯ぐきの間にはさみ,徐々に溶解させる(● 図 2-55-b)。

8　正確に与薬できたことを確認する。

9　与薬後の観察を行い,記録する。

10　内服後に,対象者に急な変化やなんらかの異常が疑われる場合には,すぐに医師にその旨を報告する。

あとかたづけ

1　使用した薬杯や吸い飲み,小皿,トレイなどを洗浄・消毒して収納する。

2　薬剤配付車はもとの場所に戻す。

❷ 坐薬

　口から薬を飲めない場合や,直腸や腟などに薬物を作用させる場合には坐薬が用いられる。直腸中下部の粘膜下には直腸静脈があり,上部にまで挿入しなければ,初回通過効果の影響を受けずに薬物を投与できる。

目的● 直腸や腟などから薬物を作用させる。

留意点● 与薬の際は次の点に留意する。

- 直腸への挿入は左側臥位か仰臥位，腟への挿入は仰臥位で行う。
- 坐薬は体温でとけるため，挿入まで手で持たないようにする。
- 排便を促す場合は，挿入後なるべくがまんするように対象者へ伝える。
- 腟へ挿入する場合は，薬剤が流れ出ないように，あらかじめバスタオルや低い枕をあてて殿部を高くしておく。

必要物品

①処方箋，②トレイ，③坐薬，④手袋，⑤膿盆，⑥潤滑剤，⑦ガーゼ，⑧ティッシュペーパーまたはトイレットペーパー

【必要時】バスタオル

事前準備

▶ 経口与薬の準備に準ずる。

▶ 事前に排泄をすませてもらう。

▶ 与薬時には 羞 恥心を伴うため，カーテンを閉めたり，処置室などのプライバシーを保てる場所で与薬する。

観察事項

▶ **実施前**：排泄状況の確認，肛門周囲の観察，腟からの分泌物の観察

▶ **実施中**：便意の増強や薬剤挿入による気分不快の有無，薬剤がもれ出していないこと

▶ **実施後**：薬効によっては，排泄物や分泌物，症状の緩和状況の確認

手順

▶ **実施する前の確認**

手順 1 〜 5 は経口与薬に準ずる(◐ 236 ページ)。

▶ **薬剤の投与**

6 　対象者に，左側臥位で下着をずらして肛門部を出した姿勢をとるように説明し，適宜，体位変換を手伝う。必要時，バスタオルなどを用いて露出が最小限になるように配慮する。

7 　看護師は手袋を装着し，坐薬に潤滑剤を塗布する。

8 　対象者には口で息をするように促し，腹部に力をいれないでリラックスするように伝える。

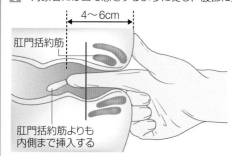

肛門括約筋

4〜6cm

肛門括約筋よりも
内側まで挿入する

9 　看護師は利き手で坐薬を持ち，反対の手で肛門部を軽く広げるようにして，肛門括約筋の内側まで挿入する。

10 　挿入された坐薬が直腸内で安定しているかどうかを確認する。挿入が浅いと挿入後すぐに出したくなるため，ガーゼやティッシュペーパーで肛門部を押さえておく。

11 　坐薬が出てきていないかどうかを本人に確認し，挿入直後は排便を控えるように伝える。

12 　使用したガーゼやティッシュペーパーを膿盆に入れ，手袋を外す。

13 　対象者の衣服や体位，周囲の環境を整える。

14 　実施後に，対象者に急な変化やなんらかの異常が疑われる場合には，すぐに医師にその旨を報告する。

1 使用した手袋などを廃棄し，使用した膿盆は洗浄・消毒して収納する。
2 実施内容について記録する。

POINT 排便促進が目的の場合は，排便後は反応便[1]の状況を確認し，反応便についても記録する。

3 外皮用薬

　薬物を皮膚から吸収する方法としては，軟膏の塗布やパップ剤の貼用があり，とくにテープ剤などが広く用いられるようになっている。

目的● 皮膚を通じた与薬は，初回通過効果の影響を受けない。また，薬物はゆっくりと血中に吸収される。

留意点● 与薬の際は，次の点に留意する。
- 皮膚を清潔にしてから薬剤を塗布，あるいは貼用する。
- テープ剤の場合には，しわができないように注意する。
- 皮膚に発赤や瘙痒感などの症状がみられたら，すぐに医師に報告し，対応を検討する。

必要物品

①処方箋，②外皮用薬，③清拭用タオル
【必要時】手袋

事前準備

▶経口与薬の準備に準ずる。
▶部位によっては与薬時に羞恥心を伴うため，カーテンを閉めるなど，プライバシーの保護に留意する。

観察事項

▶実施前：貼付あるいは塗布する部位の皮膚の状態
▶実施中・実施後：投与部位の皮膚の違和感(瘙痒感，疼痛など)の有無，皮膚の状態

手順

▶実施する前の確認と清拭
手順1〜5は経口与薬に準ずる(→236ページ)。
6 与薬部位の皮膚トラブルの有無を観察する。
事故防止 古い外皮用薬がはってある場合は，貼用する時間を確認したうえではがす。
7 与薬部位を確認し，皮脂やよごれを取り除くために清拭を行う。
▶薬剤の塗布・貼用
8 必要時，手袋を装着し，外皮用薬を塗る，あるいは貼用する。

1) 浣腸や下剤などにより，人工的に排出された便のこと。

> ⑨　対象者に与薬が終了したことを伝える。全身状態を観察しつつ，衣服や体位，周囲の環境を整える。
>
> ⑩　実施後に，対象者に急な変化やなんらかの異常が疑われる場合には，すぐに医師にその旨を報告する。
>
> ### あとかたづけと記録
>
> ①　使用した物品をかたづける。
> ②　実施内容および観察内容について記録する。

④ 点眼薬・点鼻薬・点耳薬

目的●　眼・鼻腔・耳からの与薬は，主として局所への作用を目的とする場合が多い。ただし，薬剤によっては粘膜から吸収され，全身に作用するものもある。

留意点●　与薬の際は，次の点に留意する。

- 薬剤容器の先端が対象者の眼や鼻，耳などに触れないように取り扱う。点眼で複数の薬剤を使用する場合には，5分以上間隔を空ける。
- 各与薬方法に合った体位をとってもらう。
- 点眼薬によっては，与薬後一時的に目が見えにくくなる。転倒・転落しないように，しばらく安静にすることを対象者に説明する。

必要物品

①処方箋，②指示薬(点眼薬・点鼻薬・点耳薬)，③ティッシュペーパー，④清浄綿，⑤手袋
【必要時】綿棒

事前準備

▶経口与薬の準備に準ずる。
▶与薬する側(右，左，両方)を確認する。
▶手指衛生後，手袋を着用する。

観察事項

▶**実施前**：眼・鼻腔・耳の各部位の異常や分泌物の有無
▶**実施中**：投与部位の違和感(瘙痒感，疼痛など)の有無
▶**実施後**：投与部位の状態と症状の確認

手順

▶**実施する前の確認**
手順①〜⑤は経口与薬に準ずる(◯ 236 ページ)。
▶**与薬の実施**
⑥　与薬を行う。本人が行う場合は，適宜介助をする。

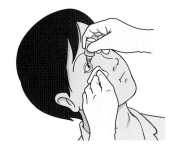

●点眼薬の場合

1) 対象者に座位または仰臥位になってもらう。

2) 顔を上に向けるように説明する。

3) 眼脂(目やに)がある場合には清拭して取り除く。

4) ティッシュペーパーまたは清浄綿を点眼する側の眼の下方にあて，下眼瞼(下まぶた)を軽く下方向に引く。

5) 点眼薬を1滴滴下する。

　留意点　容器の先が睫毛(まつ毛)などに触れないように注意する。

6) 対象者に目を閉じてもらい，眼のまわりについた薬液をふきとる。

7) 点眼後は目を閉じ，鼻粘膜のほうに点眼薬が流れないように，涙囊部(目がしらのやや鼻より)を軽く押さえる。

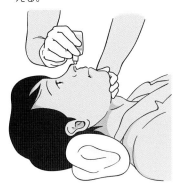

●点鼻薬の場合

1) 可能であれば静かに鼻をかんでもらう。

2) 対象者に仰臥位になってもらい，対象者の肩の下に枕をあてる。頭部を後ろに傾けて，鼻が上を向く姿勢になってもらう。

3) 適宜，容器を振る。容器の先をほんの少し鼻腔に挿入し，点鼻薬を指示された回数滴下する。

　留意点　容器の先が鼻の内側に触れないように注意する。

4) 点鼻薬が十分に鼻の中へと広がるように，指示された時間，そのままの姿勢を保つ。

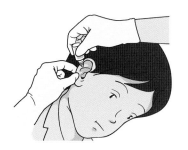

●点耳薬の場合

1) 医師の指示に従って，綿棒などで耳の中の分泌物を取り除いておく。

2) 2～3分，容器を手に持ってあたためておく。

　理由・根拠　点耳薬の温度が低いと，めまいをおこすことがあるため。

3) 対象者に，点耳する耳を上にして，側臥位になってもらう。

4) 外耳道の中に指示された回数を滴下する。

　留意点　容器の先が耳に触れないようにする。

5) 決められた時間，横になったまま同じ姿勢でいるように対象者に伝える。

6) 起き上がったときに耳の外に流れ出た薬液は，ティッシュペーパーなどでふきとる。

7　与薬が終了したことを伝え，全身状態を観察する。

8　対象者の衣服や体位，周囲の環境を整える。

9　実施後に，対象者に急な変化やなんらかの異常が疑われる場合には，すぐに医師にその旨を報告する。

あとかたづけと記録

1　使用したティッシュペーパーや清浄綿，手袋などを廃棄する。

2　薬剤をかたづける。

3　手指衛生を行い，実施内容および観察内容について記録する。

⑤ 吸入薬

　　　　　　　吸入薬は，薬剤を霧状に噴出させて口から吸い込み，気管支や肺に作用させる投与方法である。内服した場合よりも，少量で早く効果があらわれ，副作用が少ないのが特徴とされている。ここでは，よく用いられる携行性にすぐれた定量噴霧式のスプレーについて説明する（⊕184ページ，図2-20-c）。一回押すと一定量が噴出され，薬剤が微小な粒子となって咽頭に入り，ゆっくりと深く吸い込むことで気管支や肺に吸入される。

留意点●　与薬の際は，次の点に留意する。

- 口腔内から薬剤が吸収され，全身性の副作用をおこすことがある。そのため，吸入後は必ず含嗽を行う。
- 各製品の取り扱い説明を理解したうえで使用する。

必要物品

①処方箋，②指示薬（吸入薬），③ティッシュペーパー，④手袋，⑤マスク
【含嗽が自分でできない場合】ガーグルベースン，含嗽用水を入れるコップ，フェイスタオル

事前準備

▶経口与薬の準備に準ずる。
▶手指衛生後，手袋を着用する。

観察事項

▶実施前：呼吸状態の観察，使用器具の状況の確認
▶実施中：呼吸に合わせて薬剤を十分に吸入できていること

手順

▶**実施する前の確認**
　手順 1 ～ 5 は経口与薬に準ずる（⊕236ページ）。
▶**吸入の実施**
6　与薬を行う。本人が行う場合は，適宜介助をする。
7　対象者に顔を正面に向けて姿勢をよくしてもらう。
　（理由・根拠）気道をまっすぐにして，吸入しやすくするため。
8　吸入薬の容器のキャップを取り外し，容器をよく振る。
　（理由・根拠）薬剤とガスをよく混ぜるため。
9　対象者に十分に息を吐き出すように伝える。
10　吸入口を対象者の口唇から3～4cm離すか，軽く口にくわえてもらう。はじめにゆっくり息を吐いて，その後に息をゆっくり吸い込むように伝えながら容器の底を強く押す。
　（POINT）吸入器の噴霧口と口の間にセットして使う，吸入補助器（スペーサー）を使用する場合もある。
11　吸入後は3～5秒間息をとめるように伝え，その後，ゆっくりと鼻から息を吐き出すよう伝える。
12　1回2吸入以上の指示のある場合は，1分ほど間隔を空けてから，9 から 11 を繰り返す。

▶含嗽の実施

13 吸入後は必ず含嗽をする。

14 与薬が終了したことを伝え，全身状態を観察する。

15 対象者の衣服や体位，周囲の環境を整える。

16 実施後に対象者に急な変化やなんらかの異常が疑われる場合には，すぐに医師にその旨を報告する。

あとかたづけと記録

1 使用したティッシュペーパーや手袋などを廃棄し，使用したガーグルベースンなどの物品を洗浄する。

2 薬剤をかたづける。

3 手指衛生を行い，実施内容および観察内容について記録する。

4 注射法による与薬

注射は人の身体に針を刺すという，身体的・心理的苦痛を伴う与薬方法である。薬物がすぐに体内に吸収されるため，効果が高い一方で，極端な異変もおこりやすい。また，感染がおこりやすく，危険への配慮がとくに必要となる与薬方法である。正しい与薬(6つのRight，⟳231ページ)をまもるとともに，薬がきいているかだけでなく，副作用があらわれていないかについても，ていねいに観察していくことが必要になる。

注射法のうち，とくに静脈内注射については，従来，看護師の業務の範囲をこえるものとされてきたが，90%の看護師・准看護師が日常業務として静脈内注射を実施していたとの調査結果[1]などを受け，2002(平成14)年の厚生労働省医政局長通知により，看護師などが医師の指示のもと，静脈内注射を実施できることになった。

1 注射法に関する基礎知識

薬液の注入部位と刺入角度
皮下や静脈内など，指示された部位に薬液が届くように注射するために，針を刺す角度(刺入角度)は静脈内注射は10〜20度，皮下注射は10〜30度，筋肉内注射は45〜90度とし，皮内注射では皮膚とほぼ平行に刺入する(⟳図2-56)。ただし，対象者によって皮下脂肪や筋肉の厚さが異なるため，針の刺入角度と深さは絶対的なものではない。対象者1人ひとりの皮下組織の状況に合わせて針の刺入角度や深さを決め，実施する。

注射器・注射針の構造と特徴
注射器と注射針は⟳図2-57のような構造になっている。注射針の太さはゲージ(G)であらわし，値が大きくなるほど針は細くなる。また，針先の刃

1) 日本赤十字広島看護大学厚生労働科学特別研究班：静脈注射実施における教育プログラムの開発．平成13年度厚生科学特別研究事業報告書，2002.

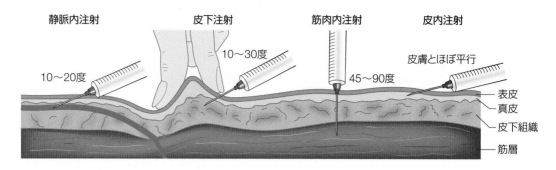

静脈内注射　　　皮下注射　　　筋肉内注射　　　皮内注射

10～20度　　　10～30度　　　45～90度　　　皮膚とほぼ平行

表皮
真皮
皮下組織
筋層

● 図 2-56　注入部位と刺入角度の目安

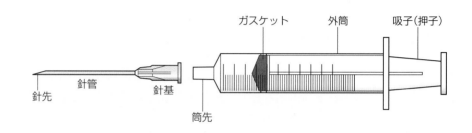

ガスケット　　外筒　　吸子(押子)

針先　針管　針基

筒先

● 図 2-57　注射器・注射針の構造

注射方法	ゲージ(G)	刃面長(ベベル)
皮下注射	22～27G	RB
皮内注射	26～27G	RB または SB
筋肉内注射	22～25G　（油性薬液の場合は21G）	RB または SB
静脈内注射	21～23G	SB
輸血用	16～20G	SB

刃面長の違い		
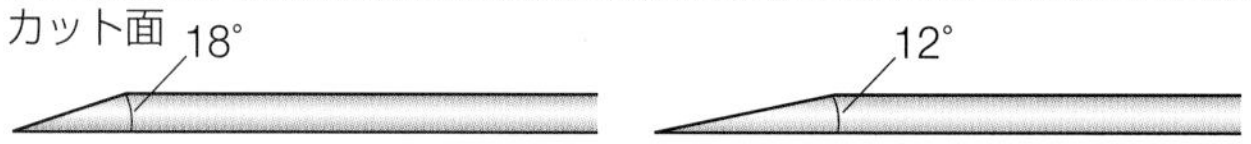 カット面　18°		12°
SB（ショートベベル）		RB（レギュラーベベル）
● 刃面長が短い		● 刃面長が長い
● 血管壁を突き破りにくい		● 鋭利に刺入できる

● 図 2-58　注射法の種類と刃面長の違い

　面長(ベベル)はショートベベル(SB)とレギュラーベベル(RB)の2種類があり，注射する対象者の体格や針を刺す部位によって注射針が選択される(●図2-58)。

　注射針はゲージごとに針基の色が決められている(●図2-59，表2-22)。

針刺しの防止
および対策　針刺しを防止するため，以下の事項を徹底する。

(1) 使用済みの注射針は，原則的にリキャップ(使用した針にキャップを再

● 表2-22　注射針の種類

ゲージ (G)	針基の色		針の長さ (mm)
	注射針，輸血セットなど*	末梢血管用留置針	
27	medium grey		19, 25, 38
26	brown	紫	13
25	orange		16, 25, 38
24	medium purple	黄色	25, 32
23	deep blue		25, 32
22	black	濃紺	25, 32, 38
21	deep green		16, 38
20	yellow	ピンク	38
19	cream		38
18	pink	深緑	38
17	red-violet	白	25, 32, 38
16	white	灰色	25, 32, 38

* 注射針，輸液セット，輸血セット，採血用針，翼状針，血液透析用留置針

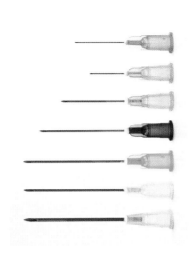

● 図2-59　針基の色

度はめること）しない。

(2) 注射針は注射針廃棄容器にすみやかに廃棄する。

(3) 注射針の使用に際しては，手袋を装着する。

(4) 対象者に使用した針を看護師自身に刺すことがおこった場合には，ただちに流水で汚染部位を洗い，すみやかに事故報告をして，病院内の対応マニュアルに従って対応を行う。

② 注射薬の準備

必要物品

①注射処方箋（注射指示書），②トレイ，③指示薬（アンプルやバイアル），④滅菌済注射針，⑤滅菌済注射器，⑥消毒用アルコール綿（個包装），⑦手袋，⑧膿盆，⑨注射針廃棄容器

手順

▶薬剤と注射器・注射針の準備

① 処方箋と薬剤を照合しながら確認する（**1回目の確認**）。

② 手袋をつけ，注射器に注射針を無菌的に接続して，トレイの中に置く。

▶アンプルの場合

③ アンプルを手にとり，処方箋と薬剤が合っていることを確認する（**2回目の確認**）。

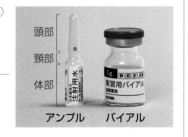

頭部　頸部　体部

アンプル　バイアル

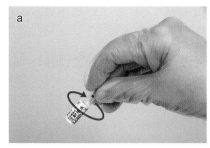
a

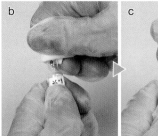
b

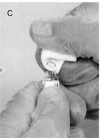
c

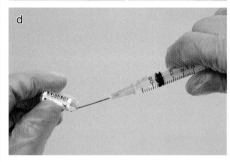
d

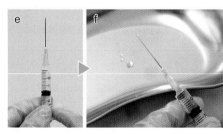
e f

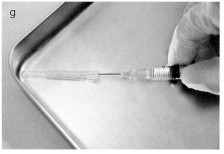
g

4 アンプルから薬液を吸い上げる。

1) アンプルの中の薬液の性状を観察し，異常がないか確認する。

2) アンプル頭部に薬液が残っている場合，アンプルの頭部を持ってゆっくり円を描くように回転させ，体部に薬液を落とす（◎ **図a**）。

3) アンプルの頸部をアルコール綿でふき，よごれを取り除く。

4) アンプルにポイントマークとして●印がついている場合には，その部分に母指を置くようにして両手でアンプルを折り，頭部と体部を切断する（◎ **図b, c**）。

　（POINT）慣れないうちは，まずひと呼吸おいてから，力をいれすぎないように気をつけてアンプルをカットする。

5) 注射針のキャップを外す。

　（POINT）針基を押さえながら外す方法や，キャップを左右にねじって外す方法がある。

6) 注射針の針先がアンプルの縁に触れないようにしながら，必要量の薬液を吸い上げる（◎ **図d**）。

　（理由・根拠）針先を清潔に保つため。指示量とアンプル量が同量である場合には，アンプルに残っている薬液を最後までていねいに吸い上げる。

5 針先をアンプルから無菌的に出し，一度吸子を引いて針内にある薬液を注射器内に戻す。

6 針先を上に向け，吸子をゆっくり押しながら注射器内の空気を抜く（◎ **図e**）。薬液面が針基に来たら，注射器を水平にして，薬液を膿盆に数滴落とす（◎ **図f**）。

7 注射器内の薬液が指示量になっているかどうかの確認を行う。

8 片手でリキャップをする。トレイにキャップを置き，指先に針刺しをおこさないように，針ですくいあげるようにしてキャップをする（◎ **図g**）。

9 注射器をトレイに置き，アンプルの薬剤名を再度確認する（**3回目の確認**）。

10 アンプルは注射が終わるまで原則的には廃棄せず，トレイの中に入れておく。

　（理由・根拠）アンプルは急変時や誤薬の疑いがあるときに投与薬剤の確認に必要となるため。

▶**バイアルの場合**

3 バイアルを手にとり，処方箋と薬剤が合っていることを確認する（**2回目の確認**）。

4 バイアルから薬液を吸い上げる。

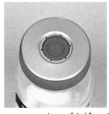
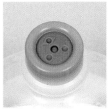

h. ゴム栓・ポート部の形状

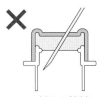
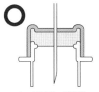

i. 斜めの針刺し　　j. 垂直な針刺し

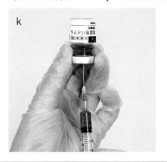

k

● **薬液入りのバイアル**
1) 注射器で薬液指示量と同量の空気を吸う。
2) ゴム栓のふたをとってアルコール綿で消毒後，ゴム栓中央に注射針を垂直に刺す（◎ 図 h〜j）。
　留意点　斜めに針を刺すと，削りとられたゴム（コアリング）が薬液中に混入するおそれがある。
3) 吸子を押して空気をバイアル内に入れてから，バイアルを逆さにして薬液を吸い上げる（◎ 図 k）。

● **薬液を溶解するバイアル**
1) 溶解液をアンプルから吸い上げる。
2) バイアルのゴム栓のふたをとってアルコール綿で消毒後，ゴム栓の中央に注射針を垂直に刺す。
3) 溶解液をバイアル内に注入し，薬剤を溶解させる。
4) バイアルを逆さにして薬液を吸い上げる。

5 アンプルの場合の **5**〜**8** と同様に行う。

6 注射器をトレイに置き，バイアルの薬剤名を再度確認する（**3回目の確認**）。

7 バイアルは注射が終わるまで廃棄せず，トレイの中に入れておく。

③ 皮下注射

目的●　皮下注射は，皮下組織に薬剤を注入し，細静脈から薬剤をゆっくり吸収させる目的で用いられる。筋肉内注射や静脈内注射に比べて，速効性は低い。

注射部位●　注射部位は，神経や血管の分布が少ない場所が選ばれる（◎ 図 2-60）。
(1) 上腕後側：上腕骨頭と肘頭を結んだ直線の肘頭から1/3の点
(2) 三角筋部：三角筋部の肩峰からやや末梢側（成人では3横指）の点
(3) 大腿部：大転子と膝蓋骨中央を結ぶ中点

必要物品

①注射処方箋（注射指示書），②トレイ，③指示薬（アンプルやバイアル），④滅菌済注射針，⑤滅菌済注射器，⑥消毒用アルコール綿（個包装），⑦手袋，⑧膿盆，⑨注射針廃棄容器

事前準備

▶注射薬の準備に準じて，薬液を準備する。
▶薬液によっては，注入後，刺入部位をもむ必要があるため，事前に確認しておく。
▶薬剤に対するこれまでのアレルギーの有無を記録から確認する。アレルギーがある場合には医師に報告し，使用を再検討してもらう。

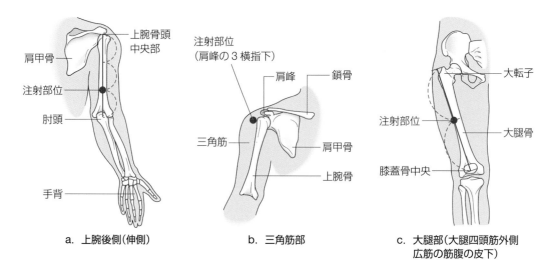

a. 上腕後側（伸側）　　　　　　　b. 三角筋部　　　　　　　c. 大腿部（大腿四頭筋外側広筋の筋腹の皮下）

⟳ **図2-60　皮下注射の部位**

観察事項

▶**実施前**：皮下組織の厚み

　　理由・根拠　注射部位を決定するため。

▶**実施中**：しびれの有無（神経の損傷の可能性），気分不快の有無（血管迷走神経反射[1]）

　　事故防止　注射の際に気分がわるくなった経験がある場合には，横になって注射を行うなどのように，注射時の体位の変更を検討する。

▶**実施後**：しびれの有無，刺入部位の痛みの増強の有無

手順

▶**実施する前の確認**

1 対象者に薬剤の効果と副作用について説明し同意を得る。

2 投与直前にも，処方箋と指示薬を確認する。

　　事故防止　処方された薬に疑問があれば，必ず医師や薬剤師に問い合わせを行う。

3 対象者のフルネームおよびネームバンドを確認する。

4 薬剤に対するアレルギーの有無を本人から確認する。

5 対象者の体位（座位または仰臥位）および看護師の体位がともに安定していることを確認する。

6 トレイに入れた物品などを使用しやすいように配置する。

1）血管迷走神経反射：注射時などに，過度の緊張や恐怖心，針の刺入の痛みが原因となって迷走神経が刺激され，末梢の血管が拡張して血圧が低下するために，脳に十分な血液が届かなくなることをいう。

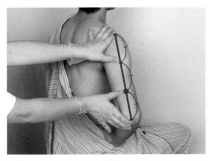

▶注射部位の確認・消毒

7 注射部位の確認をする。

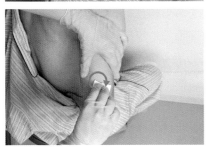

8 手袋をつけ，消毒用アルコール綿を取り出す。膿盆の上で軽くしぼり，注射部位を中心から円を描くように消毒を行う。アルコールが自然に乾燥するまで待つ。

理由・根拠 消毒液が十分に乾燥した時点が最も消毒効果が高いため。また，乾いていないうちに刺入すると消毒液が組織に侵入してしまう。

9 注射後に使用するアルコール綿を，利き手ではないほうの手の薬指と小指ではさむ。

▶注射の実施

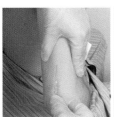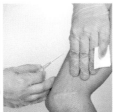

10 注射針のキャップを外す。対象者に声をかけ，皮下組織と筋肉を確認して，皮下組織までをつまむ。

11 利き手の小指を対象者の腕に接触させて支点とし，10〜30度の角度ですばやく針を刺入する。

POINT 刺入時間が長いほど対象者は痛みを感じるので，すばやく行う。

12 「指はしびれませんか？」などと声をかけ，神経損傷の有無を確認する。しびれている場合は，針が神経に触れているおそれがあるため，すぐに抜いて対処する。

13 皮下組織をつまんでいた手をゆっくり離し，軽く吸子を引く。あるいは針基が動かないように固定し，手を持ちかえて軽く吸子を引く。

14 血液の逆流がない（針が静脈に入っていない）ことを確認したら，ゆっくりと吸子を押し，薬液を注入する。

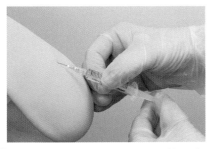

15 薬液の注入中は，対象者に気分不快などの異常がないか観察をする。

16 利き手と反対の手にはさんでいたアルコール綿を刺入部位にそっと置き，すばやく針を抜く。それと同時にアルコール綿で刺入部位を圧迫する。

POINT 薬液によっては，刺入部位の皮下組織をもむ場合がある。

17 使用した針は，その場で注射針専用廃棄容器に廃棄する。

理由・根拠 針刺しを防止するため。

18 手袋を外し，注射が終了したことを対象者に伝える。

19 全身状態を観察しつつ，衣服や体位，周囲の環境を整える。

20 実施内容および観察内容について記録する。

21 実施後に対象者に急な変化やなんらかの異常が疑われる場合には，すぐに医師にその旨を報告する。

あとかたづけ

1　使用した手袋や注射器などを廃棄する。
2　トレイや膿盆は洗浄し，必要時，消毒を行って収納する。

④ 皮内注射

目的●　皮内注射は，アレルギーなどの反応をみる際に行われる。

注射部位●　皮内反応がみやすい部位で，体毛が少なく，皮膚の炎症がない部分で行う。通常，前腕内側の肘側 1/3 の位置で実施することが多い。

必要物品

皮下注射に準ずる（●247 ページ）。ただし，注射器は針つき皮内注射用注射器（1 mL 用など）を用いる。

事前準備・観察事項

▶皮下注射に準ずる（●247 ページ）。

▶薬剤によっては，アナフィラキシーショックをおこす可能性を考慮し，ショックへ対応できる準備をしておく。

手順

▶**実施する前の確認**

手順 1～4 は皮下注射に準ずる（●248 ページ）。

5　対象者の体位および看護師の体位がともに安定していることを確認する。

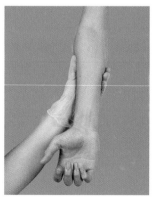

▶**注射部位の確認・消毒**

6　手袋をつけ，消毒用アルコール綿を取り出す。膿盆の上で軽くしぼり，注射部位を中心から円を描くように消毒を行う。アルコールが自然に乾燥するまで待つ。

7　注射針のキャップを外す。対象者に声をかけてから注射部位を確認し，注射部位の皮膚をしっかりとのばす。

▶**注射の実施**

8　注射針を皮膚とほぼ平行にして，2 mm 程度刺す。

9　薬液を 0.05～0.1 mL 注入し，表皮がふくらんだら注入をやめて針を抜く。

10　使用した針は，その場で注射針専用廃棄容器に廃棄する。

　理由・根拠　針刺しを防止するため。

11　刺入部位をもまずに，そのままの状態を保ち，必要時間が経過したら反応を観察する。

12　観察内容を医師に報告し，判定を受ける。

13　実施内容および観察・判定内容について記録する。

14　実施後に対象者に急な変化やなんらかの異常が疑われる場合には，すぐに医師にその旨を報告する。

皮下注射に準ずる（◎250ページ）。

⑤ 筋肉内注射

目的● 　筋肉内注射は，速効性は皮下注射より高く，静脈内注射より低い。油性や懸濁性の薬剤などの血管内で障害をおこす可能性のある薬剤や，皮下注射より薬液量が多い場合などに用いられる。

注射部位● 　注射部位は神経や血管の分布が少ない場所が選ばれる（◎図2-61）[1]。
(1) 三角筋部：三角筋部の肩峰からやや末梢側（成人では3横指）の点
(2) クラークの点（中殿筋）：上後腸骨 棘 と上前腸骨棘を結んだ直線上の前側1/3の点
(3) ホッホシュテッターの点（中殿筋）：大転子に手のひらをあてた状態で指を開き，上前腸骨棘に示指を置いたときに，示指と中指との中間点

必要物品

皮下注射に準ずる（◎247ページ）。
【必要時】不要な露出を避けるために用いるバスタオルなど

事前準備・観察事項

▶皮下注射に準ずる（◎247ページ）。

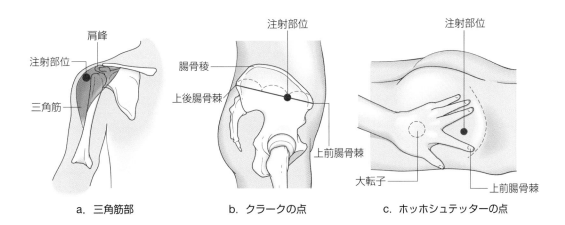

　　a. 三角筋部　　　　　　　　　b. クラークの点　　　　　c. ホッホシュテッターの点

◎図2-61　**筋肉内注射の部位**

1）実施方法は薬液の種類や量によって異なることもある。患者の姿勢・注射部位・針の刺入角度などが指定されている場合はそれに従う。

手順

▶**実施する前の確認と注射部位の確認・消毒**

手順 **1**〜**9** は皮下注射に準ずる（◎248ページ）。なお，対象者の体位は側臥位で実施することもある。

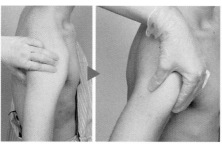

▶**注射の実施**

10 注射針のキャップを外す。対象者に声をかけ，注射部位の皮下脂肪の厚みや筋肉の状態を確認する。注射部位の筋肉をつかんで把持し，皮膚にたるみやしわがある場合には皮膚をのばした状態にする。

11 **10** で確認した筋肉の位置を目標に刺入する。利き手の小指を対象者の腕に接触させて支点とし，45〜90度の角度できちんと筋層に達するまで針を刺入する。

以降は皮下注射の **12**〜**21** に準ずる（◎249ページ）。

あとかたづけ

皮下注射に準ずる（◎250ページ）。

❻ 静脈内注射

目的● 静脈の血管内に薬剤を直接投与する方法で，速効性は皮下注射，筋肉内注射よりも高い。緊急時の薬物投与に用いられることが多い。

注射部位● 静脈内注射には，太く，弾力性があり，肉眼的にあるいは触覚的に走行を確認しやすい表在性の静脈が用いられる（◎図2-62）。ここでは 肘 正 中 皮静脈への静脈内注射について説明する。

必要物品

①注射処方箋（注射指示書），②トレイ，③指示薬，④滅菌済注射針（場合によっては翼 状 針〔◎255ページ，**図2-63-b**〕），⑤滅菌済注射器，⑥消毒用アルコール綿（個包装），⑦手袋，⑧駆血帯，⑨固定用テープまたは止血バンド，⑩膿盆，⑪注射針廃棄容器，⑫感染性廃棄物容器
【必要時】肘枕など

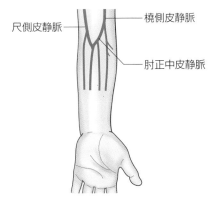
a．肘から前腕の静脈

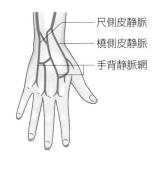
b．手背の静脈

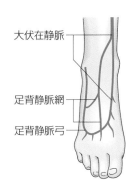
c．足背の静脈

◯ 図 2-62　静脈内注射に用いられる血管

事前準備

▶ 薬液を準備する（注射薬の準備に準ずる，◯ 245 ページ）。

▶ 薬剤に対するこれまでのアレルギーの有無を記録から確認する。アレルギーがある場合には医師に報告し，使用を再検討してもらう。

▶ 急激に薬剤の効果があらわれ，急変をおこす可能性があるため，救急対応ができるように準備をしておく。

観察事項

▶ **実施前**：血管の走行の観察

　理由・根拠　針を留置しやすい血管を選ぶため。

▶ **実施中**：薬剤の効果の確認と，気分不快といった副作用の有無

▶ **実施後**：薬剤の効果の持続状況と副作用（有害事象）の有無

手順

▶ **実施する前の確認**

　手順 1 ～ 6 は皮下注射に準ずる（◯ 248 ページ）。

▶ **注射部位の確認**

7　対象者に声をかけ，手袋をつけて，注射する静脈を確認する。

▶ **駆血帯の装着と注射部位の消毒**

8　刺入部位よりも約 10 cm 中枢側の位置に駆血帯を巻く。

9　駆血帯を巻いた手の母指を中に入れるようにして手を握ってもらい，刺入部位をアルコール綿で消毒する。

10　注射針のキャップを外す。刺入部位の皮膚を伸展させ，目ざす静脈の刺入部の 5〜10 mm 程度手前から 10〜20 度の角度で刺入する。

　留意点　注射針・翼状針ともに，刺入時は刃面が見える（刃面が上を向いている）状態で確実に刺入する。

　POINT　翼状針に針刺し防止カバーがついている場合は，刺入時は針刺し防止カバーをチューブ側に倒し，抜針時は針側に倒す。

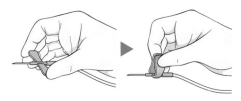
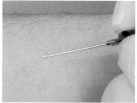

a. 翼状針の把持の仕方　　　　　　b. 翼状針の刺入

▶**注射の実施**

11　注射器の針基に血液の逆流を確認する。駆血帯を外し，対象者に握った手を開いてもらう。

12　注射器を確実に固定し，薬液をゆっくり注入しながら，対象者の状態を観察する。

13　薬液の注入が終了したら，針を抜くと同時にアルコール綿で刺入部位を圧迫止血する。アルコール綿はテープや止血バンドで固定し，刺入部位をもまないようにして，3〜5分程度圧迫する。

14　使用した針は，その場で注射針専用廃棄容器に廃棄する。
　　　理由・根拠　針刺しを防止するため。

15　薬液注入後，最低でも5〜10分間は対象者のそばにいて，異常がないかを観察する。

16　止血を確認し，刺入部の疼痛・腫脹・発赤の有無を確認する。

17　対象者の衣服や周囲の環境を整える。急変に備えて，対象者がすぐに押せる位置にナースコールを置く。

18　対象者の状況を観察し，実施内容および観察内容について記録する。

19　実施後に対象者に急な変化やなんらかの異常が疑われる場合には，すぐに医師にその旨を報告する。

あとかたづけ

1　汚染物（血液付着物）を感染性廃棄物容器に破棄する。

2　使用物品を洗浄・消毒後に，もとにあった場所に収納する。

⑦ 点滴静脈内注射

目的●　点滴静脈内注射は，静脈内に留置した注射針から，一定量の薬剤を少量ずつ継続的に投与する際に用いられる。速効性は皮下注射，筋肉内注射よりも高い。

点滴部位●　点滴部位は，基本的に静脈内注射で用いる血管部位と同様である。ただし，肘窩などの屈曲する部位の血管は避ける。これは，屈曲により血行が途絶し，静脈内への滴下が困難になるためである。滴下を維持するために伸展位を維持することになれば，対象者にとって苦痛を伴うこととなる。

点滴の器具●　点滴静脈内注射には，輸液セットと翼状針が用いられる（⊃図 2-63）。短時間あるいは単回の注射時は，翼状針を用いる。数日程度輸液を繰り返す場合には，血管内を傷つけないように，やわらかいカテーテル部をもつ静脈留置針を使用する（⊃図 2-64）。これらの使用にあたっては，無菌的に操作するこ

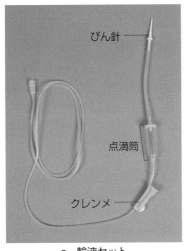

a. 輸液セット

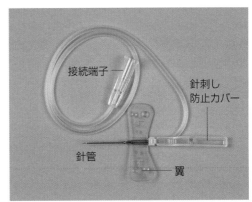

b. 翼状針

◯ 図2-63　輸液セットと翼状針

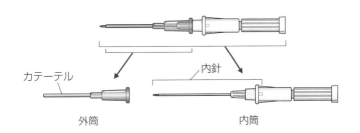

◯ 図2-64　静脈留置針の構造

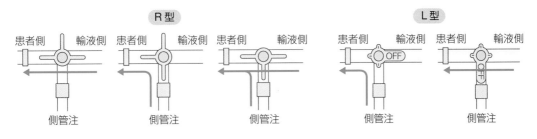

◀── 矢印の方向が開放。R型はコックの位置が**開放**，L型はコックの位置が**閉鎖**となる。

◯ 図2-65　三方活栓の操作

とと，三方活栓による輸液の流れを理解しておく必要がある（◯図2-65）。

ここでは，前腕の静脈への点滴静脈内注射について述べる。

必要物品

①注射処方箋（注射指示書），②トレイ，③指示薬（薬液ボトルまたは薬液バッグ），④輸液セット（成人用），⑤延長チューブ（三方活栓付），⑥翼状針，⑦消毒用アルコール綿（個包装），⑧手袋，⑨駆血帯，⑩固定用テープまたは透明のドレッシング材（テガダームなど），⑪止血パッド付絆創膏，⑫止血バンド，⑬ストップウォッチまたは秒針つきの腕時計，⑭膿盆，⑮点滴用スタンド，⑯注射針廃棄容器，⑰感染性廃棄物容器
【必要時】静脈留置針（サーフロー®など），処置用シーツ

事前準備

▶静脈内注射に準ずる。
▶点滴を開始する前に，できるだけ排泄をすませてもらう。
▶指示薬の薬液ボトル（または薬液バッグ）と輸液セットを接続し，点滴セットを準備する。
　1）輸液セットを包装から取り出す。
　2）薬液ボトルのゴム栓をアルコール綿で消毒する。
　3）ゴム栓の刺入部（ポート部分）に輸液セットのびん針を垂直に刺す。
　4）つないだ輸液セットに無菌操作で延長チューブや三方活栓，翼状針などを接続する。
▶点滴筒に1/3～1/2程度の薬液をためる。
▶点滴スタンドに点滴セットの薬液ボトルをつり下げる。

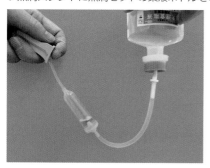

【点滴筒を押さずに薬液を満たす方法】
1）点滴筒を逆さにするように持ち上げてクレンメを開く。点滴筒に1/4程度の薬液をためてからクレンメを閉じる。
2）点滴筒の上下をもとに戻し，点滴ルート内に目で追える速度で薬液を流す。空気が入らないように針先まで薬液を満たす。

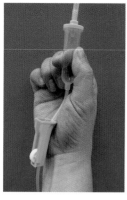

【点滴筒を押して薬液を満たす方法】
1）点滴筒を押しながら点滴筒の1/3～1/2程度を薬液で満たす。
2）点滴ルート内に空気が入らないように針先まで薬液を満たす。

観察事項

▶**実施前**：針が留置しやすい血管を選ぶために，血管の走行の観察
（事故防止）運動麻痺がある側の四肢を避ける。筋力低下に伴う循環不全のため，浮腫がおこりやすい。
▶**実施中**：薬剤の効果，副作用（有害事象）・気分不快の有無，薬液が血管からもれていないこと，血管炎の有無
▶**実施後**：薬剤の効果の持続状況，副作用（有害事象）の有無，薬液の血管もれ・血管炎の有無

手順

▶実施する前の確認

手順 **1**～**4** は皮下注射に準ずる（⊕ 248 ページ）。

5 対象者に仰臥位になってもらい，点滴用スタンドなどを設置する。対象者と看護師の体位がともに安定していることを確認する。

▶注射部位の確認

6 トレイに入れた物品などを使用しやすいように配置する。

7 対象者に声をかけ，点滴に用いる静脈を確認する。

▶駆血帯の装着と注射部位の消毒

8 刺入部位よりも約 10 cm 中枢側（体幹に近い方向）の位置に駆血帯を巻く。

9 駆血帯を巻いた手の母指を中に入れるようにして握ってもらい，刺入部位をアルコール綿で消毒する。

▶静脈への針の刺入と固定

10 注射針のキャップを外す。目ざす静脈の刺入部の 5～10 mm 程度手前から 10～20 度の角度で針を刺す。

　　POINT 静脈留置針を用いる場合，次のような手順で行う（⊕ 図 2-66）。

　　1）留置針の内針を刺入して血液の逆流が確認できたら，内針を固定し，カテーテル部のみを血管内に押し進める。

　　2）片手で外側のカテーテル部の針基を押さえながら，反対の手で内針を引き抜く。

　　3）点滴ルートの先端とカテーテル部の針基を接続する。

　　4）対象者に握った手を開いてもらい，駆血帯を外す。

　　5）内針を廃棄容器に廃棄し，カテーテル部を延長チューブに接続する。

　　　留意点 感染を防ぐため，接続部には触れないようにする。

　　6）ドレッシング材でカテーテル部を固定する。

11 駆血帯を外し，クレンメをゆるめて，輸液できるか滴下を確認する。

12 針先を固定しながら刺入角度を保持し，絆創膏やドレッシング材で固定する（⊕ 図 2-67）。必要に応じて，固定用にアルコール綿などを用いる。

▶滴下速度の調節

13 指示された時間・量で輸液できるように，クレンメを用いて滴下速度を調節する（⊕ 262 ページ，NOTE）。

14 対象者の状態と気分不快の有無を確認し，刺入部に疼痛・腫脹・発赤がないかを確認する。

15 患者の衣服や周囲の環境を整える。対象者がすぐに押せる位置にナースコールを置く。

▶点滴施行中の看護

16 実施中に対象者に急な変化やなんらかの異常が疑われる場合には，点滴静脈内注射を一時中止し，すぐに医師にその旨を報告する。

　　1）対象者の状態および刺入部の観察と，輸液の滴下数・残量の確認を定期的に行う。点滴ルートが外れていな

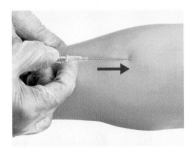
a. 内針を刺入する

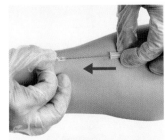
b. カテーテルを留置し内針を抜く

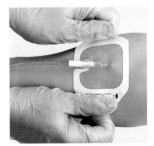
c. ドレッシング材で固定する

⊕ 図 2-66　静脈留置針の留置

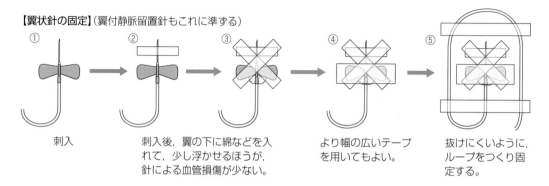

【テープでの固定】 ○ ×

輸液ルートを皮膚に押しつけた状態にならないように固定を行う。

【翼状針の固定】（翼付静脈留置針もこれに準ずる）

① 刺入

② 刺入後，翼の下に綿などを入れて，少し浮かせるほうが，針による血管損傷が少ない。

③

④ より幅の広いテープを用いてもよい。

⑤ 抜けにくいように，ループをつくり固定する。

◯ 図2-67　刺入部固定時のポイント

　　　いか，圧迫や屈曲していないかを確認する。

2）引き続き点滴がある場合は，滴下筒に残量があるうちに交換する。

▶**点滴終了時**

17 クレンメを閉じ，注射針の固定を外す。

18 アルコール綿をあてて抜針し，圧迫止血する。絆創膏をはり，止血バンドで固定する。

19 使用した針は，針刺し防止のため，その場で注射針専用廃棄容器に廃棄する。

20 止血の確認後，対象者の状況を観察し，実施内容および観察内容について記録する。

あとかたづけ

1 汚染物（血液付着物）を感染性廃棄物容器に破棄する。

2 使用物品を洗浄・消毒後，もとにあった場所に収納する。

5 輸血法

意義と目的●　輸血は，疾病の治療，または外傷によって欠乏した血液もしくは血液成分の一部を補うために行われる。

安全の確保の重要性●　輸血の副作用は患者の命にかかわることがある。そのため，輸血が安全に実施されるように管理することが重要になる。医師の指示のもと，患者に正しい輸血製剤を準備し，輸血中・輸血後の患者を十分に観察して，異常時にすぐに対応できるように安全管理を万全にして対応することが必要になる。

1 輸血の基礎知識

血液製剤の種類●　輸血用血液製剤の種類を◯ **表2-23** に示す。

○ 表 2-23 　輸血用血液製剤の種類

	種類	略号	保管方法・有効期限	適応および注意点
全血製剤（人全血液）	● 人全血液-LR「日赤」 ● 照射人全血液-LR「日赤」	WB-LR Ir-WB-LR	2～6℃ で貯蔵（冷凍保存，常温保存は溶血する可能性があるので避ける）採血後 21 日間	現在は成分（赤血球・血漿・血小板）ごとの輸血が奨励されている。きわめてまれに長期間保存後に異常に黒色化しているものがみられ，細菌感染している場合がある。
血液成分製剤 人赤血球液	● 赤血球液-LR「日赤」 ● 照射赤血球液-LR「日赤」	RBC-LR Ir-RBC-LR	2～6℃ で貯蔵 期限：採血後 28 日間	末梢循環酸素供給と循環血液量の維持のために用いる。きわめてまれに長期間保存後に異常に黒色化しているものがみられ，細菌感染している場合がある。
	洗浄赤血球液 ● 洗浄赤血球液-LR「日赤」 ● 照射洗浄赤血球液-LR「日赤」	WRC-LR Ir-WRC-LR	2～6℃ で貯蔵 期限：製造後 48 時間	血漿成分に対して重篤な反応をおこす場合に用いる。
	解凍赤血球液 ● 解凍赤血球液-LR「日赤」 ● 照射解凍赤血球液-LR「日赤」	FTRC-LR Ir-FTRC-LR	2～6℃ で貯蔵 期限：製造後 4 日間	凍結した状態で 10 年間保存が可能。稀少な血液型の赤血球を長期保存できる。
	合成血液 ● 合成血液-LR「日赤」 ● 照射合成血液-LR「日赤」	BET-LR Ir-BET-LR	2～6℃ で貯蔵 期限：製造後 48 時間	ABO 血液型不適合による新生児溶血性疾患に用いる。
新鮮凍結人血漿	● 新鮮凍結血漿-LR「日赤」	FFP-LR	−20℃ 以下で貯蔵 期限：採血後 1 年間	凝固因子の欠乏による出血傾向を是正するために用いる。
人血小板濃厚液	● 濃厚血小板-LR「日赤」 ● 照射濃厚血小板-LR「日赤」 ● 濃厚血小板 HLA-LR「日赤」 ● 照射濃厚血小板 HLA-LR「日赤」 ● 照射洗浄血小板-LR「日赤」 ● 照射洗浄血小板 HLA-LR「日赤」	PC-LR Ir-PC-LR PC-HLA-LR Ir-PC-HLA-LR Ir-WPC-LR Ir-WPC-HLA-LR	20～24℃ でゆるやかに水平振盪しながら貯蔵（pH が低下することによる，輸血効果の低下を抑えるため）期限：（濃厚液）採血後 4 日間（洗浄液）製造後 48 時間（ただし，採血後 4 日間をこえない）	血小板成分を補充することで止血をはかり，出血を防止する。 ＊血小板の形態を目視できる客観的評価方法としてスワーリング現象の確認がある。血小板の入ったバッグを光にかざしながら，ゆっくりと撹拌したときに，うず巻き状のパターンが見られる。

注：Ir は irradiated（放射線照射済）を意味し，輸血後の移植片対宿主病（GVHD）を避けるために放射線照射が行われた輸血製剤である。

確認項目● 　輸血用血液製剤を取り扱う際には，次の項目を確認する。

　　　　①血液型　 輸血用血液製剤には，ABO 血液型と D（Rho）抗原の陰性・陽性が表記されており，血液型によってラベルの色が分かれている（○図 2-68）。

　　　　②最終有効年月日　 西暦で記載されている。有効期限が切れていないこと

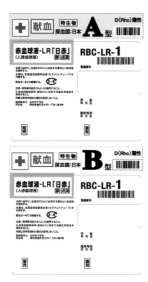
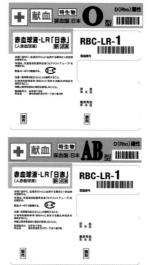

輸血用血液製剤のラベルは ABO 血液型ごとに色分けされており，D(Rho)抗原の陽性・陰性や，最終有効年月日，製造番号などが記載されている。

（資料提供：日本赤十字社）

● 図 2-68　輸血用血液製剤のラベル

を使用前に確認する。

　③製造番号　輸血の照合に用いられる。シール部分をはがして看護記録に貼付する場合もある。

自己血輸血●　輸血用血液製剤のほかに，予定された手術より前に，必要となる量の自分の血液を貯血しておき，手術時に使用する方法（自己血輸血）がある。保存期間は保存液の選択や貯血量にもよるが，全血 CPD 液[1]で 21 日以内である。

輸血の副作用●　輸血の副作用は，①溶血性副作用と②非溶血性副作用の 2 つに大きく分けられ，それぞれに急性症状と遅発性症状がある（● 表 2-24）。溶血性副作用は血液型不適合によるものであり，非溶血性副作用はそれ以外の原因によって生じる。輸血中に急性症状をみとめた場合には，ただちに輸血を中止し，医師の指示をあおぐ。輸血セットを交換して，生理食塩液または細胞外液類似輸液剤の点滴への切りかえなどが行われる。

② 輸血の準備と実施

　血液製剤にはさまざまなものがあるが，ここでは赤血球製剤の輸血方法について学ぶ。

1）CPD 液は血液保存液。血液凝固を防ぐはたらきがある。

◯ 表 2-24　輸血の副作用

溶血性副作用	急性症状	輸血開始直後からあらわれる。背部痛，悪寒戦慄，発熱，ヘモグロビン尿，体液貯留，浮腫，息切れなどがみられる。
	遅発性症状	輸血後 24 時間から数日経過してからあらわれる。発熱や黄疸，ヘモグロビン尿などがみられる。
非溶血性副作用	急性症状	①アナフィラキシーショック反応：輸血開始後 10 分以内に発症する。チアノーゼ，紅潮，血管浮腫，喘息様症状，腹痛，頻脈，血圧低下などがみられる。 ②細菌感染症：細菌汚染血により膿血症やエンドトキシンショックがおこる。 ③輸血関連急性肺障害：輸血後 6 時間以内(多くは 1〜2 時間以内)におこる，非心原性の肺水腫を伴った呼吸困難を呈する重篤な障害。おもな症状として低酸素血症，両側肺水腫，発熱，血圧低下などがみられる。 ④循環不全：溶血によりカリウムが流出し，高カリウム血症となることにより，不整脈や心不全を引きおこすことがある。
	遅発性症状	輸血してから数日から数か月後に発症する。 ①輸血後移植片対宿主病(PT-GVHD)：輸血後 7〜14 日ごろに発熱，紅潮，下痢，肝機能障害，汎血球減少症を伴って発症する*。 ②輸血後ウイルス感染：B 型肝炎ウイルス(HBV)，C 型肝炎ウイルス(HCV)，ヒト免疫不全ウイルス(HIV)，ヒト T 細胞白血病ウイルス(HTLV-1)などの感染がある。

＊ 放射線照射の予防策により，2000 年以降，確定症例はない。

■輸血を行ううえでの準備

事前準備

▶説明と同意

1) 医師から対象者に対して，輸血の必要性についての説明が行われる。

2) 患者から同意が得られたら，同意書に記入してもらう。

▶輸血検査

1) 交差適合試験のために患者の血液とセグメントチューブ(パイロットチューブ)を検査部門に検体として提出する。

POINT　交差適合試験では，主試験(対象者の血清と輸血製剤の血球)と副試験(対象者の血球と輸血製剤の血清)の 2 つの反応をみており，輸血をする際にはこの両者とも陰性であることを確認する必要がある。

2) 検査部門からの交差適合試験結果報告書を確認し，主試験・副試験が陰性であることを確認する。

▶輸血用血液製剤の運搬

1) 輸血用血液製剤の処方箋(指示書)と交差適合試験結果報告書を持って，輸血部門から輸血製剤を受けとる。受けとる際に以下の内容について輸血部門の担当者とダブルチェックを行う。

①患者氏名，②生年月日，③実施日時，④血液型，⑤血液製剤名，⑥放射線照射の有無，⑦輸血量，⑧製造番号，⑨最終有効年月日，⑩輸液製剤の性状

2) 運搬用バッグに輸血用血液製剤を入れ，すみやかに病棟へ運ぶ。

3) 赤血球製剤を病棟で保管する場合には，輸血用血液製剤専用の保冷庫に保存する。

■輸血用血液製剤の準備

必要物品

①輸血処方箋(輸血指示書)，②輸血部門からの払い出し伝票，③輸血用血液製剤，④輸血セット(輸血針・クレンメ・点滴筒・濾過筒などが一体となったもの)，⑤交差適合試験結果報告書，⑥手袋

【必要時】加温器

POINT 輸血が 100 mL/分以上の場合や，50 mL/分で 30 分以上にわたる場合などでは，患者の体温を低下させないように輸血用血液製剤の加温器が用いられる。

手順

1 手袋を装着し，カルテおよび交差適合試験結果，輸血処方箋，払い出し伝票をもとに以下の内容を 2 人で確認する(ダブルチェック)。

　　①患者氏名，②生年月日，③実施日時，④血液型，⑤血液製剤名，⑥放射線照射の有無，⑦輸血量，⑧製造番号，⑨最終有効年月日，⑩輸液製剤の性状，⑪実施速度

2 輸血用血液製剤に患者氏名ラベル(患者氏名，使用する輸血用血液製剤，使用量，実施日が記載されたもの)をはる。

3 輸血セットを開封し，クレンメをすべて閉じる。

4 輸血製剤(血液バッグ)の外観を確認し，静かに左右または上下に振って内容物を混和する。

5 血液バッグの輸血口を露出させる。輸血口には◎ 図 2-69 のように 3 種類がある。

6 輸血セットのプラスチック針のカバーを外す。

7 輸血バッグを処置台に置いたまま，プラスチック針を輸血口に垂直に差し込み，根もとまで入れる。

8 輸血セットを接続した血液バッグを点滴スタンドにつり下げる。

9 輸血セットのクレンメを閉じた状態で，濾過筒内全体に血液を満たす。

10 点滴筒をゆっくり押しつぶし，半分まで血液を満たす。

11 クレンメをゆっくりと開き，輸血セットの先端まで血液を満たしたら再びクレンメを閉じる。

12 輸血セットを点滴スタンドから外し，対象者別のトレイにのせて，ベッドサイドへ運ぶ。

Note

輸液速度の調節

◉輸液セットによる滴下数の違い

輸液セットには成人用と小児用があり，1 mL の滴下数が異なっている。成人用は約 20 滴，小児用は約 60 滴である。通常は成人用輸液セットが用いられる。

◉滴下数の計算

滴下速度は，1 分間の滴下数をもとに調節する。1 分間の滴下数は以下の式で求められる。

$$1 分間の滴下数 = \frac{1 mL の滴下数(20 または 60) \times 輸液量〔mL〕}{輸液時間〔分〕}$$

たとえば，成人用輸液セットで 1 時間に 120 mL 輸液する場合，1 分間の滴下数は 40 滴と求められ，60 秒で 40 滴(3 秒間に 2 滴)の滴下速度に調節する。

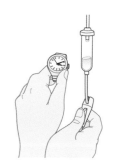

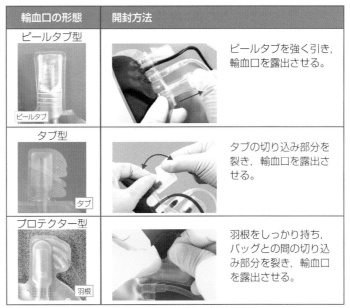

輸血口の形態	開封方法	
ピールタブ型		ピールタブを強く引き, 輸血口を露出させる。
タブ型		タブの切り込み部分を裂き, 輸血口を露出させる。
プロテクター型		羽根をしっかり持ち, バッグとの間の切り込み部分を裂き, 輸血口を露出させる。

（写真は日本赤十字社：輸血用血液製剤の輸血口の形態追加のお知らせ, 2013 による）

⬭ 図 2-69　輸血口の形態と開封方法

■輸血の実施

必要物品

①輸血処方箋, ②輸血部門からの払い出し伝票, ③輸血用血液製剤（輸血セットが準備された状態）, ④静脈留置針（成人では 16〜20 G）, ⑤延長チューブ, ⑥刺入部が確認できる透明なドレッシング材, ⑦駆血帯, ⑧消毒用アルコール綿, ⑨手袋, ⑩固定用テープ, ⑪点滴スタンド, ⑫膿盆
【必要時】肘枕

事前準備

▶前項までの準備に加え, 対象者の身体状態を事前に把握しておく。
▶血液製剤の準備後に手袋を外した場合, 新しい手袋を装着する。

手順

1　必要物品をベッドサイドに運び, 本人確認を行う。患者のネームバンドを確認して, 可能であればフルネーム・生年月日・血液型を患者に答えてもらう。次に医療者 2 人で以下の情報を照合する。

　　①患者氏名, ②生年月日, ③実施日時, ④血液型, ⑤血液製剤名, ⑥放射線照射の有無, ⑦輸血量, ⑧製造番号, ⑨最終有効年月日, ⑩輸液製剤の性状, ⑪実施速度

2　輸血専用の末梢静脈ラインの刺入を行う。輸液ルートを用いる場合には, 輸液ルート内を生理食塩水で流す（フラッシュする）。

　留意点　基本的に輸血のルートは単独で使用する。薬剤を使用した輸液ルートは輸血には使用しない。

3　延長チューブと輸血セットを接続する。

4　クレンメを徐々にゆるめ，滴下速度を調整する。

5　輸血開始から 5 分間は必ずベッドサイドに付き添い，対象者の状態を観察する。

(理由・根拠)　副作用の急性症状にすぐに対応するため。

6　アナフィラキシーショックに留意して開始 15 分後に観察を行い，バイタルサインの測定を行う。

(POINT)　チアノーゼや皮膚の紅潮，喘息用症状の有無を確認する。

7　複数の輸血バッグでの輸血を行う場合には，2 人以上で交差試験結果，有効期限などを同様に確認し，確実に次の輸血バッグを接続する。滴下数を合わせ，しばらく対象者のそばに付き添う。

8　終了後はクレンメを締め，対象者を観察しバイタルサインの測定を行う。異常がみられた場合には輸血を一時中止し，早急に医師に報告する。

あとかたづけと記録

1　その後の輸血の予定がなく抜針する場合には，固定している絆創膏やドレッシング材を外し，刺入している針を抜く。同時に，消毒用アルコール綿を用いて圧迫止血を行う。

2　針はリキャップせずに専用廃棄容器に捨てる。手袋などを破棄する。

3　対象者の衣服を整え，安楽な体位がとれるようにする。患者に輸血を終えたことを告げ，ねぎらう。

4　使用した物品のあとかたづけを行い，手指衛生ののち記録をする。

●参考文献
1）阿曽洋子ほか：基礎看護技術，第 8 版．医学書院，2019．
2）坂本すが・井手尾千代美監修：ビジュアル臨床看護技術ガイド，完全版．照林社，2015．
3）竹村節子・横井和美監修：リスクを防ぐ臨床看護ガイダンス．医学芸術社，2005．
4）日本赤十字社：輸血用血液製剤取り扱いマニュアル（2019 年 12 月改訂版）．日本赤十字社，2019．
5）畑尾正彦・宮本尚彦編：医療ミスをなくす注射・点滴マニュアル，改訂版．医学芸術社，2005．
6）守安洋子：臨床で役立つクスリの知識．医学芸術社，2000．
7）輸血療法の実施に関する指針（改定版）．厚生労働省医薬食品局長通知，平成 17 年 9 月（令和 2 年 3 月一部改正）．

まとめ

• 与薬においては，6 つの Right(6R)について必ず確認し，実施する必要がある。

• 内服薬は，①錠剤，②粉剤，③液剤にわけられる。一般的に服用間隔は食事時間を基準に決められている。

• 皮下注射の注射部位には，①上腕後側，②三角筋部，③大腿部がある。10～30 度の角度で刺入する。

• 筋肉内注射の注射部位には，①三角筋部，②クラークの点，③ホッホシュテッターの点がある。45～90 度の角度で刺入する。

• 静脈内注射には，太く，弾力性があり，肉眼的にあるいは触覚的に走行を確認しやすい表在性の静脈が用いられる。10～20 度の角度で刺入する。

• 点滴静脈内注射では，指示された時間・量で輸液できるように滴下速度を調節する。

• 輸血用血液製剤には，全血製剤，成分製剤（赤血球，血小板，血漿）がある。

復習問題

❶ 次の文章の空欄を埋めなさい。

▶内服薬の与薬時間が「食後」と指示されている場合は食後〔① 　　　　〕分以内を目安に内服し,「食間」と指示されている場合は〔② 　　　　　　　〕に服用する。

▶薬物の投与経路のうち, 小腸から吸収される経路では, 薬物が全身を循環する前に肝臓で代謝を受ける。これを〔③ 　　　　　〕という。

▶筋肉内注射の速効性は皮下注射と比べて〔④ 　　　〕。また, 静脈内注射と比べて〔⑤ 　　　〕。油性や懸濁性の薬剤など, 血管内で〔⑥ 　　　　　〕可能性のある薬剤や, 皮下注射より薬液量が〔⑦ 　　　〕場合などに用いられる。

❷ 〔 〕内の正しい語に丸をつけなさい。

①注射針の太さはゲージ(G)であらわし, 値が大きくなるほど針は〔太く・細く〕なる。

②輸血用血液製剤の人血小板濃厚液は,〔2〜6℃・20〜24℃〕で水平振盪しながら貯蔵する。

❸ 次の問いに答えなさい。

①与薬における 6 つの Right(6R)をすべて答えよ。

答〔 　　　　　〕〔 　　　　　〕

　　〔 　　　　　〕〔 　　　　　〕

　　〔 　　　　　〕〔 　　　　　〕

②皮下注射に用いられる部位に印をつけなさい。

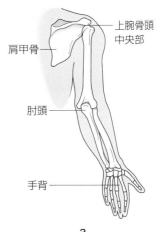

上腕骨頭中央部
肩甲骨
肘頭
手背

a

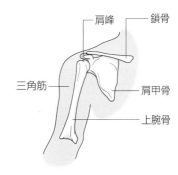

肩峰
鎖骨
三角筋
肩甲骨
上腕骨

b

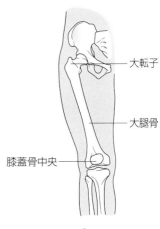

大転子
大腿骨
膝蓋骨中央

c

検査における看護

1 検査とその目的

　　健康診断や入院などに際しては，尿の採取やX線撮影などの検査が行われる。検査は，疾病の有無やその程度の判定，治療効果の評価などに用いられ，医師が診断・治療をするための情報として欠かせない。また，得られたデータは患者の状態を示すものであり，看護においても重要な情報である。

援助の目的●　患者は，どのような検査が行われるかをはじめ，診断結果や異常があった場合の予後などの，さまざまな不安をかかえながら検査を受ける。そのため看護師は，正しい知識を習得したうえで，患者の心身に及ぼす影響を把握し，患者の負担が最小限になるように援助する。

2 検査における看護師の役割

1 検査を行う者への介助

　　①検査部門との連携・調整　看護師が簡易検査機器を用いて尿や血液の成分を調べたり，検査キットで感染の有無を調べたりすることもあるが，多くの検査は，各施設の検査部門において，臨床検査技師や診療放射線技師によって行われる。その場合，看護師は，目的どおりの検査がスムーズに行われ，正確な情報が得られるように検査部門との連携をはかっていく。検査前の処置や，時間・場所などの調整を確実に行い，患者の情報を伝達するといった調整的役割を担う。

　　②医師への介助　医師による検査の介助を行う際には，検査が正確かつスムーズに行われるように，物品の準備や環境の整備，指示された内容の確実な実施が求められる。また，検査前・検査中・検査後の患者の状態を把握し，医師に必要な情報提供を行うことと，異常の早期発見に努めることも重要である。さらに，患者から採取した検体はすべて感染の危険性があるものとして，標準予防策に基づいた対応を行うこと，また，検体を適切な状態で検査部門に届けることも重要な役割である。

2 検査を受ける者への介助

　　①検査が患者に及ぼす影響の理解と対応の準備　患者は採血のために針を刺されたり，検査機器を身体にとりつけられたりすることで不安になる。また，慣れない体位や運動をさせられることで身体的な負荷を感じる。さらに，検査前処置の与薬による副作用を生じることもある。

　　そのため，看護師は行われる検査について，その目的，内容，実施方法，

留意事項について十分に理解しておく必要がある。そのうえで，患者の身体的，心理的側面に及ぼす影響について考慮し，適切に検査が行われるように援助をする。また，検査によっておこりうる症状や合併症についても理解し，急変がおきた場合にも十分な対応ができるように準備しておく。

②**検査についての説明と同意**　検査の目的や必要性，内容，方法は，医師から患者や家族に対して説明が行われ，同意を得るにいたる。しかし，患者・家族が説明を受けて同意していたとしても，きちんと理解できているとは限らない。また，検査の説明の後に不安が生じることも多く，患者はさまざまな思いをいだいている。

そのため，看護師は検査を受ける患者の思いを把握するように努め，患者の反応に合わせた説明を加えたり，必要があれば，医師に再度説明を依頼したりするなどの支援を行う。患者自身が納得し，前向きに検査を受けることができるようにする。

③**検査前の準備**　検査を受ける人がその本人であることを確認し，また，患者の状態を観察し，検査を受けられる状態であることを確かめる。あらかじめ検査の手順・段取りを伝えておくと，不安をやわらげることができる。

検査によっては，飲食制限や事前の与薬，内服中止などの注意事項がある場合がある。たとえば，絶飲食の検査で，説明が不十分であったために，患者が「水やお茶くらいならいいだろう」と解釈してしまったときを考えてみよう。こうなると，必要な制限がまもられずに正確な検査結果が得られなくなる場合もある。看護師は，検査の目的が達成されるように，患者の反応に合わせた説明や確認を行い，必要に応じて援助を行う。

④**検査中の看護**　事前に説明を受けていても，いざ検査を受けるとなると緊張するものである。そのため，採血する際には，「針を刺しますので少しチクっとします」と声をかけたり，医師による検査の介助時には，「あともう少しで終わりますからね」などの先行きを伝えたりするなどの，患者の立場にたった声かけやタッチングによって，少しでもリラックスした状態で検査を受けることができるように適切な援助を行う。

⑤**検査後の看護**　検査後には，患者をねぎらうとともに，予測される副作用や合併症に関する症状を十分に観察し，異常の早期発見に努める。異常がみられた場合には，ただちに医師に報告する。また，検査後に安静度，体位，食事などの注意点がある場合は，生活に照らし合わせながら具体的に患者に説明し，必要となる生活の支援を行い，患者の安全と安楽に努める。

検査で得られた情報は，医師によって患者や家族に説明される。そのときに，看護師は情報の機密保持に十分に留意し，結果に対する患者の気持ちに寄り添い，治療に前向きになれるよう心理的支援を行う。また，検査結果によって医師の指示内容が変更されることがあるため，検査後の指示の確認や，情報の共有を行う。

3 検査の基礎知識

1 検査の種類

検査は，**生体検査**と**検体検査**に大きく分けられる（⊃表 2-25）。

生体検査●　生体検査は，患者の身体を直接の検査対象とする検査である。検査機器の操作は，医師や診療放射線技師などによって行われる。生体検査における看護については『新看護学　成人看護』の各巻を参照のこと。

検体検査●　検体検査は，患者から採取した血液や尿，便，体液，組織などの検体を分析する検査である。診療の補助として，看護師が検体採取を行うこともある。

2 検体の採取と取り扱い

ここでは，検体採取とその取り扱い上の一般的注意を述べる。

①**指示内容の確認**　医師の指示内容と検査指示書を確認する。患者の氏名，検査項目，検体の種類と量，採取の方法，採取する時間，検体容器の種類，添加物の有無などについて確認を行い，指示どおりの検査が行えるように十分に準備を行う。また，医師から患者への説明内容の把握と，それに対する患者の理解や反応を確認する。

②**検体採取の準備**　検体を採取する容器が，目的に合ったものであることや，容器に破損がないことを確かめる。ラベルの患者氏名・検体の種類などが正しく記載されていることを確認する。

③**患者への説明**　患者には，検査の目的や概要を説明し，できる限り不安や恐怖心をやわらげるように努める。検査名や実施場所，所要時間，大まかな流れなどがわかると患者は安心する。また，検査に必要な注意事項がまもれるように，患者に合わせた説明や必要な援助を行う。苦痛の大きな検査などの場合には，検査中におこりうることを想定しながら，患者と事前に調整を行っておくことも苦痛の軽減につながる。

④**検体の採取と提出**　標準予防策に基づいて手袋を着用し，正しい手順と方法で検体を採取する。検体が飛散する可能性がある場合は，必要に応じて

⊃表 2-25　**検査の種類**

生体検査	生理機能検査	心電図検査，呼吸機能検査，脳波検査，筋電図検査など
	画像検査	放射線検査（単純撮影，コンピュータ断層撮影〔CT〕などの特殊検査，造影検査），超音波検査，磁気共鳴画像検査（MRI），核医学検査など
	内視鏡検査	胃内視鏡検査，大腸内視鏡検査，気管支鏡検査など
検体検査		尿検査，便検査，体液検査，血液学的検査，血液生化学検査，免疫血清学検査，微生物検査など

マスクやガウンを着用する。

　検体採取終了後，使用した物品は，感染性廃棄物として取り扱い，基準に従って処理する。また，正しい検査結果が得られるよう，ただちに検体を検査部門に提出できるようにする。それができない場合には，適切な保存方法で保管する。検体提出の際には，容器のラベルに記載された患者氏名・検体・検査指示書を再度確認する。

　⑤**検査結果の管理**　検査結果は，患者の大切な個人情報である。各施設において決められた方法で管理し，情報の機密保持に留意する。

4 検体の採取

1 尿の採取と検査

目的●　尿には物質を代謝したあとの終末産物が含まれるため，尿を検査することにより，腎機能や尿路の障害・内分泌・代謝異常などを発見できる。また，そのことから，腎臓や尿路系の疾患だけでなく，循環器やホルモンの異常など，多くの病態を知る手がかりとなる。

尿検査の種類●　尿検査には，一般検査や化学検査（尿成分の分析と定量），細菌検査などの種類がある（◎表2-26）。細菌検査を行う場合には，常在菌の混入を防ぐため，中間尿やカテーテルを用いた導尿によって採尿する。

尿検査における●
看護師の役割　看護師の役割は，患者に検査の種類と目的に応じた採取方法を説明することと，検体を正しく採取・保管し，検査室に提出することである。また，看護師が行う尿検査として，①尿の性状と量の観察，②試験紙による検査がある。それぞれの目的・方法・留意点を理解したうえで正しく実施する。

採尿における●
注意点　採尿の際は次の点に注意する。

(1) 検査の種類と目的に合わせた採尿を行う。採尿の時期により，早朝尿，随時尿，24時間尿（蓄尿）などに分けられる（◎表2-27）。それぞれの採尿方法を患者に説明して，検体採取が正しくできるようにする。

(2) 長時間放置すると，尿の成分が分解したり変化したりしてしまうので，採尿後4時間以内になるべく早く検査する。

◎表2-26　尿検査の種類

種類	検査項目の例
一般検査	一般性状，比重，pH，潜血，沈渣，タンパク質・糖の有無
化学検査 （成分の分析と定量）	タンパク質，糖質，電解質，ホルモン，酵素など
細菌検査	大腸菌，腸球菌，緑膿菌など

○ 表 2-27　検査に用いる尿の種類と特徴

種類	特徴
早朝尿	起床後すぐに採取する尿で，安静時の状態を反映する。1 日の中で最も濃縮され，かつ酸性に傾いており，化学成分・沈渣成分の保存がよい状態である。一般的な尿検体であり，入院患者からよく採取される。
随時尿	時間に関係なく随時に排泄された尿。健康診断や外来での検査時に採取される。早朝尿と比較して希釈されており，化学成分・沈渣成分が少ないことが多い。
24 時間尿 （蓄尿）	24 時間に体外へ排泄された尿の全量を採取したもの。尿量や，尿糖・ホルモン・タンパク質・電解質などの尿中排泄量を正確に知ることができる。

■採尿コップでの採尿

早朝尿や随時尿は，一般的に採尿コップで採尿する（○図 2-71-b）。

必要物品

● 採尿コップ

事前準備

▶ 事前に，食事の有無やその内容，激しい運動をしたかどうかなど，検査値に影響する因子の有無を確認する。必要時，飲水の制限なども指導する。

手順

▶ **早朝尿の採取**

1　就寝前に完全に排尿する。

2　早朝起床後，1 回目の尿を採取する。出はじめの尿は採取せず，そのあとの尿（中間尿）を採尿コップに規定量，もしくはコップの 1/3 程度採取する。

▶ **随時尿の採取**

1　トイレで採尿をする。出はじめの尿は採取せず，そのあとの尿（中間尿）を採尿コップに規定量，もしくはコップの 1/3 程度採取する。

■蓄尿

ここでは，蓄尿容器（蓄尿袋）による 24 時間蓄尿の方法と手順について解説する（○図 2-70）。自動蓄尿器を使用する場合は，使用方法を患者に伝え，蓄尿を行う。

必要物品

①蓄尿袋（○ 図 2-71-a），②尿器または採尿コップ（○ 図 2-71-b），③検体提出用滅菌スピッツ（○ 図 2-71-c），④注射器，⑤手袋，⑥防腐剤

POINT　検査項目によって防腐剤の種類が異なるので，指示書をよく確認する。

事前準備

▶ 患者に 24 時間蓄尿の方法を説明し，了承を得る。

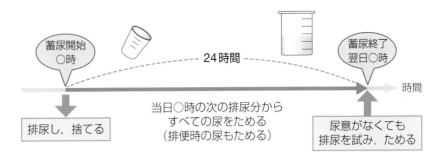

◯ 図 2-70　蓄尿の方法

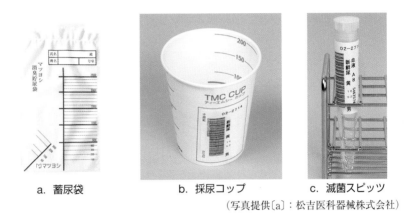

a. 蓄尿袋　　　　　　　b. 採尿コップ　　　　　　c. 滅菌スピッツ

（写真提供〔a〕：松吉医科器械株式会社）

◯ 図 2-71　蓄尿に用いる物品

▶滅菌スピッツの用意をする。本人確認を行い，検査指示書とラベルの患者氏名，ID など
を確認する。
▶蓄尿袋に防腐剤を入れる。蓄尿容器は，涼しく直射日光のあたらない場所に置く。

手順

1　蓄尿開始時刻に患者に排尿してもらい，その尿は捨てる。次回の排尿から蓄尿してもら
う。排便時の尿も蓄尿するように伝える。
2　翌日，蓄尿終了時刻に排尿してもらう。尿意がなくても，排尿を試みる。出た尿を蓄尿
する。
3　尿量を正確に測定し，尿の色・性状を観察する。
4　蓄尿容器を攪拌したのち，蓄尿の一部を注射器で採取して滅菌スピッツに移す。
5　スピッツの尿検体をできるだけすみやかに検査室へ提出する。

あとかたづけと記録

1　使用物品は，各施設で定められた方法で消毒，廃棄する。
2　手指衛生を行う。
3　尿量，尿の色・性状を記録する。

■尿試験紙による検査法

　試薬のついている尿試験紙を尿に一定時間浸し，試験紙の色調を比色表と照合して，その色調からタンパク質，糖，pH，潜血，ウロビリノゲン，尿比重などの項目を推定する。

留意点●　試験紙の有効期限に注意する。試験紙を入れた容器は高温・多湿を避け，冷暗所で保管する。

必要物品

①尿試験紙，②尿検体，③手袋，④トレイ，⑤ストップウォッチまたは秒針つきの時計

手順

1　添付文書に記載された使用方法（浸漬時間，判定時間）を確認する。

2　手袋を装着し，尿を攪拌する。

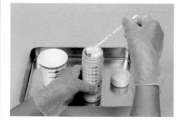 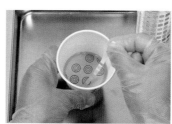 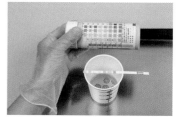

3 試験紙の容器を開け，試験紙を取り出す。

4 試験紙を尿に浸し，ただちに引き上げる。余分な尿を採尿コップの縁などで取り除く。

5 試験紙を水平にし，規定時間後に比色表と比較して判定する。

　留意点 試験紙は必ず水平に置く。立てた状態では，試薬がとけだして，隣接した試薬に影響する。

6　結果を確認・記録する。施設の規定に従い，使用した物品をかたづける。

---

② 便の採取

目的●　便のにおい・色・量・形状などといった外観の観察や，潜血反応，寄生虫卵の有無，病原性細菌の有無を調べることによって，消化器の病変や寄生虫の存在，食中毒の原因などを調べるために用いられる。

便の検査方法●　便の検査方法は以下のとおりである。

　①潜血検査　消化管のどこかで出血すると，便の中に血液が混入する。これを血便（けつべん）という。出血が多い場合には肉眼的に血便とわかるが，出血が少ない場合は肉眼ではわからないことがある。そのため，便潜血反応を用いた潜血検査によって調べられる。

　潜血検査には，化学的便潜血検査（化学法）と免疫学的便潜血検査（免疫法）があり，現在では大腸がん検診の一次検査や下部消化管疾患のスクリーニング法として，免疫法が多く用いられている。化学法では食事制限や薬剤制限

が必要となるが[1]，免疫法ではそれらの制限は不要である。大腸がん検診では 1 日 1 回ずつ，2 日間続けて採取する方法が主流となっている。

②**寄生虫検査**　腸管の寄生虫感染が疑われる場合に用いられる。検査方法は，直接塗抹法や浮遊集卵法，遠沈集卵法，雌虫孵化培養法，セロハンテープ法などがある。

③**培養検査**　重篤な下痢が続いている場合に，病原微生物の検査として行われる。

■便の採取方法

ここでは，看護師が患者の採便を行う手順を解説する。

必要物品

①便検査用キット(採便管，採便棒など)，②トイレットペーパーまたは採便シート，③手袋，マスク，ビニールエプロンまたはガウンなど

事前準備

▶感染予防と汚染防止のため，看護師は手袋・エプロンなどの PPE を着用する。

▶便の採取法を確認しておく。採便容器に採便する方法，便の表面をこすりとる方法，スティック状の採便棒を便にさして採取する方法がある。検査用キットの説明書に従って必要量を採取する。

▶潜血検査の場合，月経中の検査は避ける。痔核出血の有無を確認する。

手順

1　検査目的を患者に説明し，採取の手順を説明する。

POINT 使用するトイレの形式に合わせた採便方法を指導する。

留意点 尿と便が混ざらないように事前に排尿を済ませておくか，尿をコップや尿器にとる。

2　便器にトイレットペーパーまたは採便シートを敷いて準備をし，トイレの外で待機する。その上に排便してもらい，排便後に呼んでもらう。

3　性状や量を観察してから，採便をする。

留意点 寄生虫検査では 1 か所からの採取でよいが，潜血検査では，便の潜血は均一に存在しているわけではないので，表面や内部の数か所から採取する。

4　残った便をトイレに流す。

5　採便容器は密閉し，できるだけすみやかに検査部門へ提出する。

POINT できる限りすみやかに検査することが原則であるが，すぐに検査できない場合は，検体保存用の冷蔵庫(4℃)で保存し，24 時間以内に検査する。

1）潜血検査(化学法)の場合，新鮮な動物性食品や緑黄色野菜の摂取により，出血がなくても陽性(偽陽性)となる。そのため検査前 3 日間はこれらの食品の摂取を制限する。また，鉄剤の服用による偽陽性や，ビタミン C の服用による偽陰性がおこるため，これらの薬剤を服用している場合は検査前の服用が制限される。

あとかたづけと記録・報告

1 PPE を各施設で定められた方法で廃棄する。
2 手指衛生を行い，観察事項（便の状態，患者の状態など）を記録する。
（留意点）痔出血や月経血の混入の可能性がある場合は，そのことを記載し，医師にも報告する。

---

③ 喀痰の採取

目的● 喀痰の採取は，痰の量や性状の観察，細菌検査や細胞診検査によって，気管・気管支・肺などの呼吸器疾患や病変の診断，治療結果の判定を目的として行われる。

■喀痰の採取方法

喀痰の採取方法は，①自然喀出，②吸入後の喀出，③気管支鏡による採取がある。ここでは，自然喀出による方法について解説する。

必要物品

● 滅菌喀痰容器

手順

1 患者に検査の目的と喀痰の採取方法について説明する。
2 含嗽を行い，口腔内を清潔にしてから喀出を行う。大きく深く息を吸って，咳嗽を行うと同時に容器に直接喀出してもらう。
（POINT）痰の喀出が困難なときには，白湯を飲む，吸入，体位ドレナージやスクイージングなどを試みる[1]。必要に応じてカテーテルを用いて吸引を行う。
3 検体採取後は，容器のふたを閉めて，看護師に渡してもらう。
4 検体はできるだけすみやかに検査部門へ提出し，記録する。

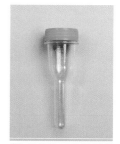

（資料提供：東洋器材科学株式会社）

---

⑤ 採血

① 採血の意義と目的

目的● 血液検体から得られる情報は膨大であり，血液の成分と組成は，疾病の診

1）体位ドレナージとは，適切な体位をとることにより，重力を利用して喀痰などの排出を促す方法である。スクイージングとは，呼息に合わせて患者の胸郭を看護師が適切に圧迫することで，喀痰を出す手だすけをすることをいう。

断や治療効果の判定に広く用いられている。

血液を検体●　血液を検体とするそれぞれの検査からは次のような項目が測定される。
とする検査
（1）血液学的検査：血球数の算定，血液像，凝固線溶系検査

（2）生化学的検査：血糖，酵素，タンパク質，脂質，電解質

（3）免疫血清学検査：炎症マーカー，アレルギー検査，自己免疫関連検査
　　　（リウマトイド因子，抗核抗体など），腫瘍マーカー

（4）内分泌検査：血中のホルモン濃度の測定

❷ 採血における注意点

■静脈血採血を行う部位の選定

　静脈血採血を行う血管は，静脈内注射と同様に，太く，弾力性があり，肉眼的にあるいは触覚的に走行を確認しやすい表在性の静脈が選択される（253ページ，図2-62）。一般的には，肘窩部の橈側皮静脈，肘正中皮静脈，尺側皮静脈が選択される。両側の肘窩部に採血可能な血管がない場合には，前腕または手背の表在静脈から採取する。

採血を避ける●　次のような部位では採血を行わないようにする。
べき部位
（1）乳房切除を行った側

（2）透析用シャント造設側

（3）輸液が行われている側

（4）麻痺側

（5）皮膚炎や熱傷痕のある部位

（6）血腫や感染のある部位

■採血に伴う事故と対応

　①神経損傷と動脈損傷　肘窩の内側（尺側）には，深部に正中神経や上腕動脈が存在し，採血に伴って神経損傷や動脈損傷の危険がある。とくに尺側の静脈での採血時には，前もって動脈の拍動を指で触れて確認し，上腕動脈への誤刺入に注意しなければならない。そのため，解剖を理解しておくことは必須である。

　刺入時は，角度が大きいと深部の神経を損傷するリスクが増大するため，なるべく浅い角度で針を進め，穿刺が深くなりすぎないよう注意する。また，刺入した状態で血管をさぐらないようにする。

　患者には，刺入時にがまんできないほどの強い痛みやしびれの有無を聞き，それらの症状がみられた場合には，すみやかに抜針し，痛みやしびれの程度を観察して，医師に報告する。

　②血管迷走神経反射　針を刺すことによって，迷走神経が緊張状態になるために，採血中や採血直後に血圧低下・徐脈・気分不良・失神などの症状が生じることがある。そのため，患者がリラックスできるような雰囲気や環境

を整えてから行う。

　また，以前の採血で，気分不良などの症状がみられたことがあるかどうか
を確認し，既往がある場合は，仰臥位での採血を実施するほうが安全である。
座位での採血時には，失神などによる転倒防止のため，背もたれのある肘掛
けつきの椅子を用いる。症状がみられた際には，採血を中断し，下肢を挙上
した安静臥床とする。最後に，立ちくらみをおこさず自力歩行できることを
確認する。

　③**皮下出血や血腫**　針が血管外に逸脱した場合や，採血後の不十分な止血，
動脈への誤刺入によって，皮下出血や血腫が生じることがある。その場合の
止血は通常，圧迫止血とする。患者自身ができる場合は，方法を説明して実
施してもらう。とくに抗凝固薬を服用している場合には止血時間を長くし，
止血したことを必ず確認する。

　④**病原体の静脈への侵入**　採血の前には手袋の装着に先立って，必ず手指
衛生を行う。また，両手に手袋を装着し，患者ごとに交換する。真空採血管
を用いる場合は，血液を逆流させると感染をひきおこすおそれがある。逆流
を防ぐために，以下の点に注意する。

- ホルダーは患者ごとに使い捨てとする（単回使用）。
- 採血に用いる針（採血針，翼状針，注射針）は個別包装され，滅菌された
  ものを使用する。
- ホルダーをしっかり保持して採血管をまっすぐ確実に差し込む。
- 駆血帯は最後の採血管を抜去してから外す。
- 採血管の底部が下向きになるように，また採血管が穿刺部位より高い位
  置にならないように心がける。
- 採血管が室温に戻らないうちには採血を行わない。
- 採血管に血液が流入しはじめたあとは，採血管をホルダーに押し込むよ
  うな力を加えない。また，血液の流入が停止したら，すみやかに採血管
  をホルダーからまっすぐ抜去する。

　⑤**針刺しなどによる採血者の感染**　針刺しおよび血液の付着に十分に注意
することが重要である。予防策として，環境を整え，血液検体の処理が終わ
るまで手袋を着用して実施する。針刺しをおこした場合は，血液をもみ出す
ようにしながら流水で洗い流し，すみやかに管理責任者に報告する。

　採血後の針は，リキャップしてはならない。また，廃棄時には針とホル
ダー（または注射器）を一体のまま，所定の廃棄容器に捨てる。針刺し防止機
能のついた採血針は各製品の使用方法に従って正しく使用する。

　使用物品は，使い捨てできるものは使い捨てとし，肘枕や駆血帯などの使
い捨てできないものに関しては，血液が付着した場合は破棄し，付着してい
ない場合は使用後に消毒する。

③ ホルダー採血（真空採血）法

必要物品

①検査指示書，②真空採血管用採血針（21 から 23 G，➲ 図 2-72-①），③採血ホルダー（➲ 図 2-72-②），④真空採血管（ラベルが貼付されたもの，➲ 図 2-72-③，73），⑤駆血帯，⑥肘枕，⑦皮膚の消毒薬（アルコール綿など），⑧処置用シーツ，⑨止血パッド付絆創膏，⑩固定用テープまたは止血バンド，⑪トレイ，⑫膿盆，⑬鋭利器材用の廃棄容器，⑭使い捨て手袋，⑮アルコール擦式手指消毒薬

POINT 採血に翼状針を用いる場合もある。その場合，テープや指を用いて刺入部が動かないようにしっかりと固定する。

【必要時】温タオル

POINT 採血部位をあたためることで血管の怒張を促すことができる。

事前準備

▶検査指示書を見ながら，患者氏名，採血量，検査項目に合った採血管であることを確認する。

留意点 採血管は用途に応じて添加薬物が異なる。シールやゴム栓が色分けされて，識別できるようになっている（➲ 図 2-73）。

▶手指衛生を行う。

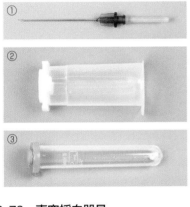

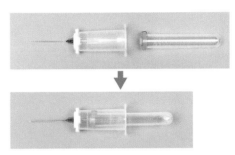

①真空採血管用採血針，②採血ホルダー，③真空採血管。上の写真のように①と②を組み合わせて静脈に穿刺し，③を差し込むと，陰圧により一定量の血液が流入する。

➲ 図 2-72 真空採血器具

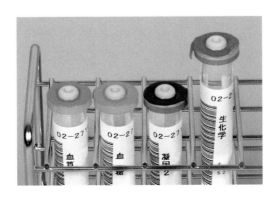

➲ 図 2-73 さまざまな採血管

手順

1　患者の準備を整える。
　　1）患者にフルネームを名のってもらい，指示書，採血管のラベルの氏名と一致していることを確認する。
　　事故防止　検査を受ける患者が本人であることを必ず確認すること。同姓同名の患者がいることを考慮して，
　　リストバンドのID番号や誕生日など姓名以外の情報をあわせて確認することが望ましい。
　　2）採血について医師から説明を受けていることを確認し，これから採血を行うことに同意を得る。
　　3）採血前に必要事項の確認を行う。
　　事故防止　過敏症・アレルギーの有無，血管迷走神経反射の既往，採血を希望しない部位，食事制限などの
　　指示がまもられていること，抗凝固薬の服用の有無，出血性疾患の既往などを確認する。
　　4）採血する腕を確認し，手順を説明する。
　　5）患者がリラックスでき，看護師が採血を行いやすい体位と環境を整える。患者の体位は仰臥位または座位
　　　　とし，座位の場合は，採血部位が心臓より低い位置にくるようにする。
　　6）採血する上肢の袖をまくって採血部位を露出し，部位の下に処置用シーツと肘枕またはタオルを置き，安
　　　　定させる。肘はなるべく屈曲させないようにする。
　　理由・根拠　肘を屈曲させないのは，刺入角度が深くなりすぎないようにするため。
2　アルコール擦式消毒薬で手指消毒し，手袋を装着する。
3　採血部位を確認する。
　　1）目視と手で触れて採血しやすそうな血管に見当をつける。
　　2）採血ホルダーに真空採血管用採血針を取り付ける。
　　POINT　「カチッ」と音がするまで差し込み，確実に接続する。
　　3）採血位置から約10cm心臓側の位置で駆血帯を締める。
　　4）穿刺側の手の母指を中に入れて軽く握るように説明し，静脈を怒張させる。
　　5）刺入する血管を触知して決定する。
4　穿刺部位の消毒をする。アルコール綿で穿刺部位を中心に円を描くように消毒する。針の刺入は消毒液が乾燥
　してから行う。
　　POINT　消毒の効果を得るため，自然に乾燥するのを待つ。
5　血液を採取する。
　　1）採血針のキャップを外し，刃面が上になるように持つ。
　　2）血管を固定するために，針を持たないほうの手の母指で，刺入部位の3～5cm手前（末梢側）を軽く引っ
　　　　ぱるように押さえ，静脈を固定する。
　　3）患者にこれから穿刺することを伝える。

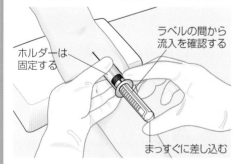

ホルダーは固定する
ラベルの間から流入を確認する
まっすぐに差し込む

　　4）穿刺部位の少し手前から，10～20度の角度で針を刺
　　　　入する。針が動かないようにホルダーを固定する。
　　事故防止　神経損傷の有無を確認するため，針を刺した
　　直後に，しびれや強い痛みがないかを患者に確認する。症
　　状があった場合はただちに針を抜き，医師の診察を受けて
　　もらう。
　　5）採血管をホルダー内にまっすぐに差し込み，血液の流
　　　　入を確認する。

　　6）血液の流入がとまったら，真空採血管をホルダーからまっすぐ引き抜く。連続して採血する場合は，針の
　　　　位置や角度がかわらないようにホルダーをしっかりと固定した状態で，ほかの真空採血管と交換する。
　　POINT　抗凝固薬や凝固促進薬などが入った採血管は，採血後すぐに片手でゆっくりと5～6回，上下を逆
　　さにして混和（転倒混和）させる。
　　留意点　複数の採血管に採血する場合の順序は，①凝固検査用採血管，②赤沈用採血管，③血清用採血管，

④ヘパリン入り採血管，⑤ EDTA 入り採血管，⑥解糖阻害薬入り採血管，⑦その他とする。③→①→②→④
→⑤→⑥→⑦とすることもある。

7）最後の採血管をホルダーから外したあと，手をゆるめてもらう。その後，駆血帯を外す。

事故防止 採血管がホルダーに差し込まれた状態のまま駆血帯を外してはならない。採血管に採取した血液
が血管内に逆流するおそれがある。

6　採血針を抜く。

1）針先が動かないように，ホルダーを持っている手を安定させたまま刺入部にアルコール綿をあてる。抜針
し，同時にアルコール綿で圧迫する。

2）採血針とホルダーを一体にしたまま，専用廃棄容器に捨てる。

事故防止 針刺し事故の防止のため，使用済みの採血針はリキャップをしない。

3）止血パッド付絆創膏で穿刺部を保護し，自分で圧迫ができる患者には，採血していない側の母指で刺入部
を約5分間しっかり押さえるように説明する。その後，完全に止血したことを確認する。

留意点 穿刺部位をもまないように伝える。また，抗凝固薬を服用している患者は止血が確認できるまで圧
迫止血を行う。

7　患者をねぎらうとともに，気分不良などの異常がないかを観察する。

8　患者の衣服を整え，環境をもとに戻す。

9　血液検体は検査指示書とともに，採取後できるだけすみやかに検査室に提出する。

留意点 採血後の採血管の取り扱いは手袋を着用したままで行う。

あとかたづけと記録

1　使用物品を施設で定められた方法でかたづける。

2　手袋を外し，手指衛生を行い，記録をする。

④ 注射器採血法

必要物品

①注射器，②注射針（21 から 23 G），③血液分注用安全器材，④針を外すための専用器具
【必要時】⑤採血管立て（③を使用しない場合）
その他はホルダー採血法による採血の必要物品に準ずる。

事前準備

▶ホルダー採血法に準ずる。

手順

1　ホルダー採血法の手順1に準じて，患者の準備を整える。

2　手指消毒を行い，手袋を装着する。

3　注射器と注射針を接続する。注射器の内筒がスムーズに動くことを確認する。内筒を押
し込み，注射器に空気が入っていない状態にする。

POINT 刃面と注射器の目盛が同じ面になるように接続する。

4　ホルダー採血法の手順2～4に準じて採血部位を決定し，穿刺部位の消毒を行う。

5　血液を採取する。

1）採血針のキャップを外し，刃面が上になるように持つ。

2）血管を固定するために，針を持たないほうの手の母指で，刺入部位の3～5 cm 手

　　　前(末梢側)を軽く引っぱるように押さえ，静脈を固定する。

　　3）患者にこれから穿刺することを伝える。

　　4）穿刺部位の少し手前から，10〜20度の角度で針を刺入する。

　　5）注射器と注射針の接続部分に血液の逆流を確認できたら，血管の走行に沿って針を
　　　2〜3mm程度進め，針先が動かないように注射器を固定する。

　　6）注射器の内筒をゆっくりと引き，必要量の血液を採取する。

　　　POINT 内筒を強く引きすぎると溶血するおそれがある。

6　必要量が得られたら駆血帯を外す。穿刺部位にアルコール綿をあてて抜針し，ホルダー
　採血法と同様に止血する。

7　採血管に血液を分注する。

　　1）針を外すための専用器具を用いて針を外し，鋭利器材用の廃棄容器に捨てる。

　　2）注射器と血液分注用安全器材を接続する。真空採血管を押し込み，採取した血液を
　　　分注する。血液分注用安全器材の説明書に従って分注を行う。

　　　留意点 分注時に内筒を押すと溶血するおそれがあるので，内筒を押さない。

　　　事故防止 『標準採血法ガイドライン(GP4-A3)』では，針刺しの可能性を低減する
　　ため，血液分注用安全器材を用いて分注する方法が推奨されている。血液分注用安全器
　　材を用いない場合，採血管を手に持って分注すると針刺しの危険があるため，採血管立
　　てに立てた状態で分注する。また，感染防止のため手袋を装着した状態で行う。

　　　POINT 分注の順序は，①凝固検査用採血管，②赤沈用採血管，③ヘパリン入り採血
　　管，④EDTA入り採血管，⑤解糖阻害薬入り採血管，⑥血清用採血管，⑦その他とす
　　る。

8　注射器と血液分注用安全器材を一体のまま，廃棄容器に捨てる。

9　ホルダー採血法の手順に準じて，検体の提出，あとかたづけ，記録を行う。

⑥ 穿刺の補助

穿刺の意義と●　穿刺とは，検査のために皮膚から身体に針を刺して体液や細胞などを採取
目的　したり，過剰に貯留した液の排出や薬液の注入を治療として行ったりするこ
とである。ここでは，比較的頻度の高い**腰椎穿刺**，**胸腔穿刺**，**腹腔穿刺**，
骨髄穿刺について解説する。これらの穿刺は医師が行い，看護師はその補助
や患者の介助を行う。

看護師の役割●　穿刺の補助において，看護師には次の役割がある。

　(1)穿刺は患者や家族にとって不安や恐怖の強い治療である。そのため，患
　　者の反応に合わせて不安な気持ちに寄り添い，適切な声かけやタッチン
　　グなどで患者が少しでもリラックスできるよう努める。

　(2)穿刺を行う体腔や組織内は無菌状態である。そのため，医師の無菌操作
　　の介助を徹底し，感染防止に努める。

　(3)穿刺によって大量の排液が流出すると，内圧の変化によってショックを
　　おこすことがある。そのため，穿刺前・穿刺中・穿刺後の十分な観察が
　　必要である。

　(4)確実な穿刺を行うためには，体位保持が重要である。穿刺による内臓損

傷や神経損傷を避けるために，穿刺方法について十分に理解し，穿刺部位に応じた，安全で安楽な体位保持の援助を行う。
(5) 穿刺後の安静が必要な場合は，患者・家族にその必要性と方法について説明する。その間の生活が安楽に過ごせるよう配慮し，適切に援助を行う。

❶ 腰椎穿刺

目的 腰椎穿刺では，第3〜4腰椎間あるいは第4〜5腰椎間からクモ膜下腔に穿刺し，脳脊髄液（髄液）を採取する。正常な髄液は無色透明な液体である。髄液の検査により，髄膜の疾患や中枢神経系の疾患を診断するための情報を得られる。また，髄腔内に薬剤を注入する場合もある。

適応 髄膜炎，脳炎，ギラン-バレー症候群，クモ膜下出血，血液腫瘍の中枢神経浸潤などの診断や治療の際に用いられる。

禁忌 頭蓋内圧亢進症状がみられる場合，穿刺部に感染がみられる場合は禁忌である。

■腰椎穿刺の方法と介助

必要物品

①滅菌済腰椎穿刺セット（穿刺針，三方活栓，注射器，注射針，圧測定棒，鑷子，滅菌手袋，滅菌ガーゼ），②ポビドンヨード（イソジン®），③局所麻酔薬，④滅菌穴空きシーツ，⑤滅菌シーツ，⑥滅菌採血管，⑦採血管立て，⑧処置用シーツ，⑨膿盆，⑩絆創膏，⑪タオルケット
【薬液注入時】注入用薬液

事前準備

▶患者の本人確認と，医師からの説明を受けていることを確認する。
▶バイタルサインをチェックし，患者の状態を観察する。
▶検査の流れと以下に示す注意事項について説明し，同意を得る。
　1）検査の2時間以上前から絶飲食とする。
　理由・根拠 髄液圧が変化することに伴う吐きけ・嘔吐を予防するため。
　2）検査前に排泄をすませておく。
　理由・根拠 検査後1〜2時間の安静臥床が必要なため。
　3）検査時の体位について説明する。穿刺時に突然動いたり，咳き込んだり，いきんだりすると，深く穿刺してしまうおそれがあり危険であることを伝える。もし動きたくなったり，咳をしたくなったりした場合，また，気分不良や下肢のしびれなどの症状がみられた場合には身体を動かさず，口頭で伝えるように事前に説明する。
　4）終了後は，枕を外した状態で1〜2時間安静にする必要がある。
　理由・根拠 検査終了後に，すぐに頭を上げると，頭蓋内圧の低下による頭痛，吐きけ，めまいなどが出現する可能性があるため。
▶手指衛生を行い，介助時は無菌操作を徹底する。
▶患者のプライバシーの保護と安楽のため，スクリーンやカーテンを使用する。また，検査

▌　部位の露出の際，患者が寒くないように室温を調整し，タオルケットなどを用意しておく。

手順

医師を介助する看護師と，患者の体位を固定する看護師とで検査を介助する。

1 　患者に穿刺に必要な体位をとってもらう。側臥位で，臍を見るようにしてできるだけ背中を丸め，両手で膝をかかえ込むような体位(エビのような体位)とする(⟳**図 2-74**)。

　理由・根拠 　穿刺部位となる腰椎椎間をできるだけ広げるため。

2 　患者の下に処置用シーツを敷き，タオルケットなどを使用して不必要な露出を避ける。

3 　医師は滅菌手袋を装着し，穿刺部位の第3~5腰椎を中心に広範囲にポビドンヨードで消毒を行う。

　留意点 　ポビドンヨードにアレルギーがある場合は，ほかの消毒薬を用いる。

4 　医師が穴空きシーツを掛け，穿刺部位の局所麻酔をする。医師を介助する看護師は，局所麻酔薬のアンプルを折り，医師が吸い上げるのを補助する。

5 　体位を固定する看護師は，患者の頸部と殿部を引き寄せるようにし，体位を安定させて固定する。頭痛や下肢のしびれ，麻痺などがないか，患者の状態を観察しながら，適切に言葉かけを行う。

　留意点 　患者の体位は，患者の脊柱をベッドに対して水平にし，両肩を結んだ線と腸骨稜を結んだ線が垂直になるように固定する(⟳**図 2-74**)。両側の腸骨稜上縁を結ぶヤコビー線と脊柱の交点を目安として穿刺が行われる。

6 　医師が穿刺部位に穿刺し，髄液圧測定や髄液採取，薬液注入などを行う。クエッケンシュテット試験[1]を行う場合は，医師の指示に従い頸静脈を圧迫する。

7 　医師は穿刺針を抜き，滅菌ガーゼをあててしばらく圧迫する。滲出液がとまったら消毒し，滅菌ガーゼを穿刺部位にあててテープで固定する。

8 　頭部を挙上しないように注意しながら，処置用シーツを外し，患者の寝衣を整える。

9 　バイタルサインを測定し，吐きけ・嘔吐，頭痛，穿刺部のガーゼ汚染などの状態を観察する。

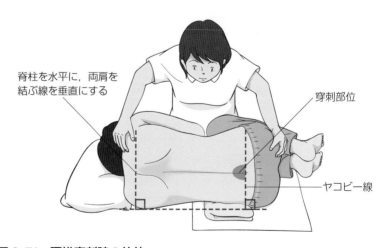

脊柱を水平に，両肩を
結ぶ線を垂直にする

穿刺部位

ヤコビー線

⟳**図 2-74　腰椎穿刺時の体位**

....

1)　クエッケンシュテット試験(頸静脈圧迫試験)：髄液検査時に，患者の両側頸静脈を手で圧迫すると，正常であれば髄液圧が上昇し，手を離すと下降する。腫瘍などにより，脊髄腔に狭窄があれば髄液圧は上昇しない。

10 頭部を挙上せず安静にする必要性を再度説明し，1～2時間，頭部を水平にした仰臥位で安静にしてもらう。

11 気分不良などがおこったとき看護師をすぐに呼べるように，ナースコールを手の届く場所に設置して，設置した場所を患者に伝えておく。

あとかたづけと記録

1 使用した物品を各施設で定められた方法で処理・廃棄する。洗浄や滅菌が必要な器材は，針刺しを防止するため，素手ではなく鑷子などで取り扱う。

2 手指衛生をしてから，記録を行う。施行医師，介助者の氏名，施行時間，採取液の量と性状，髄液圧，一般状態などを記録する。

3 床上安静解除後，少量の飲水を促し，吐きけなどが出現しないかを確認する。症状がなければ，頭痛予防のため，できるだけ水分を摂取するよう促す。

4 検査後24時間は安静とし，症状があらわれたら伝えてもらうように説明して，観察を継続する。

② 胸腔穿刺

目的● 胸腔穿刺とは，気胸や胸水貯留時などにおいて胸腔内に穿刺し，貯留した空気や胸水の排除，胸水検査や薬液注入などを目的として行われるものである。穿刺部位は，排液を目的とする場合は通常，第5～7肋間中腋窩線または後腋窩線，排気を目的とする場合は鎖骨中線上第2～3肋間で実施される。

留意点● 胸水貯留のある患者は，咳嗽や胸痛，呼吸困難などの胸部症状をもつことが多いため，症状の観察を十分に行いながら実施する必要がある。不安が強いと症状が出やすくなる可能性があるため，看護師は患者がリラックスできるように援助しながら状態の観察を行う。

適応● 気胸，胸膜炎，肺炎，肺がん，心不全などに適応となる。

■胸腔穿刺の方法と介助

必要物品

①穿刺針，②注射針，③注射器，④検体提出用滅菌スピッツ，⑤鑷子，⑥ポビドンヨード（イソジン®），⑦局所麻酔薬，⑧滅菌手袋，⑨滅菌穴あきシーツ，⑩滅菌ガーゼ，⑪処置用シーツ，⑫膿盆，⑬絆創膏
【必要時】ドレナージバッグ，三方活栓，排液チューブ

事前準備

▶腰椎穿刺に準ずる(● 281ページ)。
▶患者の体位を整える。
1) 患者の肋間腔を広げ，穿刺しやすくするため，ベッド上に起座位になり，オーバーベッドテーブルに枕を置き，その上に両腕と頭をのせてもらう。または，半座位(ファウラー位)で穿刺側の上肢を挙上し，頭の上で穿刺側の腕を反対の手で固定する姿勢をとってもらう(● 図2-75)。

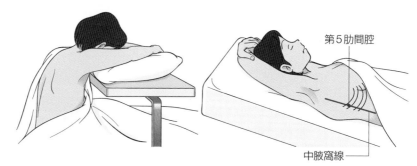

a. 上肢を挙上してもたれる　　　　　b. 頭の上で肘関節を屈曲する

○ 図2-75　胸腔穿刺時の体位

2) 上半身の寝衣を脱いでもらい，身体の下に処置用シーツを敷き，タオルケットなどを使用して不必要な露出を避ける。

手順

1　医師は滅菌手袋を装着し，穿刺側の胸部の広範囲にポビドンヨードで消毒を行う。
　（留意点）ポビドンヨードにアレルギーがある場合は，ほかの消毒薬を用いる。

2　医師が穴空きシーツを掛け，穿刺部位の局所麻酔をする。看護師は，局所麻酔薬のアンプルを折り，医師が吸い上げるのを補助する。

3　医師が穿刺を行う際には，患者に一時的に息をとめてもらう。その後も深呼吸は避けるように患者に伝える。
　（理由・根拠）呼吸運動によって胸膜や肺を損傷するリスクがあるため。

4　痛みや咳嗽，顔色，冷汗，脈拍など，患者の状態の観察を行う。

5　医師が貯留液の吸引を行う。

6　貯留液の性状（血性，膿性，漿 液性など）を観察し，排液量を測定する。
　（留意点）胸水の貯留が多量である場合はこの後，胸腔ドレナージが行われる場合がある（○ 200ページ）。

7　医師が抜針したあと，穿刺部位に滅菌ガーゼをあててしばらく圧迫する。滲出液がとまったら消毒を行い，滅菌ガーゼを穿刺部位にあててテープで固定する。

8　寝衣を整え，患者を安楽に休ませる。

9　バイタルサイン，SpO_2，呼吸音を測定し，胸痛や咳嗽，血痰，呼吸困難，穿刺部からの漏出などがないかを観察する。

あとかたづけと記録

腰椎穿刺に準ずる（○ 283ページ）。

3 腹腔穿刺

目的●　腹腔穿刺とは，腹膜腔に穿刺し，腹水検査，腹水排除，薬液注入などを目的として行われるものである。穿刺部位は，腎臓などの臓器を傷つけないように，臍窩と左上前腸骨棘を結ぶモンロー-リヒター線の中央または外1/3

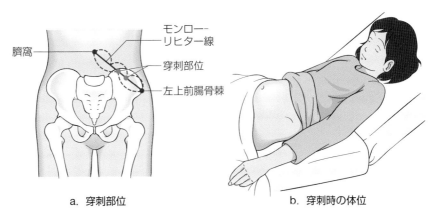

モンロー‐
リヒター線

臍窩

穿刺部位

左上前腸骨棘

a. 穿刺部位

b. 穿刺時の体位

○ 図 2-76　腹腔穿刺の部位と穿刺時の体位

で実施される（○ 図 2-76）。

適応●　肝硬変や腎炎，腹膜炎などによる腹水の排液の際に適応となる。

■腹腔穿刺の方法と介助

必要物品

胸腔穿刺に準ずる（○ 283 ページ）。

事前準備

▶腰椎穿刺に準ずる（○ 281 ページ）。

▶誤って膀胱を傷つけないように，直前に排泄をすませるよう伝える。必要時，導尿を行う。

▶患者の身体の下に処置用シーツを敷き，タオルケットなどを使用して不必要な露出を避ける。

▶患者をファウラー位とし，腹部を露出させて腹囲を計測する。

手順

1　医師は滅菌手袋を装着し，穿刺部を広範囲にポビドンヨードで消毒する。

　留意点　ポビドンヨードにアレルギーがある場合は，ほかの消毒薬を用いる。

2　医師が穴空きシーツを掛け，穿刺部位の局所麻酔をする。看護師は，局所麻酔薬のアンプルを折り，医師が吸い上げるのを補助する。

3　医師が穿刺針を刺入しているとき，看護師は患者の顔色，呼吸，脈拍に加え，チアノーゼや失神などの有無を観察する。

　留意点　穿刺による合併症（血管の損傷や横隔膜・腸管の損傷による出血，咳嗽，息苦しさ，冷汗，頻脈など）の出現がないかどうかを注意する。

4　穿刺針の三方活栓に注射器を接続し，腹水を排出させ，滅菌スピッツに入れる。

5　三方活栓に排液管を接続し，腹水を排出する。排液に伴う循環不全を予防するために，排液量は 1,000 mL/時をこえないようにし，1 回の排液量は 1,000〜3,000 mL とする。排液中はショックに注意し，観察を継続する。

6　穿刺針を抜去したら，滅菌ガーゼをあてて圧迫する。腹水の流出がとまったら消毒し，

　　滅菌ガーゼで被覆してテープで固定する。
7　寝衣を整え，安楽な体位にする。
8　腹囲測定，バイタルサインの測定を行い，必要時は腹帯をしめる。

あとかたづけと記録

腰椎穿刺に準ずる（⏎283ページ）。排液が大量の場合は，終了後の血圧低下に注意し，医師の指示に従って定時的に観察を継続する。

④ 骨髄穿刺

目的●　骨髄穿刺とは，穿刺によって骨髄内容を採取することであり，血液疾患の鑑別診断や移植用骨髄の採取を目的として行われるものである。通常，腸骨（上後腸骨稜，上前腸骨稜）・胸骨のいずれかで行われる[1]。ここでは，腸骨で行われる方法について解説する。

適応●　造血器疾患，悪性腫瘍の骨転移の診断などに適応となる。

禁忌●　血液凝固異常による激しい出血傾向，重症の播種性血管内凝固（DIC）の場合には禁忌である。

■骨髄穿刺の方法と介助

必要物品

①骨髄穿刺セット（骨髄穿刺針，注射針，注射器，ガーゼ），②検体提出用滅菌スピッツ，③鑷子，④処置用シーツ，⑤滅菌手袋，⑥ポビドンヨード（イソジン®），⑦局所麻酔薬，⑧膿盆，⑨絆創膏，⑩滅菌穴空きシーツ
【必要時】プレパラート，ドライヤー，砂嚢，目隠し用ガーゼ

事前準備

▶腰椎穿刺に準じる（⏎281ページ）。加えて以下の点について説明を行っておく。
● 体位は側臥位または腹臥位で行うこと。
● 骨髄液を採取するときに，違和感や痛みを覚えることがあること。
▶腰部を露出し，患者の身体の下に処置用シーツを敷く。

手順

1　医師は滅菌手袋を装着し，穿刺部を広範囲にポビドンヨードで消毒する。
留意点　ポビドンヨードにアレルギーがある場合は，ほかの消毒薬を用いる。
2　医師が穴空きシーツを掛け，穿刺部位の局所麻酔を行う。看護師は，局所麻酔薬のアンプルを折り，医師が吸い上げるのを補助する。
3　医師が穿刺を行っている間，穿刺部位には強い圧力がかかる。そのため，適宜患者に声

---

[1] 2009年に日本血液学会から，「成人に対する骨髄穿刺の穿刺部位に関する注意」という声明が出され，安全面から腸骨の選択が推奨されている。

をかける。

POINT 声かけと同時に，脈拍や呼吸，顔色，チアノーゼの程度や失神の有無などについて観察する。

4 医師が骨髄液を吸引する。患者には痛みがある。そのため，声をかけるとともに動かないようしっかりと患者を支える。

5 医師が抜針したら，滅菌ガーゼをあてて圧迫する。滅菌ガーゼの上からかたく折りたたんだガーゼをあててテープで固定する。

6 仰臥位で30分～1時間安静にし，完全に止血したことを確認する。消毒を行い，滅菌ガーゼで保護する。

7 医師は，骨髄液の塗沫標本をつくり，ドライヤーで乾かす。

理由・根拠 採取後の骨髄液はすぐに凝固してしまうため，その場で迅速に検査を行う。

あとかたづけと記録

腰椎穿刺に準ずる（➔283ページ）。

●参考文献
1）川島みどり監修：ビジュアル基礎看護技術ガイド．照林社，2007.
2）竹尾惠子監修：看護技術プラクティス，第4版．学研メディカル秀潤社，2019.
3）任和子・秋山智弥編：根拠と事故防止からみた基礎・臨床看護技術，第2版．医学書院，2017.
4）深井喜代子・前田ひとみ編：基礎看護学テキスト，改訂第2版．南江堂，2015.
5）藤野彰子ほか編：看護技術ベーシックス，新訂版第2版．サイオ出版，2017.
6）日本臨床検査標準協議会（JSSLS）：標準採血法ガイドライン（GP4-A3），学術広告社，2019.

まとめ

- 検査は生体検査と検体検査に大きく分けられ，検体検査は患者から採取した血液や尿などの検体を分析する検査である。
- 検査で得られた情報は医師が診断・治療するための情報として欠かせない。また，患者の状態を示すものであり，看護にも重要な情報である。
- 検査における看護師のおもな役割は，検査を行う者と検査を受ける者の介助である。
- 試験紙を用いる尿の検査では，タンパク質，糖，pH，潜血，ウロビリノゲン，尿比重などの項目を推定する。
- 便の検査では，潜血検査，寄生虫検査，培養検査などが行われる。
- 採血においては，①神経損傷・動脈損傷，②血管迷走神経反射，③皮下出血・血腫，④病原体の静脈への侵入，⑤針刺し等による採血者の感染に十分注意する。
- 腰椎穿刺，胸腔穿刺，腹腔穿刺，骨髄穿刺の補助においては，①患者の不安な気持ちに寄り添う，②無菌操作の介助を徹底する，③穿刺前・穿刺中・穿刺後を通して十分に観察する，④患者の体位を保持する，⑤穿刺後の生活が安楽に過ごせるように配慮する。

復習問題

❶ 〔 〕内の正しい語に丸をつけなさい。

① 24時間蓄尿を行う場合，蓄尿開始時の尿は〔ためる・捨てる〕。翌日，蓄尿終了時刻の尿は〔ためる・捨てる〕。

② 静脈血採血では，穿刺部位の少し手前から〔10～20度・30～45度〕の角度で針を刺入する。

③ 静脈血採血において，患者が穿刺部位のしびれや強い痛みを訴える場合は〔動脈穿刺・神経損傷〕の可能性を考え，ただちに針を抜く。

④ ホルダー採血法では，ホルダーから採血管を〔外す前に・外したあとに〕駆血帯を外す。

⑤ 採血に用いた針を廃棄する際は，リキャップ〔する・しない〕。また，ホルダーから〔外して・外さずに〕所定の廃棄容器に捨てる。

❷ 次の問いに答えなさい。

① 図の a～c の名称を答えなさい。

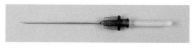

a

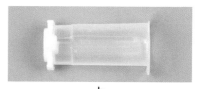

b

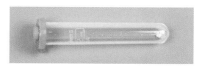

c

答〔 a
　　b
　　c 〕

② 肘窩部からの静脈血採血の際に一般的に選択される静脈を3つ答えなさい。

答〔　　　　　　　　　　　〕

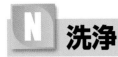

洗浄

1 洗浄の基礎知識

洗浄とは●　洗浄とは，水を流してその部分をきれいにすることであり，日常生活のなかでは，洗顔や手洗い，シャワー浴などとして行われている。このほかに臨床では，毒物の除去や希釈（きしゃく），炎症部位への薬物療法，手術や検査の前処置，感染予防などを目的として行われる。

　洗浄するおもな部位としては，皮膚や粘膜，開放創，外陰部などの直接外部と接している部分や，胃や腸，膀胱（ぼうこう），腟（ちつ）などの体内の諸器官があげられる。治療を目的とした洗浄は，医師が実施し，看護師はその介助を行うことが多い。臨床で行われる洗浄は ◯ **表 2-28** のように分けられる。

看護師の役割●　洗浄の実施において，看護師には次のような役割がある。

(1) 洗浄が円滑かつ確実に行われ，その効果が得られるように援助する。

　● 洗浄の目的や方法，その効果や危険性などを把握する。

　● 医師が洗浄を行いやすいように，患者の体位・物品の準備や配置を行う。

(2) 患者の安全・安楽に努める。

　● 患者が安心して洗浄にのぞめるように，十分な説明や声かけを行い，不安の除去に努める。

◯ 表 2-28　洗浄の種類

種類	方法	具体例
洗浄液で洗い流す	水・薬液などの洗浄液を外部に接する部分やそれに近い部分に注いで洗い流す。	洗顔・洗体，陰部洗浄，創洗浄，腟洗浄 など
サイホンや Y 字管を用いて洗浄する	体内の器官にチューブで洗浄液を注入し，重力を利用して排出する(◯ NOTE)。	胃洗浄，腸洗浄，膀胱洗浄 など
洗浄器具で注入と吸引・排出を行う	注射器などを用いて，洗浄液の注入と吸引による排出を行う。	膀胱洗浄，気管支洗浄 など

Note

サイホンの原理

　サイホンとは，ギリシア語で「管」を意味し，液体をいったん高いところに上げて低いところへ移すために用いる曲管をさす。高さの異なる2つの液面を，同じ液で満たしたサイホンで連結して高いほうから低いほうへ流すしくみを，サイホンの原理という。日常生活では，灯油ポンプなどに利用されている。

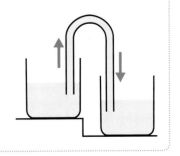

- 患者の状態変化の観察を行い，異常の早期発見・早期対処に努める。
- 体位や処置時間・内容などによって，苦痛や羞恥心を伴うことが多いため，適宜，声かけや環境調整を行う。

② 洗浄の補助

　　ここでは，おもに救急処置として実施される胃洗浄の補助について述べる。ただし，胃洗浄は服毒1時間以内に実施することが原則であり，ときに重大な合併症をおこすため，慣習的に漫然と行うことは許されない。実施にあたっては，適応や注意事項を十分に把握しておくことが必要である。

■胃洗浄

目的● (1) 胃内の不消化物や腐敗物および毒物の除去・中和・希釈・吸着
　　　(2) 胃内の止血
　　　(3) 胃部膨満の緩和
　　　(4) 胃の手術や検査の前処置
禁忌● (1) 意識障害があり，気管挿管による気道確保ができていない場合
　　　(2) 石油製品や有機溶剤，腐食性毒物を摂取した場合
　　　(3) 鋭利な物体を飲み込んでいる場合
　　　(4) 激しい嘔吐が先行している場合
　　　(5) 胃の生検や手術の直後
　　　(6) 明らかな出血性素因や食道静脈瘤，血小板減少症のある患者
合併症● 胃洗浄は合併症として，誤嚥性肺炎，喉頭痙攣，低酸素血症，不整脈，食道や胃の出血・穿孔，水・電解質異常などをまねくおそれがある。

必要物品

①胃管(34〜36 Fr)，②洗浄液(38℃程度)，③水溶性潤滑剤，④固定用テープ，⑤漏斗，⑥注入・吸引用のカテーテルチップ，⑦排液容器，⑧PPE(エプロン，手袋，マスクなど)，⑨吸引器，⑩処置用シーツ，⑪検査容器など

事前準備

▶バイタルサインを測定し，患者の一般状態の観察を行う。

▶不安を緩和する声かけを行い，医師からの説明でわからないことなどがないか確認する。

手順

1 患者を左側臥位にする。
　理由・根拠 胃の幽門側が高くなるようにするため。
2 実施前・中・後で適宜バイタルサインを測定し，患者の一般状態の観察を行う。
3 胃管挿入の介助を行う。
4 洗浄液の注入・排液を繰り返す。1回ごとの注入量は200〜300 mLとし，洗浄の排液が透明になるまで繰り返し行う。漏斗を用いる場合は，落差を40〜50 cm程度にとど

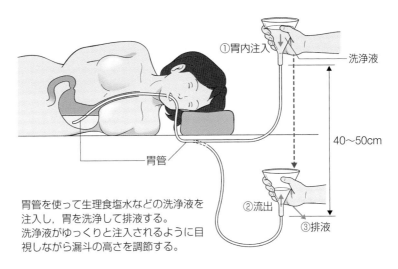

①胃内注入
洗浄液

40〜50cm

②流出
③排液

胃管

胃管を使って生理食塩水などの洗浄液を
注入し，胃を洗浄して排液する。
洗浄液がゆっくりと注入されるように目
視しながら漏斗の高さを調節する。

�○ 図 2-77　胃洗浄の実施方法

め，洗浄液を勢いよく注入しないようにする（◯ 図 2-77）。なお，吸着剤・拮抗剤・緩下
剤などが必要な場合は，胃洗浄終了後に注入する。

5　胃管を抜去したあと，患者に含嗽を促し，休ませる。

あとかたづけと記録

1　排液の観察と器具のあとかたづけをする。
2　PPE を破棄し，手指消毒をしてから記録する。

●参考文献
1）日本中毒学会：急性中毒の標準治療．（http://jsct-web.umin.jp/shiryou/standardtreatme
nt/）（参照 2021-9-30）.
2）任和子ほか：基礎看護技術Ⅱ（系統看護学講座），第 18 版．医学書院，2019.
3）深井喜代子編：基礎看護技術Ⅱ（新体系看護学全書），第 4 版．メヂカルフレンド社，2017.

まとめ

• 洗浄は，臨床では毒物の除去や希釈，炎症部位への薬物療法などを目的として行われる。
• 看護師には，効果的に洗浄が行われ，患者の安全・安楽に努める役割がある。

復習問題

❶ 次の文章の空欄を埋めなさい。

▶胃洗浄で用いる胃管は 34〜36 Fr を用い，1 回の注入量は〔①　　　〕〜〔②　　　〕mL として行う。

Ⓞ 看取りの援助

① 看取りとその援助

　私たち看護師が「看取り」というときは，おもに終末期の看護をさす。本節では，終末期の看取りの援助について述べる。

看取りとは●　終末期ケアの研究者である藤腹は，看取りの定義を「予後不良と診断された人とその家族の残された生命・生活・時間が，より豊かに，より安全・安楽に，より積極的に過ごせるように配慮し，その人が望む，その人らしい最期が迎えられるように援助することであり，同時に看取られる者，看取る者が共に死に学び成熟することである」としている[1]。

■看取りの援助とその目的

　看取りでは，患者とその家族の QOL を高めることができるように，またその人らしく，尊厳ある死を迎えることができるように，援助を行う。さまざまな職種がそれぞれの専門性をいかしながら，身体的・精神的・社会的・霊的側面を統合した全人的なアプローチ(ホリスティックアプローチ)を行うと同時に，その家族をも支える。

■看取りの援助における看護師の役割

●苦痛の緩和

　身体的・心理的・社会的・霊的な苦痛から構成される全人的苦痛(トータルペイン)を緩和するために，家族や他職種と協働・連携しながら，患者の安心・安全・安楽に向けたケアを提供する。

●橋渡しとしての役割

- 患者・家族の意思決定の支援をしていく。
- 包括的なアプローチができるように，必要に応じて他職種との調整役となって，患者・家族の擁護者となる。
- 死を迎える患者が孤独にならないように，つながりを実感できるようにはたらきかける。

② 看取りのケア

① 臨死期・死後の身体的変化

死の直前の変化●　死が近づいたとき，呼吸や循環などに機能低下がみられる。臨死期にあら

---

1) 藤腹明子：看取りの心得と作法17カ条．pp.5-6，青海社，2004.

⊙ 表2-29 臨死期にあらわれる身体的変化と徴候

身体におこる変化	具体的な徴候
呼吸機能の低下	● 呼吸が不規則で，徐々に呼吸回数が減っていく。 ● 鼻翼呼吸や下顎呼吸，チェーン-ストークス呼吸などがみられる。
循環機能の低下	● 尿量が少なくなる。 ● 末梢や眼瞼などに浮腫が出現してくる。 ● 体温が低下し，皮膚が蒼白化してくる。 ● 四肢末梢が冷たくなる。 ● 血圧が徐々に下降し，血圧計での測定がむずかしくなる。 ● 脈拍が微弱になり，頻脈や不整脈がみられる。 ● しだいに脈が触れなくなる。
中枢神経系の機能低下	● 意識レベルが低下し，反応が鈍くなる。 ● 瞳孔が散大してきたり，対光反射が鈍くなるといった反射の低下がみられる。
筋肉の弛緩	● 弾力性が失われてくることで，無気力な表情になることもある。

⊙ 表2-30 死後の身体的変化

蒼白化・死斑の出現	個人差や症状差があるが，血液の沈下によって，顔面が蒼白化し，仰臥位の場合，背面部に死斑とよばれる赤紫色の斑紋があらわれる。死後30分〜60分であらわれはじめる。
筋の弛緩・硬直	死後1〜3時間ほど経過すると，顎関節から上肢，下肢へと全身に筋硬直が広がっていく（死後硬直）。全身の硬直後，徐々に硬直がとけていき，48〜72時間くらいで再び弛緩状態となる。
乾燥	死亡直後から，水分の蒸発により，顔や前頸部，手背や手足の指先などの乾燥が始まる。乾燥は，体内水分量と遺体周囲の湿度などに影響を受ける。
腐敗	季節や遺体の状態によっても異なるが，死の数時間後から腐敗が始まる。死亡前から体内に存在した細菌群の繁殖によっておこり，変色や体液漏出，悪臭をもたらす。

われる身体的 徴 候を⊙表2-29に示す。

死後の変化● わが国では，呼吸停止・心拍停止・瞳孔散大（いわゆる死の3徴候）がすべて出現し，かつ回復しないことを医師が確認することによって死亡と認定される。死後の身体的変化を⊙表2-30に示す。

② 死後のケア

死後の処置● 『看護行為用語分類』によると，死後の処置は「死者の身体の修復と清潔を図りながら，容姿を整えること」と定義されており[1]，期待される成果として，①死後の変化が最小限になる，②生前の姿に近づく，③清潔で外見的

1）日本看護科学学会 看護学学術用語検討委員会編：看護行為用語分類. p.155, 日本看護協会出版会，2005.

にも安らかである，④家族が納得できる，⑤死者の尊厳が保たれる，の5つがあげられている。

看護師に求め●
られるもの
これらのことから死後の処置において必要な技術として，清潔ケアの技術，整容の技術，環境整備，家族へのケア，コミュニケーション技術などがあげられる。これらのケアや処置は，死者の尊厳を保ちながら行うことが前提となる。そのためには，科学的根拠に基づいた技術の習得が必要であり，ときには宗教やその地域の慣習などの，患者の生活背景をくみとるために文化的な知識も必要になってくる。

このような要素を含んで実施される死後の処置は，単なる処置ではなく，看護師が行う死後のケアである。ケアにあたっては，別れの儀式（ぎしき）に携わる一専門家として患者・家族に感謝する，学ばせていただく気持ちでのぞむことが大切である。

必要物品

①PPE（エプロン，手袋，マスクなど），②ビニール袋，③口腔ケア物品（➡91ページ），④吸引器，⑤吸引チューブ，⑥タオル，⑦クレンジング剤，⑧石けん，⑨シャンプー，⑩櫛（くし），⑪ドライヤー，⑫保湿剤（ワセリンなど），⑬衣類，⑭寝具，⑮保冷剤
【必要時】エンゼルメイクセット，電気カミソリ，綿詰め用の綿花，おむつ
【ドレーン類がある場合】抜糸セット，縫合（ほうごう）セット
【創がある場合】ガーゼ，肌色の医療用テープ，防水フィルム

手順

1 臨終の前後より，付き添っている家族が十分にお別れをできるように環境を整える。

2 死亡確認が行われたのち，酸素マスクや点滴などのすぐに取り外せるものを除去し，家族だけでお別れの時間をもてるように退出する。その間に，死後のケアの準備をしておく。

3 家族がお別れをすませたのち，退院までの説明を行う。家族の状況を考慮しながら，死後のケアへの参加の意思を確認する。

4 患者に一礼し，適宜声かけをしながら，標準予防策にのっとって死後のケアを始める。

5 ドレーン類の除去などを行う。必要に応じて医師とともに処置を行い，とくに創部は防水処置をしっかりと行う。

6 口腔・鼻腔ケアをていねいに行う。

　　留意点 一般に，死後硬直が最初に確認されるのは顎関節に多い。また，口腔内に少しでもよごれが残っていると，異臭が強く出てくる。

7 清潔ケアを行う。状況に応じて，洗髪やシャワー浴，全身清拭などを選択する。頬の形を整えたりするために綿を詰めることがあるが，体液漏出を防止するための綿詰めは，あまり効果がないため基本的に行わなくてよい。

8 家族の意向を確認し，衣類を選択して更衣（こうい）を行う。

　　POINT 腐敗による変色や体液の漏出，悪臭などを少しでも軽減させるために，できるだけ早い段階から胸部・腹部に保冷剤をあてて，冷却するとよい。

9 洗顔で皮膚をあたためてマッサージを行ったり，必要に応じてメイクや詰め物をして，表情と肌を整える。

　　POINT 顔や頸部，手足は露出しているため乾燥を引きおこしやすい。保湿クリームやワセリンなどを使用して，乾燥防止に努める。

10 周囲の環境を整える。体位変換を行うと同時に，寝具類をきれいなものに交換し，かたづけを行う。

留意点 その地域や家族の信仰・慣習などによって，上記の手順・方法がかわる場合がある。たとえば，末期の水をとらせる，縦結びや左前などの逆さごとを行う，綿詰めを行う，湯灌を行うことなどがある。事前，もしくはケアに参加してもらう際に確認しながら，本人・家族の希望にそったケアを行うことが望ましい。

❸ 悲嘆への援助

グリーフワーク● 人が自分にとって大切なもの，愛するものを失うことによって嘆き悲しむことを**悲嘆**（グリーフ grief）といい，①思慕，②疎外感，③うつ的不調，④適応対処の努力の4つの要素を含む。

遺族は死別のときから，故人に対する思慕・思い出と，死別後の生活の変化が併存した不安定な日々を生きることになる。このように心的反応（感情）と，現実に対応しようとする志向性（認知）の間で，少しずつ死別の現実を受け入れていくことを**グリーフワーク**（悲嘆の仕事，喪の作業）という。人が悲嘆にくれる状態は正常な反応であり，どの程度あらわれるか，どのくらい続くのかは，個人の価値観や考え方，環境に影響される。

また，近い将来に対象喪失（患者の死）が予測された場合，実際に喪失する前に，喪失したときのことを想定して嘆き悲しむことを予期悲嘆といい，現実の喪失に対する心の準備となる。

グリーフケア● 患者家族など，死別を経験する人のグリーフワークを支援することを**グリーフケア**（悲嘆の援助）という。看護師をはじめとする医療従事者は，患者の生前から，グリーフケアとしての支援をしていく必要がある。

死別の前には，患者を見送るための心の準備ができるようにし，以下の点を心がける。

（1）患者の尊厳を尊重する態度で接する。

（2）患者の身体的変化について，家族に適宜説明する。

（3）患者のそばに家族がついていられるようにする。

患者の死の直後は，別れの時間が十分にとれるように配慮する。また，死後のケアに参加してもらうこともグリーフケアとなる。故人や家族の希望を聞きながら，可能であればともに患者の身体を清め，その人らしい最期の姿を整える。

●参考文献
1）伊藤茂：ご遺体の変化と管理. 照林社，2009.
2）上野宗則：エンゼルケアのエビデンス!?. 素敬，2011.
3）角田直枝編：癒しのエンゼルケア. 中央法規出版，2010.

4) 香春知永ほか：臨床看護総論(系統看護学講座)，第6版．医学書院，2016.
5) 河野友信・平山正実：臨床死生学事典．日本評論社，2000.
6) 小林光恵・エンゼルメイク研究会編著：ケアとしての死化粧，改訂版．日本看護協会出版会，2007.
7) 林幸江：ナースが寄り添うグリーフケア．コミュニティケア 12(7)，2010.

まとめ

- 看取りでは，患者とその家族の QOL を高めることができるように，またその人らしく，尊厳ある死を迎えることができるように援助を行う。
- 看取りの援助において，看護師には，苦痛の緩和と橋渡しとしての役割がある。
- 死後のケアにあたっては，別れの儀式に携わる一専門家として感謝する，学ばせていただく気持ちでのぞむことが大切である。

復習問題

❶ 次の問いに答えなさい。

①人が，自分にとって大切なもの，愛するものを死別などにより失うことによって嘆き悲しむことをなんというか。

答〔　　　　　　　　　〕

②死後の処置に期待される成果を5つあげなさい。

答〔　　　　　　　　　〕

さくいん